烏梅丸

寒熱妙方

柳越冬
楊建宇 主編
魏素麗

【發展演變結合歷代醫家的詮釋】

從歷史、理論到臨床應用，展現經方烏梅丸的全貌
以嚴謹學術態度和豐富資料內容，提出研究經方的完整視角

目 錄

上篇　經典回顧
第一章　通論與總述 …………………………………………006
第二章　臨床用藥原理 ………………………………………017
第三章　方劑源流與原理 ……………………………………072

中篇　臨證新探
第一章　烏梅丸應用概要 ……………………………………080
第二章　烏梅丸辨治思路 ……………………………………083
第三章　臨床實例與病證解析 ………………………………085

下篇　現代研究與應用進展
第一章　實驗室研究新視野 …………………………………258
第二章　經方臨床拓展與應用評估 …………………………295

參考文獻

目錄

上篇
經典回顧

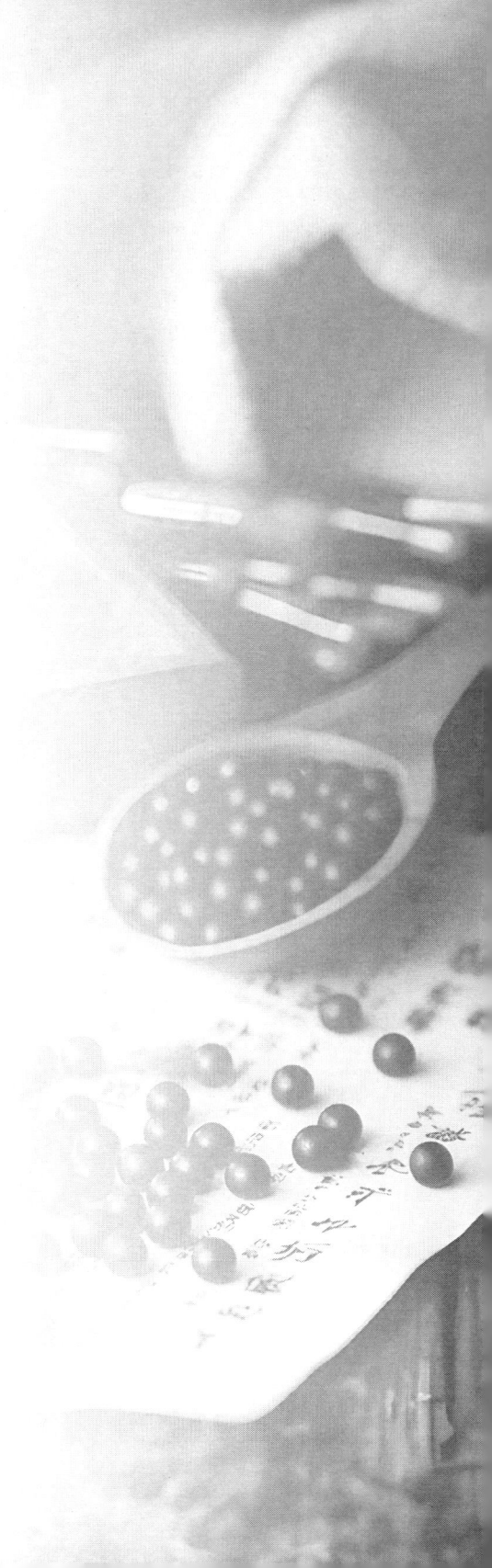

　　本篇從三個部分對烏梅丸進行論述：第一章第一節溯本求源部分從經方出處、方名釋義、藥物組成、使用方法、方歌等方面對其進行系統整理。第二節經方集注選取歷代醫家對經方的代表性闡釋。第三節類方簡析對臨床中較常用的烏梅丸類方進行簡要分析。第二章對組成烏梅丸的主要藥物的功效與主治，以及作用機制進行闡釋，對烏梅丸的功效進行剖析。第三章對烏梅丸的源流進行整理，對古代醫家方論和現代醫家方論進行論述。

第一章 通論與總述

第一節 溯本求源

一、經方出處

《傷寒論》

　　傷寒脈微而厥，至七八日膚冷，其人躁，無暫安時者，此為臟厥，非蛔厥也。蛔厥者，其人當吐蛔。今病者靜，而復時煩者，此為臟寒。蛔上入其膈，故煩，須臾復止，得食而嘔，又煩者，蛔聞食臭出，其人常自吐蛔。蛔厥者，烏梅丸主之。又主久利。（338）

二、方名釋義

　　從全方劑量來看，烏梅用至三百枚，重用烏梅為君藥，取其味酸安蛔，使蛔靜而痛止；經醋浸泡一宿，酸味愈濃，安蛔之力愈強，對應本方的主要功效，故以烏梅丸命名本方。

三、藥物組成

　　烏梅三百枚，細辛六兩，乾薑十兩，黃連十六兩，當歸四兩，附子六兩（炮，去皮），蜀椒四兩（出汗），桂枝六兩（去皮），人參六兩，黃柏六兩。

四、使用方法

古代用法：上十味，共搗篩，合治之，以苦酒漬烏梅一宿，去核，蒸之五斗米下，飯熟搗成泥，和藥令相得，納臼中，與蜜杵二千下，丸如梧桐子大。先食飲服十丸，日三服，稍加至二十丸。禁生冷滑物臭食等。

現代用法：烏梅用50%醋浸一宿，去核搗爛，和入餘藥搗勻，煉蜜為丸，每服9g，日服2～3次，空腹溫開水送下；亦可作湯劑，水煎服。

五、方歌

六兩柏參桂附辛，黃連十六厥陰遵，

歸椒四兩梅三百，十兩乾薑記要真。（《長沙方歌括》）

第二節　經方集注

傷寒脈微而厥，至七八日膚冷，其人躁，無暫安時者，此為臟厥，非蛔厥也。蛔厥者，其人當吐蛔。今病者靜，而復時煩者，此為臟寒。蛔上入其膈，故煩，須臾復止，得食而嘔，又煩者，蛔聞食臭出，其人常自吐蛔。蛔厥者，烏梅丸主之。又主久利。（338）

柯琴

六經唯厥陰最為難治，其本陰而標熱，其體風木，其用相火，以其具合晦朔之理。陰之初盡，即陽之初出，所以一陽為紀，一陰為獨，則厥陰病熱，是少陽之相火使然也。火旺則水虧，故消渴；氣有餘便是火，故氣上撞心；心中疼熱，木甚則克土，故飢不欲食，是為風化；飢則胃

中空虛，蛔聞食臭則出，故吐蛔。此厥陰之火症，非厥陰之傷寒也。《內經》曰：「必伏其所主，而先其所因。或收或散，或逆或從，隨所利而行之，調其中氣，使之和平。」是厥陰之治法也。仲景之方，多以辛甘、甘涼為君，獨此方用酸收之品者，以厥陰主肝而屬木。《洪範》云：「木曰曲直，曲直作酸。」《內經》曰：「木生酸，酸入肝，以酸瀉之，以酸收之。」君烏梅之大酸，是伏其所主也。佐黃連瀉心而除痞，黃柏滋腎以除渴，先其所因也。腎者肝之母，椒、附以溫腎，則火有所歸，而肝得所養，是固其本也。肝欲散，細辛、乾薑以散之；肝藏血，桂枝、當歸引血歸經也。寒熱並用，五味兼收，則氣味不和，故佐以人蔘調其中氣。以苦酒浸烏梅，同氣相求，蒸之米下，資其穀氣。加蜜為丸，少與而漸加之，緩以治其本也。仲景此方，本為厥陰諸症之法，叔和編於吐蛔條下，令人不知有厥陰之主方。觀其用藥，與諸症符合，豈只吐蛔一症耶？蛔為生冷之物，與溼熱之氣相成，故寒熱互用以治之。且胸中煩而吐蛔，則連、柏是寒因熱用。蛔得酸則靜，得辛則伏，得苦則下，殺蟲之方，無更出其右者。久利則虛，調其寒熱，扶其正氣，酸以收之，其利自止。愚按：厥利發熱諸症，諸條不立方治，當知治法不出此方矣。（《傷寒附翼》）

黃元御

厥陰風木，生於腎水，而胎君火。水陰而火陽，陰勝則下寒，陽勝則上熱。風動火鬱，津液消亡，則生消渴。木性生發，水寒土溼，生意抑遏，鬱怒沖擊，則心中疼痛。木賊土敗，脾陷則胃逆，故飢不欲食。食下脹滿不消，胃氣愈逆，是以吐蛔。下之陽亡脾敗，乙木陷泄，則下利不止也。厥陰陰盛之極，則手足厥逆。厥而吐蛔，是謂蛔厥。傷寒脈緩而厥，至七八日，皮膚寒冷，其人躁擾無暫安之時者，此為臟厥，非

蛔厥也。蛔厥者，其人當吐蛔蟲。今病者有時安靜，有時煩亂，此為臟寒，不能安蛔，蛔蟲避寒就溫，上入胸膈，故生煩亂。蛔蟲得溫而安，須臾煩止。及其得食，胃寒不消，氣逆作嘔，沖動蛔蟲，蛔蟲不安，是以又煩，頃則隨吐而出，故當自吐蛔。蛔厥者，宜烏梅丸，烏梅、桂枝，斂肝而疏木，乾薑、細辛，溫胃而降逆，人蔘補中而培土，當歸滋木而清風，椒、附，暖其寒水，連、柏，瀉其相火也。（《傷寒說意》）

傷寒，脈微而見厥逆，七八日，皮膚寒冷，其人躁擾，無暫安時者，此為臟厥。臟厥者，臟寒發厥，陽根欲脫，故生躁亂，非為蛔厥也。蛔厥者，內有蛔蟲而厥，其人必當吐蛔。蛔蟲在內，令病者有時靜，而復有時煩也。所以然者，此因臟寒不能安蛔，蛔蟲避寒就溫，上入其膈，故煩。蛔蟲得溫而安，須臾復止。及其得食，胃寒不能消納，氣逆作嘔，沖動蛔蟲，蛔蟲擾亂不安，是以又煩。蛔聞食氣而上，隨胃氣之嘔逆而出，故其人當自吐蛔。吐蛔而發厥，是為蛔厥。烏梅丸，烏梅、薑、辛，殺蛔止嘔而降氣衝，人蔘、桂、歸，補中疏木而潤風燥，椒、附，暖水而溫下寒，連、柏，瀉火而清上熱也。（《傷寒懸解》）

嚴則庵

胃冷仍加重汗出，因成蛔厥吐長蟲，病源本屬厥陰症，宜用烏梅與理中。蛔厥者，病在厥陰也，蛔入上膈則痛，須臾復止，得食則嘔，而又煩，蛔聞食臭復出也，此為臟寒當自吐蛔，與烏梅溫臟安蛔。亦有胃冷吐蛔者，此因發汗所致，病在陽明也，宜用理中湯加炒川椒五粒，檳榔五分，吞烏梅丸。蓋烏梅丸於辛酸入肝藥中微加苦寒，納上逆之陽邪，而順之使下也，名曰安蛔，實是安胃，故病主久利，見陰陽不相順接，而下利之症，皆可以此方括之也。烏梅丸用細辛桂，人蔘附子椒薑繼，黃連黃柏及當歸，溫臟安蛔寒厥劑。（《傷寒捷訣》）

張錫純

厥陰一篇，病理深邃，最難疏解。注家以經文中有陰陽之氣，不相順接之語，遂以經解經，於四肢之厥逆，即以陰陽之氣不相順接解之，而未有深究其不相順接之故，何獨在厥陰一經者。蓋肝主疏泄，原為風木之臟，於時應春，實為發生之始。肝膈之下垂者，又與氣海相連，故能宣通先天之元氣，以敷布於周身，而周身之氣化，遂無處不流通也。至肝為外感所侵，其疏泄之力頓失，致臟腑中之氣化不能傳達於外，是以內雖蘊有實熱，而四肢反逆冷，此所謂陰陽之氣不相順接也。至於病多嘔吐者，亦因其疏泄之力外無所瀉，遂至蓄極而上衝胃口，此多嘔吐之所以然也。又胃為肝衝激不已，土為木傷，中氣易漓，是以間有除中之病。除中者，脾胃之氣已傷盡，而危在目前也。至於下利亦未必皆因臟寒，其因伏氣化熱竄入肝經，遏抑肝氣太過，能激動其疏泄之力上衝，亦可激動其疏泄之力下注以成下利，然所利者必覺熱而不覺涼也。（《醫學衷中參西錄》）

彭子益

此厥陰肝臟之本氣病也。肝臟病則下寒上熱，中虛風動。上熱者，因下寒木失溫養，化風上衝，風衝化熱，熱傷津液，故消渴心中熱痛而飢。下寒蛔不能居，尋胃間熱處而上，故病吐蛔。蛔動即是陽動，故煩。人身火在水下，上清下溫則治。火出水外，上熱下寒則病。上熱下寒，中土必敗。木氣化風，木氣必傷。烏梅補木氣，生津液，斂風氣，附子、蜀椒溫下寒，黃連、黃柏清上熱，乾薑、人蔘溫補中氣，桂枝、當歸溫養木氣而達肝陽，細辛溫降沖氣也。（《圓運動的古中醫學》）

第三節　類方簡析

烏梅丸在《傷寒論》中是一個驅蛔的方子，經過歷代醫家的發展，已經豐富了其內涵，其應用更加廣泛，加減治療更多的疾病，主要的類方有連梅湯、椒梅湯、減味烏梅丸、人蔘烏梅湯、麥冬麻仁湯、理中安蛔湯等，下面逐一對其進行分析。

一、連梅湯

組成：黃連二錢，烏梅三錢（去核），麥冬三錢（連心），生地黃三錢，阿膠二錢。

用法：以水五杯，煮取二杯，分二次服。脈虛大而芤者，加人蔘。

功用：清心瀉火、滋腎養液。

主治：暑邪深入少陰消渴者，入厥陰麻痺者，及心熱煩躁神迷甚者。

鑑別：此方為烏梅丸中去辛溫藥加甘寒養陰之品而成，本方治療的陰傷較之椒梅湯更為嚴重，出現「消渴」、「麻痺」等症狀，故不用附子、細辛、乾薑、當歸等辛溫燥熱傷陰之藥，反加入阿膠、生地黃、麥冬等養陰之品，全方以泄熱養陰為主。與烏梅丸之不同，後者為傷寒入厥陰，陽虛寒盛，故用附子、桂枝、細辛等溫陽散寒之品，本病乃暑邪深入，陽盛陰虧，故去辛溫藥加甘寒養陰之品。其法源於烏梅丸，但連梅湯側重於酸苦泄熱、甘潤養陰，其雖然可補烏梅丸養陰的不足，但是由於方中缺少陽藥，故只能用於治療陽盛陰虧，如果用於雜病中脾胃虛寒證，則嫌藥物過於寒涼有礙中焦陽氣。至於連梅湯中少佐微溫之品，則變方為連梅飲，其養陰而不礙陽，清熱的同時能制寒，正如張景岳說的「陰得陽助，則泉源不竭」。

方解：方中黃連瀉火而津不爍，烏梅之酸以生津補肝體，合黃連酸苦為陰以泄熱；色黑沉降之阿膠救腎水，麥冬、生地黃合烏梅酸甘化陰則陰虧可補：化此則泄熱補陰，祛邪扶正。

方歌：

連梅湯麥地阿膠，暑入少陰消渴熬，

即屬厥陰麻痺症，化陰泄熱用仍高。（王馨然《新增溫病條辨湯頭歌訣》）

二、椒梅湯

組成：黃連二錢，黃芩二錢，乾薑二錢，白芍三錢（生），川椒三錢（炒黑），烏梅三錢（去核），人蔘二錢，枳實一錢五分，半夏二錢。

用法：水八杯，煮取三杯，分三次服。

功用：祛暑，驅蛔。

主治：暑邪深入厥陰，土衰木乘，正虛邪乘，上下格拒之證。

鑑別：暑為陽邪，其性開泄，易耗氣傷津，厥陰為三陰之盡，陰氣最弱，故厥陰之為病，有消渴之症。故暑邪深入厥陰，陰液的耗傷更劇，故急以養陰為要。與烏梅丸法雖相同，但去附子、當歸等，變為酸甘化陰之劑。厥陰受邪，木借邪氣之勢必旺，來犯脾胃，故需顧護脾土，鞏固後天之本。本方與半夏瀉心湯亦有相似之處，但半夏瀉心湯治療的痞滿，為脾寒胃熱，木未乘土，而本方治療的重點在土衰木乘，需泄肝和胃，方能恢復脾胃之氣，該是兩者的不同。

方解：方中黃連、黃芩、枳實苦寒湧泄，合半夏、乾薑、川椒之辛溫，辛開苦降，通其格拒；因正虛邪實，氣陰兩虧，故用烏梅、白芍之酸，合人蔘之甘，以酸甘化陰、益氣養陰，為酸甘苦辛之劑。

方歌：

椒梅薑芍夏參苓，連枳同治板在心，

消渴舌灰寒熱嘔，吐蚘利血失音聲。（王馨然《新增溫病條辨湯頭歌訣》）

三、減味烏梅丸

組成：半夏，黃連，乾薑，吳茱萸，茯苓，桂枝，白芍，川椒（炒黑），烏梅。

用法：水煎服，用量根據臨床症狀斟酌使用。

功用：清暑祛溼，清上溫下。

主治：厥陰三瘧，日久不已，勞則發熱，或有痞結，氣逆欲嘔。

鑑別：減味烏梅丸為葉天士用於治療厥陰三瘧，經久不癒，遇勞則發寒熱，或者心下痞滿，胃氣上逆欲嘔之方。此方與烏梅丸的不同在於其寒熱錯雜的焦點在中焦，故出現瀉心湯類方的主證——心下痞滿。

方解：溼困中焦，遇熱則變熱，遇冷則冷，方中去附子、細辛等大辛大熱之藥，防溼氣鬱而化熱，去當歸、人蔘亦是恐其有礙中焦溼氣；而改用吳茱萸，是因其性雖屬熱，但是能引熱下行，治療厥氣上逆，濁陰不降，膈塞脹滿。吳鞠通《溫病條辨·下焦》第72條指出，葉天士於厥陰上犯陽明之瘧痢，多用烏梅丸法化裁之，大抵柔則加白芍、木瓜之類，剛則加吳茱萸、香附之類，多不用細辛、黃柏、當歸。

方歌：

減味烏梅連夏萸，薑苓桂芍蜀椒俱，

厥陰瘧久因勞熱，痞結陰邪逆嘔蘇。（王馨然《新增溫病條辨湯頭歌訣》）

四、人蔘烏梅湯

組成：人蔘，蓮子（炒），炙甘草，烏梅，木瓜，山藥。

用法：水煎服，用量根據臨床症狀斟酌使用。

功用：酸甘化陰、健脾止痢。

主治：久痢傷陰，口渴舌乾，微熱微咳者。

鑑別：本證病機為下利損傷陰津（「口渴舌乾」），導致虛熱內生（「微熱微咳」），由於沒有溼熱內蘊的症候表現，所以不用黃連、乾薑，沒有脾溼、肝寒的表現，所以不用蜀椒、當歸。

方解：人蔘烏梅湯方只保留了烏梅丸之人蔘、烏梅，另加蓮子、炙甘草、木瓜、山藥而成，其功效為酸苦泄肝熱，酸甘養胃陰，若下利導致陰液明顯不足，則加生地黃、麥冬滋陰增液，而不用山藥、蓮子斂澀。

方歌：

參梅蓮藥炙甘瓜，久痢傷陰口渴嗟，

咳熱俱微宜細辨，救陰扶土法無差。（王馨然《新增溫病條辨湯頭歌訣》）

五、麥冬麻仁湯

組成：麥冬五錢（連心），火麻仁四錢，生白芍四錢，何首烏三錢，烏梅肉二錢，知母二錢。

用法：水八杯，煮取三杯，分三次溫服。

功用：滋養胃陰、生津潤燥。

主治：瘧傷胃陰，不飢不飽，不便，潮熱，得食則煩熱愈加，津液不復。

鑑別：本證得之於暑溼日久，損傷胃陰，所以，飲食則發煩熱，「病熱少愈，食肉則復，多食則遺」（〈熱論篇〉），及《傷寒論》中之「食復」、「勞復」即指此種情況。

方解：麥冬麻仁湯方以麥冬甘寒涼潤養胃陰，生白芍酸斂養肝陰，烏梅酸泄肝熱，何首烏、知母養陰截瘧，配合火麻仁潤腸通便，所以，本方功效為養陰益胃，酸泄肝熱。

方歌：

麥冬麻仁生芍知，首烏梅肉六般施，

得食愈煩津不復，胃陰瘧損急扶持。（王馨然《新增溫病條辨湯頭歌訣》）

六、理中安蛔湯

組成：人蔘七分，白朮一錢，茯苓一錢，川椒三分，烏梅三分，乾薑（炒黑）五分。

用法：加生薑，水煎服。手足冷，加附子；有嘔，加陳皮、半夏；吐蛔未止，加黃連、苦楝皮、細辛。

功用：溫中安蛔。

主治：脾胃虛寒之蛔擾腹痛，症見腹痛陣作，便溏尿清，吐蛔或便蛔，四肢不溫，舌苔薄白，脈虛緩等。

鑑別：本方出自明代醫家龔廷賢《萬病回春》，夫腹痛一證，固有寒、熱、虛、實之不同，其為蟲積者尤多，以其飲食不節，生冷過度，脾胃陽氣薄弱，不能運化精微，醞釀而成蟲積矣。自有病症可徵，急用理中，溫理中臟，復其健運之職，而杜其生蟲之源，加入川椒、烏梅大

辛大酸之品以殺之。用蜜丸者，使之易入蟲口，以緩椒、梅之急耳。（《成方便讀》）

方歌：

理中加減可安蛔，參朮苓薑和椒梅。

腹痛便溏因蟲擾，辛酸伏蛔蛔自摧。

第二章
臨床用藥原理

第一節　主要藥物的功效與主治

　　本方由烏梅、細辛、乾薑、黃連、黃柏、當歸、附子、蜀椒、桂枝和人蔘共10味藥組成，酸辛苦同用，安蛔配伍之要法，寒熱並用，消補兼施，歷代醫家均以此方作為治蛔安蛔之主方，且其諸藥相合，還具有溫中補虛、清熱燥溼止痢之功，故對於寒熱錯雜，正氣虛弱之久瀉、久痢亦可奏效；烏梅丸和其方所組成的烏梅湯在臨床上使用廣泛，療效確切。

一、烏梅

　　烏梅別名黃仔、酸梅、合漢梅、乾枝梅，為薔薇科落葉喬木植物梅的近成熟果實經煙火熏製而成。若用青梅以鹽水日晒夜浸，約10日後有白霜形成，叫做白霜梅，其功效與烏梅類似，宜忌相同。

　　臨床中烏梅的常用配伍列舉如下：烏梅配黃連可用於內熱煩渴及溼熱下利，並有安蛔之效，以蛔蟲「得酸則靜、得辛則伏、得苦則下」，此配伍酸苦並用，可用於蛔蟲引起的嘔吐、腹痛、心下灼熱、煩惡等症。烏梅配五味子常可用於久咳、久瀉；烏梅配木瓜能化溼益胃，可用於傷

暑霍亂吐瀉、轉筋等症；烏梅配天花粉有清熱生津、止渴的功效，可用於治療熱病傷津、虛煩口渴；烏梅配檳榔常用於驅蛔理氣止痛，此時常配伍木香、枳殼等行氣止痛藥。

二、細辛

細辛為馬兜鈴科植物北細辛或華細辛的全草，有北細辛與南細辛之分。北細辛主產於遼寧、吉林、黑龍江等地，根灰黃色，葉綠色，氣甚芳香，味辛辣而麻舌，習慣以此為通用正品。《神農本草經》謂主「咳逆，頭痛腦動，百筋拘攣，風溼痹痛，死肌。久服明目，利九竅」。

細辛主治惡寒不渴，兼治咳、厥冷、疼痛者。所謂惡寒，指患者惡寒喜暖，四肢厥冷患者往往雖夏日而厚衣，或稍受風寒則冷氣入骨、全身拘急不適。所謂不渴，指口不乾渴，唾液清稀且量多，甚或自覺口內有冷氣，唾液嚥下也覺冰冷。凡惡寒不渴之人，多精神不振，喜臥懶言，小便清長，脈象或緩或遲。其舌質淡紅，舌苔白滑，上罩一層稀滑黏液，有醫家稱為「細辛舌」。以上為使用細辛的必見證。或咳者，痰液清稀量多，或多泡沫，或有清涕如水，或厥冷者，則四肢冷且痛，遇冷尤劇，或痛者，多為頭痛、身痛、腹痛、胸背痛以及咽痛、齒痛、目痛等。

細辛治咳逆上氣，多配乾薑、五味子，其痰液必清稀；治療四肢厥冷，多配當歸、桂枝，其舌質必淡紅；治療疼痛，多配附子、烏頭、肉桂、乾薑等，其疼痛必劇。

細辛主治與附子相似，兩者均用於惡寒而疼痛者，但附子能回陽救逆，用於脈伏不出時，而細辛只能化飲，不能救人於危難之際。細辛證必有水，如痰涕清稀，或舌苔水滑，精神狀態較好，附子證則必有寒，如關節拘急疼痛、惡寒、精神狀態較細辛更萎靡。

細辛與乾薑均用於不渴而苔滑者，但細辛能止痛，乾薑能止吐利，前者偏於神經系統，後者偏於消化系統。

張仲景用細辛，入湯劑量大，多用 2～3 兩。入丸散劑量小，僅 1 兩。後世有細辛不過錢的說法，源於宋代陳承《本草別說》，其所指者也是細辛末。但對此，後世許多醫家也有不同意見，如陳修園的《神農本草經讀》中有這麼一段話「宋元佑、陳承謂細辛單用末不可過一錢，多則氣閉不通而死。近醫多以此語忌用，而不知辛香之藥豈能閉氣？上品無毒之藥何不可多用？方書之言類此者不少，學者不善詳察而遵信之，伊黃之門終身不能入矣」。但從張仲景用藥來看，細辛粉末不可大劑量，量大必須入湯藥。另外，從仲景細辛配伍來看，配附子、烏頭量小，多在 2 兩以下，如真武湯僅 1 兩，配乾薑、桂枝等則量大，多為 3 兩。

細辛適用於惡寒口不渴者，如身熱汗出口渴者，舌紅少苔者，乾咳無痰咽痛者，四肢厥冷而心胸煩熱者，細辛當慎用。

三、乾薑

乾薑，為薑科植物薑的乾燥根莖。主產於四川、湖北等地，舊時將產於湖北均州者，奉為道地藥材，稱為均薑，現時多將產於四川犍為者，視為佳品，其塊大、肥壯、皮細、肉白多粉，稱為川乾薑。《神農本草經》謂乾薑主「胸滿咳逆上氣，溫中止血，出汗，逐風濕痺，腸澼下利」。

乾薑主治多涎唾而不渴者。涎唾即涎沫，即唾液及痰涎。多涎唾者，即口內唾液較多，或咳吐痰涎較多，乾薑所主的涎唾，多清稀透明，或多泡沫，患者多無口渴感，或雖渴而所飲不多。臨床見此等證，其舌苔必白厚或膩，或白滑，舌面若罩一層黏液，可稱此種舌為「乾薑舌」。乾薑證可出現於下列情況：①反覆服用攻下藥物後（凡經誤下者，

第二章　臨床用藥原理

張仲景皆用乾薑）。②以腹瀉、嘔吐為特徵的消化道疾病以及伴有的脈微肢冷。③以咳嗽氣喘為特徵的呼吸道疾病。④腰部冷痛、骨關節疼痛等。⑤部分出血性疾病。

張仲景使用乾薑多配伍。乾薑、甘草治嘔吐、腹瀉，加附子為四逆湯，加人參、白朮為理中湯。乾薑配半夏治嘔吐，配梔子治下利以後身熱煩躁，配桂枝治腹痛，配附子治下利厥冷脈微，配蜀椒治腹滿腹痛，配赤石脂治下利膿血，配細辛、五味子治咳，配白朮、茯苓治腰冷痛，配人參、半夏治嘔吐不止，配黃連、黃芩治心下痞而吐利。

乾薑主治與附子相似，其區別在於，附子證多見於心血管循環系統的症狀如脈象沉微，乾薑證多見於消化系統症狀，如嘔吐、舌苔白膩等。附子能止身疼痛而乾薑則能除腹脹滿，兩者有內、外之別。

四、附子

附子為毛茛科植物烏頭的旁生塊根，主產於四川、陝西等地，而以四川所產者為優，有川附子之稱。《神農本草經》謂附子「主風寒咳逆邪氣，溫中，金瘡，破症堅積聚，血瘕，寒溼痿蹙，拘攣，膝痛能行走」。

附子主治脈沉微與痛症。

脈沉微，指脈形極細極微，按之如游絲，似有若無，或脈沉伏不出，重按至骨方得，或脈突然變得浮大而空軟無力，此為附子證的特徵，稱為「附子脈」。這種脈多見於大汗、大下、大出血或者極度疲勞、寒冷刺激之後，體質相當虛弱的患者，也可見於經過長期疾病折磨，或年高體弱的患者。與這種脈象相伴而來的症狀如下：①精神萎靡、極度疲勞感、聲音低微。②畏寒、四肢冰冷。③大便溏薄或泄瀉，瀉下物多為不消化物，並伴有腹滿腹痛等。④浮腫，尤其是下肢的凹陷性水腫，

有時可出現腹水。如果檢測血壓，多見血壓偏低，心臟功能與腎功能可能低下。所以「脈微細」不能僅僅理解為一個症狀而應當理解為是一種體質狀態，這就是中醫所謂的「陽虛」或「少陰病」。

附子脈也有特殊情況，不見細弱，反見有力者，但同時必須具有其他症狀。如《金匱要略》大黃附子湯證的脈象就是「脈緊弦」，桂枝附子湯證的脈象為「脈浮虛而澀」。不過兩者所伴有的症狀為劇烈的疼痛，所謂「脅下偏痛」、「身體疼煩，不能自轉側」。從臨床看，附子證出現脈緊或弦的，還包括伴有出汗。如近代名醫惲鐵樵認為「脈硬有汗」是應用附子的特徵之一。脈緊應無汗，是使用麻黃桂枝的指徵，而脈緊甚至脈硬而反汗出，就是亡陽的危證，可以考慮使用附子。惲鐵樵這個經驗，與《傷寒論》桂枝加附子湯證是相符的，對於「發汗，遂漏不止」的患者，張仲景是主張在桂枝湯的基礎上加上附子的。

附子還主治疼痛證。一是身體疼煩，在《傷寒論》及《金匱要略》中應用較多如桂枝附子湯主治「風溼相搏，身體疼煩，不能自轉側」。二是脅下偏疼，大黃附子湯主治「脅下偏痛，發熱，其脈緊弦」。脅下，包括了脅肋部、上腹部和腰胯部。三是胸痛，薏苡附子散主治「胸痺緩急者」。「胸痺」為古病名，表現為胸背痛。四是腹痛，四逆散條下有「腹中痛者，加附子一枚」。《金匱要略》中的附子粳米湯，主治「腹中寒氣，雷鳴切痛」，均是劇烈的腹痛。唐代《千金要方》中的溫脾湯（大黃、附子、乾薑、肉桂、人參）治療冷積，就是以腹痛、四肢冷、舌苔白膩為特徵的疾病。此外，後世也將附子用於治療頭痛。《三因極一病症方論》治偏正頭痛，年久不癒，用薑、炙附子與高良薑為末，茶調服，方名必效散。《澹寮方》中用附子配全蠍、鐘乳粉，研末為丸，治療頭痛。《傳家祕寶方》中則用附子石膏為末內服，均用附子。婦人痛經也可使用附

子。《簡易方論》用附子配當歸研粗末煎服，治療經候不調，血臟冷痛，是治療痛經。

附子所主治的痛證，其痛勢劇烈，並出現以下幾種情況：①患者雖蒼白虛弱，反而煩躁不安，全身疼痛而痛無定處，如一些腫瘤引起的疼痛、中樞性疼痛等。②關節疼痛、拘急而冷汗直冒，如某些風溼性關節炎、腰椎間盤脫出、痛風等。③脅腹大痛而腹部按之無硬滿拒按而且舌不紅、苔不黃膩者。④胸痛徹背，四肢冰冷過肘及膝，如心絞痛等。

附子主治的二證之中，脈象沉微最為重要。雖然《金匱要略》大黃附子湯證的脅腹偏痛時，其脈緊弦，但這是疼痛之脈，待痛止則脈必沉。身體煩疼者，脈雖浮而按之多軟。

另外，《傷寒論》加附子多次提到「惡寒」、「微寒」、「不渴」，說明附子證決無惡熱、口渴諸證。患者多面色晦暗或有輕度浮腫，目睛無神，言語無力多思臥困重，即《傷寒論》所謂「少陰之為病，脈微細，但欲寐」所描述的狀態。無以上指徵時，附子的使用要謹慎，不可過量。

張仲景用附子，止痛多與細辛同用，溫陽止瀉則與乾薑同用。與白朮茯苓白芍同用利水，與麻黃、芍藥、桂枝、甘草同用治療身痛。配人蔘治大瀉而脈微不出，配大黃治腹痛而大便不通。此外，張仲景方中，附子、甘草、生薑同用者甚多。陶弘景在《本草經集注》中說，俗方每用附子需甘草、人蔘、生薑相互配合者，正制其毒也。有實驗顯示，單用附子具有較大毒性，而四逆湯（附子 9～12g，乾薑 6～9g，炙甘草 12g）毒性大為減輕，二者口服量相差 41 倍。其原因為甘草中的主要成分甘草酸可與附子中所含的生物鹼結合成難溶的鹽類。

張仲景所用的附子有生、炮的不同。生附子用於回陽救逆，方如四逆湯、乾薑附子湯、白通湯等，製附子用於溫經止痛，方如附子湯、甘

草附子湯、大黃附子湯等。用生附子，張仲景必去皮，現代研究發現附子皮中有毒成分烏頭鹼的含量較大，所以，去皮有利於解毒。張仲景時代的製附子的加工工藝，無從考證。但根據目前臨床所用的製附子，多採用高濃度鹽水醃製的辦法，附子的毒性大大降低。

張仲景用附子有兩個劑量段。大劑量為 3～5 枚，多用於治療關節疼痛或心腹大痛，小劑量為 1～2 枚，多用於治療脈沉微、四肢逆冷等。後世在附子的用量上懸殊極大。根據對 330 位資深中醫臨床用藥經驗問卷調查的結果來看，每劑最少 3g，最多達 150g，一般在 5～15g。儘管大劑量附子的有效報導很多，但因為附子採集時間、炮製、煎煮時間等各地不同，毒性的差別很大。據報導，不同地區附子的毒性相差 8 倍之多。所以，臨床使用附子，仍宜從小劑量開始，而後根據患者的反應及病情需求，逐漸增加用量。

附子煎服法很有講究。如果用於回陽救逆時，則宜久煎，可增效解毒。黃煌教授根據經驗認為附子用 10g 者，宜先煎 15 分，20g 者，則先煎 30 分，30g 者，則先煎 45 分。即每增加 10g，先煎的時間增加 15 分。但用於止痛時，煎煮時間不宜過長。有人提出附子煎煮新法，即將附子搗為粗末，開水煎煮 10 分以後，嘗無麻味即可。煎煮附子時，水一定要一次放足，不能中途再新增冷水進去，這是朱良春老中醫的經驗。另外，老中醫吳佩衡先生也主張用大鍋大水長時間煎煮附子，也是這個經驗。

附子中毒，古時候用甘草、黃連、肉桂、綠豆、黑豆湯解之。現代多注射阿托品、普魯卡因等，並用 1%～2% 鞣酸洗胃，酌情給予催吐劑、活性炭以及保溫、吸氧等。口服濃茶也有解毒作用，目的是沉澱生物鹼。

五、黃連

　　黃連為毛茛科植物黃連、三角葉黃連、峨眉野連或雲連的根莖。主產於四川東部者品質最佳，稱川連。因其根莖多分枝，形似雞爪，故又稱為雞爪連。產於雲南省德欽、維西、騰衝等地者，品質稍次於川連，稱雲連。《神農本草經》謂黃連主「熱氣，目痛，眥傷，泣出，明目，腸澼，腹痛，下利，婦人陰中腫痛。久服令人不忘」。

　　黃連主治心中煩。兼治心下痞、下利。

　　心中煩，主要是指精神障礙，如煩躁不安、焦慮、緊張、強迫症狀、注意力不能集中，頭昏頭痛，甚至出現神志錯亂和昏迷等，同時，患者有身體的燥熱感、胸中苦悶感、心臟悸動感等，即所謂的煩熱、煩悶和煩悸。與心中煩相伴的是「不得臥」即睡眠障礙。或為入睡困難，或為多夢易醒，或為過早覺醒等。心中煩是黃連證的關鍵。

　　心下痞，指上腹部的不適感、似痛非痛、似脹非脹，按壓上腹部可有輕度瀰漫性壓痛，但無肌緊張或肌衛現象。即所謂的「心下痞，按之濡」。常伴有口苦、噯氣、噁心、嘔吐，甚至便血吐血等證。

　　所謂下利，即腹瀉，或腹中痛，或裏急後重，或肛門灼熱，大便黏膩臭穢或有便下黏液或血液。《傷寒論》葛根黃芩黃連湯，就是治療「利遂不止」的方，黃連與黃柏、秦皮、白頭翁配伍的白頭翁湯，主治「熱利下重」。《外臺祕要》、《千金要方》等古代方書中，治療痢疾方中多有黃連。但是，並不是所有的下利腹瀉均用黃連。黃連所治療的是「熱利」，其表現在，葛根黃芩黃連湯證是「喘而汗出」、「脈促」；白頭翁湯證是「下利欲飲水者」均有熱證可憑。

　　綜上所述，黃連主治煩，兼治痞、利。煩是全身症狀，痞與利是局部症狀，但三者往往相兼而現。心中煩，不得臥者，多有心下痞和下

利。痞利者，多有臥不安而煩熱。臨床上凡發熱者、失眠者、出血者、腹痛者、心悸者，只要見有煩而痞，煩而利者，都可使用黃連。

作為黃連證的客觀指徵，舌象與脈象十分重要。舌質堅老，舌色紅或暗紅、舌苔黃膩而厚。所謂堅老，為其質地蒼老堅斂，舌邊無光澤。黃煌教授稱此為「黃連舌」。相反，若舌質淡紅胖嫩，舌苔薄白或無苔者，黃連就應慎用了。黃連脈多滑數或數促，如脈遲身涼者，黃連也應慎用了。

張仲景使用黃連有兩個劑量段，大劑量除煩（4兩），小劑量除痞（1兩）。黃連的使用，用於除煩時在6g，用於除痞以及止利，則在2～3g。

黃連極苦，所以，應掌握中病即止的原則，如服藥後煩熱消失，心下舒適，舌苔淨者即可減藥。如果口感極苦，難以下嚥者，也應減量或停藥，多服易倒胃口。

六、黃柏

黃柏為芸香科落葉喬木黃柏的樹皮。四川所產者皮厚、色鮮黃、藥效較佳視為道地藥材。《神農本草經》謂黃柏「主五臟腸胃中結熱，黃疸，腸痔，止瀉痢，女子漏下赤白，陰陽蝕瘡」。

黃柏主治身黃、發熱而小便不利且赤者。兼治熱利。身黃首先是指皮膚、黏膜、鞏膜黃染之類。發黃有陰陽兩類，陰黃者黃色晦暗如煙燻，並有惡寒身冷，舌淡苔白膩，陽黃者黃色鮮明如橘色，並有身熱汗出、舌紅苔黃膩，黃柏所主者顯是後者。臨床也有無身體發黃而汗出衫黃者，或小便不利而黃者，或婦人帶下淋漓色黃者，或下肢皮膚潰爛或腳癬而流黃水者，或下肢浮腫，舌苔黃膩者，也可視作黃柏主治。

發熱者，主要指身體惡熱，汗多，或皮膚紅腫熱痛。小便不利，指小便量少黃短，甚至如紅茶色，常有尿頻、尿急、尿痛，或尿道分泌物色黃等表現，小便不利，常伴口渴、浮腫等證。後世凡身體下部之病，如陽痿、遺精、淋濁、帶下、經漏、痿痹、便血、瀉痢、痔瘻、丹毒流火、溼疹等病見上述諸證者，使用黃柏很多。

七、桂枝

桂枝為樟科植物肉桂的嫩枝，主產於中國廣東、廣西等地。其幼嫩而香氣濃郁者品質較佳。《神農本草經》謂桂枝「主上氣咳逆，結氣，喉痹，吐吸，利關節，補中益氣」。

桂枝主治氣上衝。所謂氣上衝，是患者的一種自我感覺，主要有兩個方面：①上衝感，氣從少腹上衝胸，患者的咽喉、胸膺部、腹部有突發性的氣窒感、脹痛感，甚至呼吸困難、喘促、出冷汗、煩躁乃至暈厥。②搏動感，自覺心悸，按壓後舒適，或患者全身出現搏動感或感覺到明顯的臍腹部的跳動感，甚至暈厥。此外，頸動脈的搏動感，也可以看作是氣上衝。循環系統許多疾病，如心肌病、心臟瓣膜病、心臟功能不全、心律不齊、低血壓、心力衰竭等，以及消化道疾病等均可以出現氣上衝樣的症候群。

桂枝證與出汗相關。《傷寒論》中經常有「發汗後」、「發汗過多」等說法，桂枝湯等也用於治療「汗自出者」、「汗出惡風者」、「自汗出而不癒者」、「陽明病脈遲汗出多、微惡寒者」。桂枝證的汗出，一種情況為服用麻黃等發汗藥物以後，汗出如洗，並伴有心悸、煩躁不安、乏力等。一為自動出汗，即天氣並不熱，也未服用發汗藥物，但尚微微汗出，而汗出又惡風畏寒，關節疼痛、煩躁不安等。前者，可用桂枝甘草湯，後

者則用桂枝湯。由於誤用麻黃常導致心悸、汗多厥逆，所以，配伍桂枝以防止汗多亡陽，是張仲景的用藥原則，如大青龍湯、麻黃湯、葛根湯等。

氣上衝與驚恐相關。這種驚恐，多伴有冷汗淋漓、心悸、入夜多夢或多噩夢，男子易出現性夢、早洩等，女子多為夢交、帶下淋漓等。張仲景常用桂枝加龍骨牡蠣湯，或用桂枝甘草龍骨牡蠣湯。

氣上衝多還與腹痛相關。腹痛呈陣發性，也伴有多汗、心悸等，患者多消瘦、腹壁薄而無力，但按之表皮較硬，所謂「腹中急痛」。張仲景常用桂枝加桂湯或桂枝加芍藥湯、小建中湯等。

桂枝證的脈象，張仲景沒有明確，其類方中因配合的不同，其脈或浮，或沉遲，或浮虛，或結代，或芤動，但不見滑、數、促、疾等脈。所以，推斷桂枝證的脈象以虛緩為多見。所謂虛，指脈無力；所謂緩，指但脈不數，有時相反較慢。

桂枝證的舌象，張仲景未提及，黃煌教授根據臨床經驗認為，桂枝證多見舌質淡紅或黯淡，舌體較柔軟，舌面溼潤，舌苔薄白，並稱之為「桂枝舌」。如舌紅而堅老者，或舌苔厚膩焦黃者，或舌質紅絳無苔者，則桂枝一般不宜使用。

使用桂枝，配伍極為關鍵。桂枝、甘草是平衝定悸的主藥，但配伍不同，主治也不同。桂枝、甘草、茯苓為動悸；桂枝、甘草、龍骨、牡蠣是驚悸，桂枝、甘草、人蔘、麥冬是虛悸；桂枝、甘草、五味子是咳逆而悸。同樣是治療自汗，桂枝湯治脈弱自汗；桂枝加附子湯治身痛自汗；桂枝加黃耆湯治身腫自汗。同樣是治療疼痛，桂枝、附子、甘草是汗出惡寒骨節痛；桂枝、芍藥、黃耆是汗出身腫不仁痛；桂枝、芍藥、甘草、飴糖是虛勞裏急腹中痛。再有，桂枝、甘草配麻黃，則無大汗亡

陽之憂；桂枝、甘草配柴胡則有發汗透邪之功。桂枝、大黃、桃仁活血，用於少腹急結、月經不利者；桂枝、甘草、人參、麥冬、阿膠理虛，用於虛羸短氣、脈結欲絕者。

張仲景使用桂枝有三個劑量段：大劑量（5兩）治療心悸動、奔豚氣等，中等劑量（3～4兩）治療腹痛或身體痛，小劑量（2兩）多配伍麻黃治療身體痛、無汗而喘等。所以，桂枝用於心臟病，必須量大，可用12～15g，甚至達30g。

八、人參

人參為五加科植物人參的根。主產於中國東北吉林省的長白山區，常稱吉林人參。《神農本草經》謂人參主「補五臟，安精神，定魂魄，止驚悸，除邪氣，明目，開心益智，久服輕身延年」。

人參主治氣液不足。多用於汗、吐、下之後出現以下四種情況者：①心下痞硬、嘔吐不止、不欲飲食者，心下痞硬，為上腹部扁平而按之硬，且無底力和彈性。嘔吐不止者，指嘔吐的程度比較嚴重，時間長。患者體液和體力的消耗都相當嚴重，尤其在無法補液的古代，反覆嘔吐對機體造成的傷害是相當嚴重的。故患者必食慾不振，精神萎靡，消瘦明顯。②身體疼痛、脈沉遲者，在汗、吐、下以後體液不足的狀態下，其疼痛多為全身的不適感，似痛非痛，煩躁不安，其脈多沉遲而無力。③煩渴、舌面乾燥者，大汗出後其人必精神萎靡，頭昏眼花，氣短乏力，口乾舌燥，煩躁不安，其舌質必嫩紅而不堅老，舌色不絳。④惡寒、脈微者，其人多有嘔吐、食慾不振、下利不止等症。雖惡寒而身涼有汗，脈象微弱或沉伏，精神萎靡不振，反應遲鈍。

根據古典文獻中應用人參的經驗，使用人參的客觀指徵，有以下三

方面：第一是脈象，由大變小，由浮轉沉，由弦滑洪大轉為微弱；第二是體形，逐漸消瘦，古人所謂的虛羸，就是對身體極度消瘦的一種描述，消瘦之人，其上腹部才變得扁平而硬，所謂「心下痞硬」；第三是舌面，舌面多乾燥，患者有渴感。根據經驗，其舌苔多見光剝，舌體多瘦小而紅嫩。再就是面色，面色萎黃或蒼白，並無光澤，即為枯瘦。

整體來看，人參多用於消瘦或枯瘦之人。瘦人腹肌本偏緊張，又兼心下部疼痛不適，瘦人本不乾渴，而反見煩渴而舌面乾燥，瘦人的脈搏本來應該浮大，而反沉伏微弱者，則應當考慮人參證。其人不僅肌肉萎縮，而且膚色乾枯而缺乏彈性，沒有健康人的紅光。若是肥胖體形，舌體大而舌苔厚膩、面色紅潤或晦暗或膩滯者，雖有心下痞硬、口乾渴、脈沉遲者，亦非人參證。

九、當歸

當歸為傘形科植物當歸的根。中國甘肅、四川、雲南、貴州等地均有出產，其中產於甘肅岷縣者稱西當歸、秦當歸，品質最佳。《神農本草經》謂本品主「咳逆上氣，溫瘧，寒熱洗洗在皮膚中，婦人漏下絕子，諸惡瘡瘍金瘡」。

當歸主治腹痛，兼治崩漏、瘡毒膿血。其腹痛的部位多在少腹，其疼痛多為刺痛、絞痛、急痛，而且疼痛的程度較重，前人常常用「刺痛不止」、「不可忍」等詞語來表述。其腹痛可牽引到腰背，且多與婦人的月經、胎產有關，即月經期、周產期、產後的少腹痛，大多屬於當歸證。以腹痛為特點的婦科疾病，如痛經、月經失調、經前期症候群、先兆流產、胎位不正、盆腔炎、子宮肌瘤、不孕症、產後惡露不盡、上環或取環出血等，可以考慮使用當歸。

第二章 臨床用藥原理

　　適用於當歸者，可見羸瘦狀，皮膚多乾枯，或如魚鱗狀，所謂的肌膚甲錯，甚至有脫屑，其脈多細。如果體形肥胖豐腴，或無腹痛而腹滿便溏者，則當歸慎用。

　　根據後世應用經驗，當歸也可用於痢疾腹痛及瘡毒膿血。《太平聖惠方》用當歸、黃連、炮薑、阿膠蜜丸，治腹痛，下利不止，方名內補丸。《聖濟總錄》用當歸、黃連、乾薑、黃柏各一兩，為細末，每服三錢七，治療裏急後重、下利赤白及下部疼痛。《串雅內編》治療無名腫毒，用當歸八錢、黃耆五錢、甘草二錢、金銀花一兩，用水一大碗，陳酒一碗，合煎，空腹服，名「四金剛」。《驗方新編》治療脫疽，見患肢暗紅微腫灼熱，潰爛腐臭，疼痛劇烈，相當於血栓閉塞性脈管炎等。用當歸二兩、金銀花三兩、玄參三兩、甘草一兩，水煎服，一連十劑。

　　治腹痛多配芍藥；手足厥冷者，多配桂枝、細辛；肌膚甲錯、兩目暗黑者，可配桃仁、紅花；崩漏者，多配阿膠、地黃；血痢腹痛者，多配黃連、黃芩、芍藥、阿膠。

第二節　主要藥物的作用機制

一、烏梅

　　烏梅，是植物梅的近成熟果實經過煙火炮製而成的中藥。最早記載於《神農本草經》名為「梅實」，列為中品，「味酸，平。主下氣，除熱煩滿，安心，肢體痛，偏枯不仁，死肌，去青黑痣，惡疾。生川穀」。梅實即現在的烏梅，性平而其味酸澀。酸主收斂，澀能固澀，故有收斂肺

第二節　主要藥物的作用機制

氣、澀腸止瀉的作用。肺氣斂則宣肅有職，能使上逆之氣得以下降。酸能止渴，渴止則火息，故可消除煩熱滿悶。酸能生津，津足則虛火被抑而心神自寧，達到安神寧心之效。酸主入肝而肝主筋，肝得補，筋受津血滋濡，則肢體疼痛可觸。津血足則筋骨健，故可使雜痕之偏枯、麻木得治。此皆肝主宗筋而束骨利機關之理。酸可去除腐肉，諸凡死肌、惡肉等均可消削。烏梅之酸，為諸酸味藥之最強者，主收澀肺氣而使氣能通達皮表，故又能去皮膚青黑痣、瘡瘍、息肉等贅生之物。

歷代醫家對其多有論述，如《名醫別錄》上載：「梅實，無毒，止下痢，好睡，口乾……利筋脈，去痺。」宋代《日華子本草》曰：「烏梅，暖，無毒，除勞，治骨蒸，去煩悶，澀腸，止痢，消酒毒，治偏枯，皮膚麻痺，去黑點，令人得睡。又入建茶，乾薑為丸，止休息痢，大驗也。」明代李時珍所著《本草綱目》記錄：「烏梅、白梅所主諸病，皆取其酸收之義。唯張仲景治蛔厥烏梅丸，及蟲方中用者，取蟲得酸即止之義，稍有不同耳。」明代繆希雍所著《本草經疏》的注釋甚為中肯：「梅實，即今之烏梅也。梅得木氣之全，故其味最酸……烏梅味酸，能斂浮熱，能吸氣歸元，故主下氣，除熱煩滿，及安心也。下痢者，大腸虛脫也。好唾口乾者，虛火上炎，津液不足也。酸能斂虛火，化津液，固腸脫，所以主之也。其主腰體痛，偏枯不仁者，蓋因溼氣侵於經絡，則筋脈弛縱，或疼痛不仁。肝主筋，酸入肝而養筋，肝得所養，則骨正筋柔，機關通利，而前證除矣。」清代黃宮繡的《本草求真》說：「烏梅，酸澀而溫，似有類於木瓜，但此入肺則收，入腸則澀，入筋與骨則軟，入蟲則伏，入於死肌惡肉惡痣則除，刺入肉中則拔，故於久瀉久利、氣逆煩滿、反胃骨蒸，無不因其收澀之性，而使下脫上逆皆治，且於癰毒可敷，中風牙關緊閉可開，蛔蟲上攻眩仆可治，口渴可止，寧不為酸澀收斂之一驗乎？不似木瓜功專疏

031

泄脾胃，筋骨溼熱，收斂脾肺耗散之元，而於他症則不及也。白梅由於鹽漬，味鹹則能軟堅。若牙關緊閉，死肉黑痣，白梅用之更捷。但肝喜散惡收，久服酸味，亦伐生氣，且於諸症初起切忌。」

（一）斂肺氣、止咳逆

《用藥心法》認為烏梅能「收肺氣」。《本草綱目》也謂可「斂肺澀腸，治久嗽」。《本草求真》稱烏梅「入肺則收，入腸則澀」。蓋烏梅收斂之功甚強，故大凡汗出津泄，氣虛陷下、瀉痢滑腸、吐衄崩漏、遺精帶下、肺虛久嗽等虛損滑泄之症，均可奏收斂、收澀之效。《朱氏集驗方》一服散，阿膠、生薑、大烏梅、甘草、紫蘇、杏仁、大半夏、粟殼。主治暴嗽。《肘後備急方》治久咳不已方：烏梅肉（微炒），黑粟殼（去筋膜，蜜炒）各等分為末。每服二錢，睡時蜜湯調下。

（二）澀腸、止瀉痢

《本草綱目》載「《醫說》載曾魯公痢血百餘日，國醫不能療，陳應之用鹽水梅肉一枚，研爛，合臘茶入醋服之，一啜而安。大丞梁莊肅公亦痢血，應之用烏梅、胡黃連、灶下土等分為末，茶調服亦效。蓋血得酸即斂，得寒則止，得苦則澀故也」。《本草拾遺》：「除冷熱痢，止吐逆。」《本草新編》稱：烏梅「止痢斷瘧，每有速功」。《名醫別錄》首稱烏梅能「止下痢」。《聖濟總錄》治下痢膿血：黃連三分，烏梅肉（炒）二兩，上二味，搗羅為末，煉蜜入少蠟，和搗五百杵，丸如梧桐子大，每服二十丸，空心米飲下，加至三十丸。《補缺肘後方》治天行下痢不能食者，黃連一升，烏梅二十枚，搗末蠟如棋子大，蜜一升，合於微火上，為丸服。《肘後備急方》治久痢不止，腸垢已出，以烏梅肉二十個，水一盞，煎六分，食前，分二服。

(三) 生津、止消渴

《食療本草》稱烏梅:「擘破,水漬,以少蜜相和,止渴,霍亂心腹不安及痢赤。」蓋本品能養陰生津而潤胃護脾,又滋養肝陰,故適用於津液虧乏、精氣耗傷所致各種煩渴。《仁齋直指方論》以麥冬、人蔘、茯苓、黃耆、烏梅肉、甘草、瓜蔞根、乾葛組成玉泉丸,有益氣養陰,生津止渴之功,治消渴口乾。《雜病源流犀燭》益氣養陰、生津止渴之玉泉丸,以天花粉、葛根、麥冬、人蔘、茯苓、烏梅、甘草、生黃耆、炙黃耆,治五臟氣餒、陰虛內熱、外消肌肉之消癉病,約當現今之「糖尿病」,症見虛熱煩渴、多飲、多尿、煩躁失眠。本方有益氣養陰、清熱生津之效。

(四) 伏蟲、治蛔厥

蛔蟲得酸而能伏,烏梅因其酸味,既可安蛔止痛,又可緩急利膽,故凡膽道蛔蟲、腸蟲掣痛等均用。①蛔動:《日用本草》治蛔蟲上行口鼻,烏梅肉嚼之,或煎湯飲自下。《張氏醫通》安蛔散,以烏梅肉三錢,黃連、蜀椒、藿香、檳榔各一錢,胡粉、白礬各五分為末,每服三四錢,水煎如糊,空腹服之,治吐蛔屬熱證者。《通俗傷寒論》連梅安蛔湯,以胡黃連一錢,炒川椒十粒,雷丸三錢,烏梅二枚,黃柏八分,檳榔二枚,水煎服,治蛔厥,症見飢不欲食,食則吐蛔,甚則蛔動不安,脘痛煩躁,昏亂欲死者。②蛔痛:《類證治裁》理中安蛔湯,以人蔘三錢,白朮、茯苓、乾薑各一錢半,炒川椒十四粒,烏梅三個,不用甘草,忌甜,水煎服,治氣衝也痛,飢不欲食,吐蛔者。③蛔厥:《傷寒論》烏梅丸為治療蛔厥的主方,現代研究,本丸主要有麻醉蟲體、增加膽囊收縮、增加膽汁分泌、鬆弛奧迪括約肌、抑菌、鎮痛等作用。此外,《中藥大辭典》還載治療鉤蟲病,取烏梅 15～30g,加水 500ml,煎

第二章　臨床用藥原理

成 120ml，早晨空腹 1 次服完；二煎在午餐前 1 次服下。或用烏梅去核，文火短乾研末，水泛為丸，每服 3～6g，每日 3 次，食前服。治療 20 例，服藥天數最少 5 天，最多 23 天，14 例大便檢查鉤蟲卵陰性。據臨床觀察，烏梅煎劑療效高於丸劑。

（五）止嘔、止脘痛

《肘後備急方》治腹痛，短氣欲絕，以烏梅二七枚，水五升，煮一沸，納大錢七枚，煮二升半，強人可頓服之，羸人可分為再服，當下便癒。烏梅味酸，與甘藥相合則酸甘化陰，可柔陰而止痛。

（六）止出血

《本草綱目》謂「血得酸則斂」。《本草求原》稱烏梅能「治溲血、下血、諸血證」。本品炒後更具收澀之性，故可用以收斂止血，固衝澀精。①便血：《濟生方》治大便下血不止，烏梅三兩（燒，存性），為末，用好醋打米糊丸，如梧桐子大，每服七十丸，空腹米湯飲下。②尿血：《本草綱目》治小便尿血，烏梅燒存性，研末，醋糊丸，梧桐子大。每服四十丸，酒下。⑤崩漏：《婦人大全良方》治婦人血崩，烏梅燒灰，為末，以烏梅湯調下。

（七）解毒脫腐

《本草求真》稱烏梅「入於死肌惡肉、惡痣則除，刺入肉中則拔」。烏梅既具解毒功效，又有腐蝕之力，故可去青黑痣、蝕惡肉。①咽喉腫痛：《中醫藥新醫療法資料選編》治咽喉腫痛，烏梅一兩，金銀花二兩，雄黃四錢，共為細末，煉蜜為丸，每丸一錢，一次一丸，含化徐徐嚥下，日三次。②瘡瘍腫毒：《太平聖惠方》治小兒頭瘡，積年不瘥，以烏梅肉燒灰細研，以生油調徐之。《草醫草藥簡便驗方彙編》治化膿性指

頭炎，以烏梅肉加適量的食醋研爛，或用烏梅二分，凡士林一份，製成烏梅軟膏外敷，每日上藥一次，此方對脈管炎所致的指頭（趾頭）潰爛亦有效。《太平聖惠方》治傷寒下部生瘡，以烏梅肉二兩，炒令燥，搗細為末，煉蜜和丸，如梧桐子大，每服食前，以石榴根皮湯下十丸。⑤惡瘡贅物：《本草三家合注》稱本品「去青黑痣，及蝕惡肉，酸收之味，外治能消痣與肉也」。《本草害利》稱本品「蝕惡肉」，「疽癒後，有肉突起，烏梅燒敷，一日減半，二日而平，真奇方也」。《名醫別錄》烏梅點捷方，去青黑痣，蝕惡肉，用烏梅肉燒灰存性，加捏粉少許，香油調，點痣或塗惡肉，用於青黑痣、惡肉者。《劉涓子鬼遺方》治一切瘡肉出，以烏梅燒為灰，研末敷上，惡肉立盡。④風疹搔癢：本品若與辛溫發散藥相配合，奇治療各種皮膚過敏症，如施今墨先生脫敏煎（烏梅、防風、銀柴胡等），甚至有用烏梅丸治療激素依賴性哮喘多種過敏疾患，均確有效驗。

(八) 養顏美容

在《神農本草經》烏梅去「青黑痣」基礎上，不僅治惡性黑痣，同時還能用於諸如《日華子本草》所稱「去黑點」之美容調理。

二、細辛

細辛首載於《神農本草經》（以下簡稱《本經》），被列為上品，謂其「味辛溫，治咳逆，頭痛腦動，百筋拘攣，風溼痹痛，死肌。久服明目，利九竅，輕身，長年」。自此後，細辛在臨床上被醫家廣泛應用。對細辛功效的認識在臨床運用過程中不斷發展，逐步深入，不同歷史時期細辛的臨床應用具有其時代特點。

(一) 解表散寒

東漢《傷寒論》第 301 條云「少陰病，始得之，反發熱脈沉者，麻黃細辛附子湯主之」。以細辛配麻黃、附子，首創麻辛附配伍，開後世解表散寒之先河。其中細辛氣溫味辛，入少陰以散少陰之寒邪，並能資助麻黃散寒解表，助附子溫經扶陽而祛寒。三藥溫散兼施，在發汗散寒之中予以溫經助陽，雖發微汗，然無損於陽氣，使外感之邪得以表散，而又固護腎陽，用藥簡潔謹嚴，寥寥三藥，卻將發汗溫經融為一爐。其配伍結構對後世影響極大，唐代仍常用細辛與麻黃配伍以解表散寒，細辛與附子相伍以溫腎散寒，如《外臺祕要》所載沃雪湯、麻黃五味子湯等。清末俞林初《通俗傷寒論》用麻黃附子細辛湯合五皮飲組成麻附五皮飲，近代醫家更有以此方治飽受風寒之失音者。而且後世醫家在此相須相使、相輔相成思想的指導下，進一步發展出細辛羌活、細辛防風等配伍，廣泛應用於祛風解表劑中，如《此事難知》中引張元素九味羌活湯，《太平惠民和劑局方》中治療外感風邪引起的偏正頭痛或巔頂頭痛的川芎茶調散；清代外感熱病的發生率較高，溫病醫家受劉完素「自製雙解、通聖辛涼之劑，不遵仲景法桂枝、麻黃發表之藥」的影響以辛散疏表。如《重訂通俗傷寒論》中治療傷寒瘥後，伏熱未盡，復感新邪，頭痛發熱，惡風或惡寒的麻杏石甘湯；治傷寒後，餘熱未盡之舌燥口渴或兼咳嗽煩躁等的蔥豉白虎湯等。

(二) 溫肺化飲

在《傷寒論》、《金匱要略》中多處可見細辛半夏、細辛乾薑五味子、細辛乾薑的配伍結構以溫肺化飲，止咳平喘，這是張仲景用藥的一大特點。如治「咳而上氣，喉中水雞聲」的射干麻黃湯，「咳而脈浮者」的厚樸麻黃湯，「衝氣即低，而反更咳、胸滿者」的苓甘五味薑辛湯，尚有小青

龍加石膏湯，苓甘五味加薑辛夏仁湯等，開溫肺化飲之先河，而後世用細辛溫肺化飲亦多承襲仲景，採用薑辛味以宣散肺中停飲，恢復肺之宣降，如魏晉南北朝時期陳延之《小品方》生薑五味子湯以生薑細辛五味子相配以止咳，唐代《外臺祕要》所載五味子湯用細辛五味子乾薑相配以溫肺化飲，如宋代的《普濟本事方》中治肺氣虛寒，痰飲咳嗽的五味子丸，《太平聖惠方》中的治「氣嗽，呼吸短氣」的半夏散、乾薑散等。而清代則較少應用細辛溫肺化飲之功。

（三）止痛

細辛在方中多以輔佐藥廣泛應用於頭痛、胸痹心痛、蛔厥腹痛、風溼痹痛、跌仆傷痛等。東漢張仲景用細辛止痛，常與製大黃相配以溫裡散寒、通便止痛，如大黃附子湯；與附子、烏頭相配以祛寒散邪止痛，如麻黃附子細辛湯、赤丸；細辛配當歸、桂枝以辛通血脈，溫散寒邪如當歸四逆湯；常配烏梅、川椒相配以制蛔止痛，細辛止痛功效才開始受到重視，用細辛多用其止痛。如《肘後備急方》治「久患心常痛，不能飲食，頭中疼重」的半夏丸以及主治胸痹痛的薑桂丸。

到唐代亦多用其止痛之功，如與獨活、桑寄生等藥相伍，治療肝腎不足，氣血虧虛之痹症關節冷痛者，如《備急千金要方》獨活寄生湯，尤其是《千金方》卷十三中所載《千金方》中用治風溼痹症的熨背散外用治胸痹，為細辛外用止痛的創新用法。

宋元時期注重配伍對細辛止痛功用以增強療效，擴大應用範圍。在《湯液本草·東垣先生用藥心法·隨證治病藥品》明確提出了細辛與川芎相伍治頭痛如神的結構，其時期對止痛功效的應用十分廣泛。若外感風邪，偏正頭痛，細辛常配荊芥等，如《和劑局方》川芎茶調散。若痰厥頭痛，見痛勢劇烈，眩暈嘔吐者，常配附子、烏頭等，如《三因極一病症

方論》芎辛湯。若胸痺心痛，常配麻黃、吳茱萸以宣通止痛，如《蘭室祕藏》麻黃茱萸湯。

明代集歷代對細辛認識之大成，《本草綱目》全面概括了細辛功效，細辛，辛溫能散，故諸風寒、風溼、頭痛、痰飲、胸中滯氣、驚痛者，宜用之。口瘡、喉痺諸病用之者，取其能散浮熱，亦火鬱發之之義也。辛能泄肺，故風寒咳嗽上氣者宜用之。辛能補肝，故膽氣不足、驚癇、眼目諸病宜用之。辛能潤燥，故通少陰及身竅，便澀者宜用之。但明代仍然注重配伍對細辛止痛功用以增強療效，擴大應用範圍。若少陰頭痛，見痛連頰部，足寒氣逆者，常配獨活、川芎等，如《證因脈治》獨活細辛湯；若風冷頭痛，見風則頭痛如破，脈弦緊者，常配附子、麻黃，如《普濟方》細辛散。

▌（四）通竅

自《本草經集注》記載了細辛能「通精氣」後，臨床開始將細辛用於通竅醒神，如《肘後備急方》用「細辛，納口中」，治「卒忤，停屍不能言者」。而細辛通竅功用，在唐代時臨床上運用始為廣泛，細辛配白朮如《千金要方》中的通草散和細辛丸以及《外臺祕要》中的香膏與細辛膏等，均以細辛配伍通草製成散劑或以蜜或豬膏製成丸、膏納入鼻中治療鼻塞或鼻中息肉。元代則將細辛末用於治療頭部內傷昏迷不省人事的重傷急症中，危亦林在其名著《世醫得效方》中記載：細辛末吹鼻中，可治「暗風卒倒、不省人事」。清代錢秀昌在《傷科補要》中記述更為具體：「凡人從高墜下，跌傷五臟，不省人事，氣塞不通者，看其兩太陽及胸前脅下如何，若動則可救，急用通關散（其中含細辛末）吹入鼻中。」另外，宋元時期尚注重配伍加強通竅之功，如《太平聖惠方》中治療鼻痛的細辛

膏，以細辛白芷配伍治療鼻淵，《聖濟總錄》治目風眼寒及昏腫多淚的細辛湯，《丹溪心法》通關散，《祕傳眼科龍木論》治暗障的通明散，以細辛防風相配通竅明目，另配豬牙皂通關開竅，甦醒神志治中風神昏。明清則進一步豐富了通竅結構，通關開竅，甦醒神志，若痰厥中惡，見神昏口噤，胸高氣粗者，常配豬牙皂、麝香開竅醒神，如清代醫方通關散。

綜上所述，東漢首創麻辛附、辛薑味配伍，開後世解表散寒、溫肺化飲之先河。魏晉南北朝時期醫家多承襲仲景，偏用止痛之功，首開通竅之用。至唐代時對細辛功效認識日益深入全面，繼承與創新並舉。宋金元時期對其止痛通竅之功應用廣泛，且開始注重配伍以協同增效。明代對細辛功效認識全面深入，尤其對細辛止痛功用注重配伍以增強療效擴大應用範圍。清代運用細辛獨具匠心，伍以寒涼之品，相反相成辛散疏表。

三、乾薑

乾薑，為薑科多年生草本植物薑的乾燥根莖，主產於四川、廣東、廣西、湖北、貴州、福建等地，均係栽培，冬季採收，純淨後切片晒乾或低溫烘乾，生用。歷代本草記載乾薑主產地均為四川犍為，且以「川薑」品質為優。炮薑為薑科植物薑的乾燥根莖置鍋內用武火急炒至發泡鼓起，外皮呈焦黃色，內呈黃色，名曰「炮薑」，味苦、澀，性溫，歸脾、肝經，功效溫經止血、溫中止嘔。薑炭則用清炒法，取乾薑段，用火炒至微鼓起，表面呈焦黑色，內部發鬆呈棕褐色即得。薑炭要比製炮薑用的溫度要高，炮製時間要長，炮製程度不同而已。乾薑性味辛熱，入心、脾、腎、胃、肺、大腸經，有溫中逐寒、回陽通脈、溫肺化飲、溫經止血之功，治心腹冷痛、吐瀉、肢冷脈微、寒飲喘咳、風寒溼痹及

第二章　臨床用藥原理

陽虛吐血、衄血、下血等。乾薑功效發揮方向的認識是在臨床運用過程中逐步完善、不斷發展的，不同歷史時期乾薑的臨床應用具有其時代特點。

乾薑，首見於《神農本草經》，列於中品，謂其「味辛溫，無毒。主胸滿咳逆上氣，溫中，止血，出汗，逐風溼痹，腸澼下痢」，又名「白薑」（《三因極一病症方論》）「鈞薑」（《本草綱目》）。《本草綱目》云：「按許慎《說文》，薑作，云禦溼之菜也。」王安石《字說》云：薑能彊禦百邪，故謂之薑。其乾燥品名「乾薑」。《名醫別錄》始將乾薑和生薑分別入藥。東漢末年成書的《傷寒雜病論》記載了含有乾薑的方三四十首。用法多入湯劑，亦可入丸、散服用。張仲景用乾薑多配伍運用控制功效發揮，配甘草治嘔吐腹瀉，加附子為四逆湯，加人蔘、白朮為理中湯。乾薑配半夏治嘔吐，配梔子治下利以後身熱煩躁，配桂枝治腹痛，配附子治下利厥冷脈微，配蜀椒治腹滿腹痛，配赤石脂止下利膿血，配細辛、五味子治咳，配白朮、茯苓治腰冷痛，配人蔘、半夏治嘔吐不止，配黃連、黃芩治心下痞而吐利。張仲景運用乾薑時常與炙甘草同用，其目的在於以甘草之甘平制乾薑之辛熱，使溫中祛寒而不耗傷營陰，最具有代表性的是治療陽虛兼傷陰證的甘草乾薑湯，理中丸、桂枝人蔘湯都是利用了乾薑的這一配伍作用，並用人蔘增炙甘草補脾氣之力，用白朮以助乾薑扶陽化溼之功。人蔘、甘草甘以和陰，白朮、乾薑辛以和陽，辛甘相輔，共奏溫中散寒、健脾化溼之功。此外，溫中通脈、回陽救逆，溫肺散寒、燥化痰飲，寒熱並用、辛開苦降，溫中散寒、健脾止利等配伍運用將乾薑的各種功效充分發揮。《名醫別錄》總結漢代至魏晉時的名醫經驗，增入「主治寒冷腹痛，中惡，霍亂，脹滿，風邪諸毒，皮膚間結氣，止唾血」。

至唐宋時期，對乾薑功用的認識已較全面，《藥性論》對其主治亦有所發展，載「治腰腎中疼冷、冷氣」、「夜多小便」，對《神農本草經》之「逐風溼痹」發展為「去風，通四肢關節，開五臟六腑。去風毒冷痹」，並增入「破血」而治「血閉」。《唐本草》謂能「治風，下氣，止血，宜諸絡脈，微汗」。《備急千金要方》桃花丸，用乾薑、赤石脂配伍有溫中祛寒、澀腸固下，主治腸胃虛弱、寒氣內侵、臍腹攪痛、下利純白、腸滑不禁、日夜無度。該方為《傷寒論》桃花湯去粳米而成。《備急千金翼方》乾薑丸，用乾薑、赤石脂相伍，治胃中冷、不能食或食穀不消。此方與《千金要方》之桃花丸藥味相同，用量有異，故主治有別。前方治證在腸，本方功專治胃。《開寶本草》曰：「味辛，溫、大熱，無毒。寒冷腹痛，中惡，霍亂，脹滿，風邪諸毒，皮膚間結氣，止唾血。療風下氣，止血，宣諸絡脈，微汗。久服令眼暗。」較早提到久服乾薑丸令眼暗這種毒副反應的表現，引起後世醫家的注意。

　　金元時期，各種本草書籍對乾薑功效主治記載較前更為全面。張元素謂：「乾薑本辛，炮之稍苦，故止而不移，所以能治裡寒，非若附子行而不止也。理中湯用之者，以其回陽也。」較早提出乾薑生用與炮炙之區別，李杲在其基礎上又進一步闡述乾薑與炮薑的不同，謂「乾薑，生辛炮苦，陽也。生用逐寒邪而發表，炮則除胃寒而守中，多用則耗散元氣，辛以散之，是壯火食氣故也。須以生甘草緩之。辛熱以散裡寒，同五味子用以溫肺，同人蔘用以溫胃也。」雖然張仲景在乾薑甘草湯中治肺痰中有提到炮乾薑，但並未詳述其理，可以說，金元時期是乾薑炮製理論和配伍理論的開端。《用藥法象》云：「治沉寒痼冷，腎中無陽，脈氣欲絕，黑附子為引，用水同煎二物，薑附湯是也，亦治中焦有寒。」

　　《用藥心法》云：「發散寒邪，如多用則耗散元氣，辛以散之，是壯火

食氣故也,須以生甘草緩之。辛熱,散裡寒,散陰寒、肺寒,與五味同用,治嗽,以勝寒蛔。正氣虛者,散寒,與人參同補藥,溫胃腹中寒,其平以辛熱。」朱震亨《本草衍義補遺》指出:「乾薑,入肺中利肺氣,入腎中燥下溼,入肝經引血藥生血,同補陰藥亦能引血藥入氣分生血,故血虛發熱、產後大熱者用之。止唾血、痢血,須炒黑用之。有血脫色白而夭不澤,脈濡者,此大寒也。宜乾薑之溫以益血,甘熱以溫經。」可謂漢至金元以來乾薑採用炮製方法控制功效發揮方向之總結。

明代在繼承前朝各時期乾薑藥性功用論述及配伍觀點又有進一步的發展,《本草綱目》:「乾薑,能引血藥入血分,氣藥入氣分,又能去惡養新,有陽生陰長之意,故血虛者用之。而人吐血、衄血、下血,有陰無陽者,亦宜用之。乃熱因熱用,從治之法也。」用中醫理論闡釋藥性是這一時期的特點。又如繆希雍《本草經疏》:「乾薑稟天地之陽氣,故味辛而氣溫,雖熱而無毒。辛可散邪理結,溫可除寒通氣,故主胸滿咳逆上氣,溫中出汗,逐風溼痺,下痢因於寒冷,止腹痛。其言止血者,蓋血虛則發熱,熱則血妄行,乾薑炒黑能引諸補血藥入陰分,血得補則陰生而熱退,血不妄行矣。治腸澼亦其義也。生薑能通神明,辟惡氣,故主中惡霍亂脹滿,風邪諸毒,皮膚間結氣。唯唾血定非寒證,《別錄》載之誤矣!」首次探討乾薑炮黑的藥性機制和大膽提出古人有可能錯誤的思想風格,也值得我輩後人學習。還有明代杜文燮《藥鑑》、李中梓《雷公炮製藥性解》、明代盧之頤《本草乘雅半偈》等本草著作分別闡述乾薑溫陽、止血以及提出乾薑的歸經和升降配伍的機制。《景岳全書》言其「若下元虛冷,而為腹痛瀉痢,專宜溫補者,當以乾薑炒黃用之。若產後虛熱,虛火盛而唾血、痢血者,炒焦用之。若炒至黑炭,已失薑性矣。其亦有用以止血者,用其黑澀之性已耳。若陰盛隔陽、火不歸元及陽虛不

能攝血,而為吐血、衄血、下血者,但宜炒熟留性用之,最為止血之要藥」。是對選擇薑炭溫經止血功效的理論總結。

　　清代運用乾薑更講究從理論上探究分析乾薑的藥性及配伍機制,較之前朝理性的思考更成熟,《本經逢原》:「乾薑稟陽氣之正,雖烈無毒,其味本辛,炮之則苦,專散虛火。用治裡寒,止而不移,非若附子行而不守也。生者,能助陽,去臟腑沉寒,發諸經寒氣,腹中冷痛,霍亂脹滿,皮膚間結氣,止嘔逆,治感寒腹痛,腎中無陽,脈氣欲絕,黑附子為引。理中湯用之,以其溫脾也。四逆湯用之,以其回陽也。生則逐寒邪而發表,胸滿咳逆上氣,出汗風溼痺宜之。炮則除胃冷守中,溫中止血,腸澼下利宜之。曷觀小青龍、四逆等方並用生者,甘草乾薑湯獨用炮者,其理中丸中雖不言炮,溫中例治不妨隨緩急裁用,然亦不可過多,多用則耗散元氣。辛以散之,是壯火食氣也,少用則收攝虛陽,溫以順之,是少火生氣也。同五味子以溫肺,同人蔘以溫胃,同甘草以溫經。凡血虛發熱,產後大熱須炮黑用之。有血脫色白,夭然不澤,脈濡者,宜乾薑之辛溫以益血,乃熱因熱用,從治之法也。又入肺利氣,入腎燥溼,入肝引血藥生血,於亡血家有破宿生新,陽生陰長之義。如過用涼藥,血不止,脈反緊疾者,乃陽虧陰無所附,加用炮薑、炙甘草可也。陰虛有熱、血熱妄行者勿用,以其散氣走血也。」

　　徐大椿《神農本草經百種錄》中說:「味辛溫。主胸滿,寒邪之在胸者則散之。咳逆上氣,辛能潤肺降逆。溫中止血,血得緩而歸經。出汗,辛能散逐寒氣,使從汗出。逐風溼痺,治寒邪之在筋骨者。腸澼下利,治寒邪在腸胃者。生者尤良。辛散之品,尤取其氣性之清烈也。久服,去臭氣,通神明。辛甚氣烈,故能闢穢通陽。」清代鄒澍《本經疏證》對乾薑的論述尤為詳細,在總結前人的經驗上,並提出自己的觀

點，分別闡述了乾薑藥性藥理配伍理論，還詳細地論述了生薑、生薑皮與乾薑的不同炮製品運用之區別。周岩《本草思辨錄》從方證對應的思路，列舉了四逆湯、桃花湯、小青龍湯、膠薑湯等經方，分析乾薑在不同方劑中乾薑的不同功效發揮。近代張錫純在《醫學衷中參西錄》中總結前期對乾薑的論述，有進一步發揮，但把複雜的相關乾薑論述進行精解，達到執簡馭繁的效果。

四、黃連

(一) 秦漢魏晉南北朝時期

秦漢魏晉南北朝時期，古代勞動人民在與疾病對抗的經驗累積和日常生活的悉心體驗中，開始從性味、功效主治、產地及採集時月、炮製、配伍方面闡述黃連的運用，雖然有不盡完善的地方，但大多具有一定的科學性，禁得起臨床反覆驗證，影響至今。

性味：《神農本草經》「味苦寒，無毒」，《吳普本草》引證了多家意見：「神農、岐伯、黃帝、雷公，苦，無毒。李氏，小寒。」反映了當時已有多種託名神話中的人物所撰寫的本草著作，對黃連苦寒藥性的認識基本達成一致。

功效主治：《神農本草經》「黃連，味苦寒，主熱氣，目痛，眥傷，泣出，明目。腸澼，腹痛，下利，婦人陰中腫痛，久服令人不忘」，詞簡旨深，其治療目疾、腸澼下利等與現代應用相同，但也有不足之處：未對黃連的功效（藥物防治疾病的基本作用）和主治（與功效相對應的適應病症）分項論述，不利於初學者掌握，在一定程度上增加了臨床用藥的隨意性，不利於提高臨床療效。例如，《神農本草經》載黃連與赤石脂，均能治「腸澼」，但兩藥的功效和主治並不相同，前者清熱燥濕止瀉，適

宜於溼熱瀉痢，後者收澀止瀉，適宜於久瀉久痢。

產地及採集時月：《吳普本草》云「或生蜀郡、太山之陽」。《名醫別錄》「生巫陽及蜀郡、太山。二月、八月採。」《本草經集注》云：「巫陽在建平。今西間者色淺而虛，不及東陽、新安諸縣最勝。臨海諸縣者不佳。用之當布裹挼去毛，令如連珠。」反映了該時期已了解到黃連的產地和採集時間對功效的影響。

炮製：《本草經集注》「黃連去根毛」，《雷公炮炙論》「凡使，以布拭上肉毛，然後用漿水浸二伏時，漉出，於柳木火中焙乾用」，反映該時期對黃連的炮製局限於簡單的挑選、洗淨。

東漢時期，《傷寒雜病論》運用黃連，融理法方藥為一體，充分展現了辨證論治的特點。該書記載了主治心下痞滿的五個瀉心湯，藥物組成均含有黃連。太陽病誤下，表邪內陷化熱，無形熱邪停滯胃脘，氣機痞塞不暢而致心下痞滿，黃連與大黃、黃芩相伍大黃黃連瀉心湯，以麻沸湯漬之，須臾絞去滓，溫服，輕清氣分之熱而泄痞滿。若心下痞滿，伴見四肢厥冷，惡寒汗出的陽虛症狀。黃連與大黃、黃芩、附子相伍為附子瀉心湯，寒溫並用，瀉痞溫陽治療熱邪積聚，寒邪內伏，無形寒熱互結胃脘，胃氣上逆，水氣停聚不化，下趨腸間而致的胃脘痞滿、嘔逆、下利。臨證根據痞滿、嘔逆、下利程度的偏重，分別選用半夏瀉心湯、生薑瀉心湯和甘草瀉心湯。這三個瀉心湯具有寒熱平調，辛開苦降的配伍特點，對後世醫家的遣藥組方，產生了深遠影響。

魏晉南北朝時期，戰亂不息，社會動盪，百姓顛沛流離，飲食失節，常患瘡瘍、胃痛、痢疾、目疾等疾患，醫家在臨床實踐的過程中，將黃連的主治範疇，在《神農本草經》基礎上有所拓寬，表現在以下六方面。①瘡瘍腫痛：《肘後方》用黃連治療癰疽惡瘡，既有內服，又有外用

黃連酒煎，時呷之。治口舌生瘡等大黃、黃連、黃芩各等分，研粉，將瘡洗淨，以藥粉敷之，日次。此乃大黃黃連瀉心湯改為粉劑外用而已，是對仲景方應用之發展。外科專著《劉涓子鬼遺方》將黃連廣泛用於瘡瘍，黃連配皂莢各等分，為末，苦酒調塗，即治肘疽方。②心痛：《肘後方》所載治卒心痛方，以黃連一味，水煎服。③痢疾：《肘後方》所載治痢複方多以黃連為主藥，如天行諸痢悉主之方：黃連 6g，黃柏、當歸各 9g，龍骨 12g，水煎服。④消渴：葛洪《肘後方》最早記載了「黃連治消渴，小便多」。《劉涓子鬼遺方》記載了用黃連治消渴多尿，單用黃連為末，蜜丸如梧桐子大。⑤目疾：《肘後方》云「治目方用黃連多矣」、「淚出不止，黃連浸濃汁漬拭之」。⑥養生保健：《本草經集注》載「黃連道方服食長生」。並引用葛洪《神仙傳》「服黃連五十年得仙」的記載。黃連「久服長生」的保健功效，可以從當時的文學作品中呈現出來，王微作《黃連贊》云「黃連味苦，左右相因。斷涼滌暑，闡命輕身」。南朝著名文學家江淹作《黃連頌》云「黃連上草，丹砂之次」。

(二) 隋唐時期

藥性：與前期認識保持一致，如《新修本草》「黃連味苦，寒、微寒，無毒」。

功效主治：此時期拓寬了黃連的主治範疇，並闡明其治療機制。《藥性論》曰「黃連殺小兒疳蟲」，《本草拾遺》曰「黃連主羸瘦氣急」，此說與臨床運用黃連的情況有所不符。單味黃連，多用於腹痛下利，高熱神昏，瘡癰火毒，目赤腫痛等，很少用於羸瘦氣急。至於黃連用於羸瘦氣急，可能是誤將胡黃連當作黃連，因兩味藥物的藥材顏色和主治病症，均易混淆。黃連與胡黃連，藥名僅一字之差，但並非同科屬之植物，黃連為毛莨科多年生植物黃連之根莖，胡黃連為玄參科多年生植物胡黃連

之根莖。黃連的乾燥根莖為黃色，胡黃連的乾燥根莖為黃褐色。從主治病症來看，胡黃連不僅能用於溼熱瀉痢、熱毒瘡瘍，還能用於羸瘦乏力，咳喘氣急，午後潮熱等。《神農本草經》只是籠統地介紹黃連治療目疾「目痛，眥傷，泣出，明目」，難以反映主治症候的寒熱虛實，不利於臨床有所針對地遣藥組方。《藥性論》不僅補充了黃連治療目疾的特點是「赤眼昏痛」，而且增加了黃連治療目疾的機制「鎮肝，去熱毒」，有利於初學者掌握黃連用於眼疾的特點（肝火上炎所致目赤、目痛、眥傷、泣出等）。

隋唐方書雖多，現存的《千金要方》、《千金翼方》和《外臺祕要》基本上能代表該時期遣藥組方的水準。既全面總結前人經驗，又不乏作者創新之劑，主要有三大特點：①整理並保存了一大批唐代及其以前，「簡、便、廉、效」的方劑《外臺祕要·卷三十六》引《小品方》梔子丸方，梔子仁七個、黃連五分、黃柏三分、礬石四分、大棗四個，治療小兒熱痢不止。《外臺祕要·卷二十一》引《深師方》黃連散方，黃連半兩、大棗一枚，治療雙目赤痛。《外合祕要·卷二》注文引《范汪方》秦皮湯方，秦皮三兩、黃連四兩、白頭翁二兩、阿膠三兩，治療下利膿血。②豐富了黃連治療消渴的配伍結構：早在《肘後方》就有黃連與生地黃配伍，治療消渴的記載。《千金要方》在此基礎上，將黃連、生地黃與瓜蔞汁配伍，或將黃連、生地黃與食物豬肚、羊乳、牛羊脂同用。如《千金要方·卷二十一》地黃丸方，黃連、生地黃汁、生瓜蔞根汁、牛羊脂、白蜜，及《千金要方·卷二十一》黃連丸方，黃連、生瓜蔞汁、生地黃汁、羊乳，均含有黃連、生地黃、瓜蔞這一配伍結構，而且展現了藥物與食物並用的組方思路，為後世創立治療消渴的藥膳方提供了寶貴經驗。③黃連用量，因時而異：《千金要方》卷所載治療男子五勞七損，消渴不生肌肉，婦人帶下，手足寒熱的三黃丸，黃連的用量，頗具特色：春三月黃

芩、黃連各四兩，大黃三兩；夏三月黃芩六兩、黃連七兩、大黃一兩；秋三月黃芩六兩、黃連三兩、大黃二兩；冬三月黃芩三兩、大黃五兩、黃連二兩。為細末，煉蜜為丸，黃豆大。每服一丸。

(三) 宋代

藥性：《開寶本草》味苦，微寒，無毒。

功效主治：《本草圖經》是臨床藥學的重要參考書，該書將醫藥密切結合，間或在附方時解釋方義「治目方，用黃連多矣，而羊肝丸尤奇異……凡眼目之病，皆以血脈凝滯使然，故以行血藥合黃連治之。血得熱即行，故乘熱洗之」。「今醫家洗眼湯，以當歸、芍藥、黃連各等分停，細切，以雪水或甜水煎濃汁，乘熱洗，冷即再溫洗，甚益眼目」。《證類本草》開創了藥書附方的先例，引用了大批宋代以前的方藥資料，如《肘後方》「治眼淚出不止，濃汁漬綿乾拭目。又方赤痢熱下，久不止。黃連末，雞子白丸，飲服十丸，三十丸即瘥。又方治卒消渴，小便多」。《子母祕錄》「因驚舉重，胎動出血。取黃連末，酒服方寸匕，日三服。」這些附方的記載，說明該時期進一步沿用前期醫家運用黃連治療肝火目疾、消渴、下利等疾病的經驗。《本草衍義》的作者寇宗奭，主張治病必須「知病之虛實，方之可否」，不可「真偽相亂，新陳相錯」，指出虛寒瀉痢慎用黃連「今人多用黃連治痢，蓋執以苦燥之義。下理但見腸虛滲泄，便即用之，服之便止，又不顧寒熱多少，唯欲盡劑，由是多致危困。若氣實初病，微似有血，熱多血痢，不必盡劑，虛而冷者，慎勿輕用」。其中，「黃連苦燥治初病氣實熱多血痢」之說，開創了藥性理論具體應用的先河。

(四) 金元時期

藥性：王好古在《湯液本草・東垣藥先生用藥心法》中說「夫藥有寒熱溫涼之性，酸苦辛鹹甘淡之味，各有所能，不可不通也。藥之氣味，不比同時之物，味皆鹹，其氣皆寒之類是也。凡同氣之物必有諸味，同味之物必有諸氣，互相氣味，各有厚薄，性用不等，製其方者，必且明其為用。」書中詳細論述黃連的氣味厚薄、寒熱升降等理論，「氣寒，味苦。味厚氣薄，陰中陽也。升也，無毒」。「入手少陰，苦燥，故入心，火就燥也。然瀉心其實瀉脾也」。這象徵著古代醫家運用黃連，已經由經驗用藥向理論用藥邁進了一步。

功效主治：《湯液本草・藥類法象》「瀉心火，除脾胃中溼熱，治煩躁噁心，鬱熱在中焦，兀兀欲吐，心下痞滿必用藥也。仲景治九種心下痞，五等瀉心湯皆用之」。《湯液本草・臟腑瀉火藥》「黃連瀉心火」，《湯液本草》引「海藏祖方，令終身不發斑瘡，煎黃連一口，兒生未出聲時，灌之，大應。已出聲灌之，斑雖發，亦輕」。

劉完素、張從正、李東垣與朱丹溪號稱金元四大家，儘管各倡己說，各具新論，但皆擅用黃連。以火熱立論的劉完素曰：「古方以黃連為治痢之最，蓋治痢唯宜辛苦寒藥，辛能發散，開通鬱結，苦能燥溼，寒能勝熱，使氣宣平而已。」補土派的代表醫家李東垣，在《脾胃論》中首次提出治療衝脈上逆的藥物是黃柏和黃連，如「腹中氣上逆者，是衝脈逆也，加黃柏三分，黃連一分半以泄之」，東垣論治心下痞，無論虛實寒熱，只要「心下」出現煩悶不安的症狀，就必用黃連《醫學發明・四時用藥加減法》云「脈緩有痰而痞，加半夏、黃連。脈弦，四肢滿悶，便難而心下痞，加黃連、柴胡、甘草。大便祕燥，心下痞，加黃連、桃仁，少加大黃、當歸身……心下痞，覺中寒，加附子、黃連。心下痞，加黃

連、生薑、橘皮，冬月加黃連、木香、藿香葉。能食而心下痞，加黃連五分、枳實三分」。以「陽常有餘，陰常不足」立論的朱丹溪，擅用黃連吳茱萸相伍，治療肝火犯胃，脅痛吞酸擅用；黃連人蔘相伍，治療噤口痢，「下痢胃熱噤口者，用黃連人蔘煎湯，終日呷之，如吐，再強飲，但得一呷下嚥便好」。以攻伐驅邪為宗的張從正，在《儒門事親》中記載了大量運用黃連驅除邪氣的方劑如治療溼熱瀉痢的木香檳榔丸，治療目睛生翳、目外障的金絲膏、錠子眼藥，以及瘡口難癒的生肌散。

▌（五）明清時期

藥性：《本草蒙筌》「味苦，氣寒。味厚氣薄，可升可降，沉也，陰也，陰中微陽，無毒。」《神農本草經疏》：「黃連稟天地清寒之氣以生，故氣味苦寒而無毒。味厚於氣，味苦而厚，陰也。宜其下泄，欲使上行須加引導。入手少陰、陽明、足少陽、厥陰、足陽明、太陰。」

功效主治：明清以來，開始對藥物功效進行歸納總結，使功效作為專項逐漸獨立出來，龔廷賢所著《藥性歌括四百味》載「黃連味苦，瀉心除痞，清熱明眸，厚腸止痢」。該時期十分注重配伍對黃連功效發揮方向的影響，《得配本草》言「得木香，治熱滯。得枳殼，治痔瘡。得肉桂，使心腎相交。得吳茱萸，治挾熱下痢。得白芍，瀉脾火。得石膏，瀉胃火。得知母，瀉腎火。得黃芩，瀉肺火。得木通，瀉小腸火。得川柏，瀉膀胱火。得槐米，瀉大腸火。得山梔，瀉三焦火。」《本草蒙筌》「巴豆遇之，其毒即解」。「香連丸廣木香和攪，為腹痛下利要藥；茱連丸吳茱萸佐助，乃吞吐酸水神方。如止消渴便多，單研蜜為丸亦效。同枳殼治血痔，同當歸治眼瘡。佐桂蜜煎服空心，黃連為君，佐官桂少許，煎百沸入蜜，空心服之。使心腎交於頃刻」。

五、當歸

秦漢時代，當歸已用於臨床。最早的中藥學專著《神農本草經》載其「主咳逆上氣，溫瘧，寒熱洗洗在皮膚中，婦人漏中絕子，諸惡瘡瘍，金瘡，煮飲之」。張仲景《傷寒論》、《金匱要略》兩書配有當歸的方劑有 13 首。張仲景所輯當歸諸方大多用於腹痛，尤其是婦人腹痛。如當歸生薑羊肉湯治「寒疝腹中痛，及脅痛裡急者」，奔豚湯治「奔豚氣上衝胸，腹痛，往來寒熱」，當歸芍藥散治「婦人懷娠，腹中痛」，溫經湯治「婦人年五十所，病下利，數十日不止，暮即發熱，少腹裡急，腹滿」等。其配伍結構以當歸、白芍最為常用，張仲景每以此配伍養血行血，調經安胎等，主要用於治療婦女月經不調，崩漏下血，妊娠腹痛，胎動不安。此外，《傷寒論》當歸四逆湯，治血虛受寒所致的手足厥冷。方中當歸則取其甘以補血，辛以行血，溫以散寒之效，當歸與桂枝、細辛的配伍為後世溫經散寒劑之先導。

魏晉至南北朝時期，當歸的運用有兩大特點。一是活血止痛之功效有所發揮，如葛洪的《肘後備急方》中，用當歸、桂心、梔子三藥配伍治療卒心痛，以當歸、芍藥、黃連等分，水煎洗眼，治風毒目赤腫痛，並謂之「凡眼目之病，皆以血脈凝滯使然，故以行血藥合黃連治之，血得熱即行，故乘熱洗之，用之無不神效」。二是消腫生肌的功效逐漸被認識。在外科應用方面，《神農本草經》雖已言當歸主「諸惡瘡瘍，金瘡」，但漢代並沒有出現相關方劑。而此期的外科專著《劉涓子鬼遺方》中，配用當歸治療外科瘡癰的方有數十個。如治金瘡虛竭之內補當歸散方，治金瘡癰疽生肉膏方等皆是。

唐代，當歸的應用雖以沿襲先賢治婦科諸疾為主，但對其所治病症頗有創意。如《藥性論》言當歸止嘔逆，虛勞寒熱，破宿血，主女子崩

中，下腸胃冷，補諸不足，止痢腹痛。單煮飲汁，治溫瘧，主女人瀝血腰痛，療齒疼痛不可忍。患人虛冷，加而用之。此不僅突出了當歸的補益作用和活血調經之效，也展示了該藥治療痢疾的前景。《備急千金要方》以駐車丸黃連、乾薑、當歸、阿膠治久痢即是典型範例。

宋代，「當歸治一切風，一切血，補一切勞，破惡血，養新血及症瘕，腸胃冷」之功效被充分肯定。該時期以當歸為主要藥物組方眾多，內科、外科、婦科、兒科皆有應用，許多方劑也因其卓著的療效而被廣為傳用。如輯入《太平惠民和劑局方》用治營血虛滯之月經不調的四物湯，《濟生方》治心脾虧虛所致健忘怔忡的歸脾湯，《小兒藥證直訣》治小兒肝熱抽搐痙攣的瀉青丸等。此時，當歸與理氣藥如木香、檳榔等配伍當歸散，用於氣血凝滯諸症與祛風溼藥如羌活、防風等配伍蠲痺湯，《楊氏家藏方》用治風溼痺痛，大大豐富了當歸的配伍運用範圍，補前人之未及。

金元時期，當歸的配伍運用尤具新意。如寒涼派代表劉完素創立治痢名方芍藥湯以當歸、芍藥與黃連、黃芩等相配，表現了「行血則便膿自癒」。補土派代表李東垣用黃耆五倍於當歸創製補血要方當歸補血湯，是取陽生陰長，氣旺生血之理。養陰派代表朱丹溪在《丹溪心法》中所載的潤腸丸，用當歸和生地黃、火麻仁、桃仁、枳殼配伍治療大便閉結，寓有「增水推舟」之意。

明清時代，偉大的醫藥學家李時珍在《本草綱目》中論述當歸「治頭痛，心腹諸痛，潤腸胃筋骨皮膚，治癰疽，排膿止痛，和血補血」。不僅全面概括了當歸的功效，且更明確了「潤腸」的功能。當歸被用於潤腸通便方劑中，如《景岳全書》的濟川煎，《證治準繩》的潤腸湯。此外，當歸養血活血之功在外科與婦科方面的應用更為深入具體。外科方面，《外科

正宗》所載潤肌膏，當歸、麻油、紫草熬膏，外用治禿瘡、脫髮等。《麻科活人全書》當歸紅花飲治疹出不暢，色不紅活而復收者。婦科方面，名醫傅青主所著《傅青主女科》對當歸的運用頗有心得，《傅青主女科・女科卷》所載首方，用當歸者，充分展現了當歸為「婦科聖藥」的特點。所創製的生化湯、宣鬱通經湯、養精種玉湯等直到現在都是婦科臨證常用方劑。

六、附子

附子為毛茛科植物烏頭的子根的加工品，味辛、甘，大熱，有毒，歸心、腎、脾經，有回陽救逆、補火助陽、散寒止痛之功。附子味辛氣溫，走而不守，溫經逐寒，徹內徹外，為宣通氣血之第一利器，有其他藥物無法比擬的回陽救逆之功，能起沉痾、拯垂危，被歷代醫家所推崇。

(一) 回陽救逆功效的沿革

附子的功效記載，首見於《神農本草經》(簡稱《本經》)，「主風寒咳逆，邪氣，溫中，金瘡，破症堅積聚，血瘕，寒溼，痿躄，拘攣，膝痛不能行步」。《本經》並未明確指出附子有回陽救逆之功。但正如《本經逢原》言：「《本經》所主諸證，皆陰寒之邪，乘虛客犯所致。」肯定了附子的溫陽散寒之力。漢代的張仲景善用附子回陽救逆，為後世醫家運用附子治療危重症樹立了典範。他創設了回陽救逆的名方「四逆湯」，陰盛格陽之寒厥下利的通脈四逆湯，治療蛔厥的烏梅丸，均是取附子回陽救逆之功。

魏晉南北朝時期，《肘後備急方》有霹靂散，治陰盛格陽，燥熱而不欲飲水者。用大附子一枚，燒存性，研為末，蜜水調服。逼散寒氣後使熱氣上升，汗出乃癒。亦是取附子回陽救逆之功。唐代孫思邈在《千

金要方》中創溫脾湯，將附子、大黃、人參、乾薑、甘草熔於一爐，功在溫補脾陽攻下冷積，寓下於溫藥之中，這是對張仲景大黃附子湯的發揮。

宋代出現了較多含附子的基礎方，如《魏氏家藏方》中的芪附湯、《婦人大全良方》中的參附湯，在這些方劑的影響下，後世醫家逐漸將人參、附子或黃耆、附子作為益氣溫陽、回陽救逆的基本配伍結構。

金元時代四大家之中，張元素認為附子能通行諸經，言其「無所不至，為諸經引用之藥」。李東垣則認為，附子能「除臟腑沉寒，三陰厥逆，溼淫腹痛，胃寒蛔動；治經閉；補虛散壅」。可應用於多種內傷雜病。

這個階段雖然對附子的應用多有發揮，且常用於陽氣衰微的厥脫之證，並提出附子治療三陰厥逆，但沒有明確提出附子有回陽救逆的功效。

明清時代，附子備受眾多名醫的推崇。明代名醫張景岳把附子列為「藥中四維」之一，他說：「附子、大黃者，亂世之良將也。」《景岳全書》謂其：「暖五臟，回陽氣。」《本草彙言》云：「附子，回陽氣，散陰寒。」《雷公炮製藥性解》提出黑附子「主六腑沉寒、三陽厥逆……可以回陽。」《本經逢原》指出：「附子乃退陰回陽必用之藥。」《本草備要》言其：「大燥回陽，補腎命火，逐風寒溼。」《得配本草》云其：「主六腑沉寒，回三陰厥逆。」《神農本草經讀》云其「火性迅發，無所不到，故為回陽救逆第一品藥。」至此，附子回陽救逆的功效明確提出。

清代四川名醫鄭欽安認為「附子大辛大熱，足壯先天元陽」，「非附子不能挽欲絕之真陽」。鄭欽安善用附子，《邛崍縣志》稱其為「火神派首領」。近代吳佩衡、祝味菊、范中林等均為遙承其學術思想者，人譽「吳附子」、「祝附子」、「范附子」等，將附子的運用又推向了一個高峰。

(二) 補火助陽功效的沿革

附子大辛大熱，通行十二經，其性剛雄，具補火助陽之卓效。考證歷代本草，均肯定了附子溫陽的功效，《本經》載附子「溫中」，張仲景善用附子顧護陽氣，如桂枝去芍藥加麻黃細辛附子湯治陽虛陰凝，飲留胃中之「氣分病」，黃土湯治脾陽虛寒之便血，大黃附子湯治療寒結，腎氣丸治「虛勞腹痛，少腹拘急，小便不利」。

漢代以後，唐宋時期，醫學大有發展，詳於方治。《太平惠民和劑局方》之附子理中丸源自《傷寒論》理中丸加減法，溫陽祛寒、補氣健脾，《濟生方》所載加味腎氣丸（又名濟生腎氣丸），在金匱腎氣丸的基礎上，增加了車前子、川牛膝，溫腎利水之力較金匱腎氣丸更強，對後世影響重大。

隨著歷代醫家的運用，含附子的方劑不斷豐富，在方劑的長期運用和發展過程中，附子的功效得到進一步的發展和完善，附子溫陽的功效更加明確，也更細化。至金元時期，附子補火助陽的功效細化為以溫脾腎之陽為主。《珍珠囊》云其：「溫暖脾胃」「補下焦之陽虛」，《此事難知》薑附子赤石脂硃砂丹，溫腎固澀、養心安神，主治下元虛冷……腎氣虛寒、脾泄腎泄。

明清時期，醫家在繼承附子「溫暖脾胃」、「補下焦之陽虛」的基礎上，對附子溫補腎命之火的功效有更深入的探討。《雷公炮製藥性解》言：「附子為陽中之陽……辛甘大熱，能補命門衰敗之火，以生脾土，故仲景四逆湯用以回腎氣，理中湯用以補脾，八味丸用以補腎脾。」《長沙藥解》言附子：「走中宮而溫脾，入下焦而暖腎。補垂絕之火種，續將斷之陽根。」《本草求真》謂附子「為補先天命門真火第一要劑」。張錫純亦謂其「為補助元陽之主藥」。

(三) 散寒止痛功效的沿革

《神農本草經》已明確了附子散寒止痛之功效，云其：「主……痿躄，拘攣，膝痛不能步行。」《神農本草經疏》解釋為：「以此諸病，皆由風寒溼三邪客之所致也……此藥性大熱而善走，故亦善除風寒溼三邪，三邪祛則諸證自瘳矣。」可見附子能祛風散寒除溼，為蠲痺止痛之要藥，歷代醫家廣泛應用於臨床。

張仲景創立諸多治療痺痛的良方，如單用附子為散的頭風摩散有散寒止痛之功效，沐浴後於患處摩之，治療大寒犯腦、頭痛甚劇；白朮附子湯治表陽皆虛之溼痺；桂枝附子湯治表陽虛風邪偏勝之溼痺；桂枝芍藥知母湯治風寒化熱傷陰之痺證，均是取附子散寒止痛之功。魏晉南北朝時期，《名醫別錄》指出附子有散寒止痛之功，還有堅肌骨的良效。言附子可治「腳疼冷弱，腰脊風寒，心腹冷痛……堅肌骨」。唐代《千金要方》有祛風散寒、溫經止痛的藥酒，用附子單味藥以酒漬之，取附子散寒止痛之功。宋代對附子散寒止痛功效的運用亦多有發揮，如《千金方》中獨活寄生湯是治療痺痛的名方，陳無擇《三因方》認為：「如加附子，則其效益佳。」明代《普濟方》稱附子：「祛風除溼，溫經絡散寒邪。」清代《本經逢原》曰其：「開肢體痺溼痿弱。」用治風寒溼所致痺症，常用附子為主藥，酌配川烏、白朮、桂枝、乾薑等。

七、人蔘

人蔘首載於《神農本草經》，列為上品，性平，味甘、微苦，微溫，歸脾、肺經。功效大補元氣、復脈固脫、補脾益肺、生津止渴、安神益智。主治勞傷虛損、食少、倦怠、反胃吐食、大便滑泄、虛咳喘促、自汗暴脫、驚悸、健忘、眩暈頭痛、陽痿、尿頻、消渴、婦女崩漏、小兒慢驚及久虛不復，一切氣血津液不足之證。

(一) 漢代，益氣生津，治氣虛津傷

《神農本草經》記載人蔘：「味甘，微寒，主補五臟，安精神，定魂魄，止驚悸，除邪氣，明目，開心益智。久服輕身，延年。」補氣是人蔘的最根本也是最大的作用。唯有此藥，有「大補元氣」之效。《傷寒論》與《金匱要略》中，採用了人蔘的非重複方劑達59首，《傷寒論》中，首重存津液，其中的白虎加人蔘湯，在白虎湯的基礎之上加入人蔘，用的就是其益氣生津液的功能，應用指徵是「大煩渴」的症狀，此為補氣生津，又有補氣療虛損的用法，如《金匱要略》之人蔘湯，以人蔘、白朮、乾薑、炙甘草，水煎服，治療中氣不足之胸痹，表現為胸悶胸痛，倦怠乏力，納呆少食等，治療氣虛血瘀，蓋因病為氣虛所致，本方又名理中湯，《傷寒論》用意溫中散寒，健脾益氣。後世「四君子湯」，易乾薑為茯苓，變溫補為行水，即從本方變化而來，另有益氣滋陰以復脈的，如前述之炙甘草湯，諸如此類還有很多，但總不離益氣生津補虛之根本。

(二) 魏晉南北朝，補虛託毒，療虛證瘡癰

這一時期，將人蔘運用到外科治療瘡瘍，是對前代認識的發展，雖然不離益氣補虛，但從內科發展到外科，已經是有很大的進步。《名醫別錄》認為人蔘「主治腸胃中冷，心腹鼓痛，胸脅逆滿，霍亂吐逆，調中，止消渴，通血脈，破堅積，令人不忘」。其中所說的「通血脈、破堅積」，成為以人蔘治療氣血虛弱性瘡瘍的藥性理論來源。在運用上，《劉涓子鬼遺方》首開先河將人蔘運用於外科虛損性瘡瘍的臨床治療，在其第三卷中所載的黃耆湯，由黃耆、生薑、石膏末、甘草(炙)、芍藥、升麻、麥冬、人蔘、知母、茯苓、乾地黃、桂心、大棗20枚，治療癰疽壞後，補虛去客熱，方中人蔘黃耆共同補氣託瘡生肌，配以乾地黃、芍藥養陰補血，生薑、升麻發散透熱於外，桂心內託癰疽痘瘡，知母、石膏

清熱，麥冬滋陰生津，書中同名之方劑，即上方去石膏、知母、茯苓、升麻、麥冬、桂心，加川芎、當歸、桑螵蛸（炙）、黃芩、遠志，主治發背。上述二方，人蔘均為益氣生血，補虛託瘡之用，是外科運用人蔘內治的先例。

《肘後方》之人蔘散，單用人蔘為末，日服 5～6 次，治療元氣欲脫之危證，症見上氣喘息欲絕，伴大汗淋漓，人蔘作用乃大補元氣而顧脫，此方是後世獨參湯的原型，是人蔘用於急救的先河。

▎（三）唐代，養心安神，治心神不寧

這一時期，對人蔘作用的認識較前代有了進一步的發展，應用範圍擴大。《海藥本草》謂人蔘「主腹腰，消食，補養臟腑，益氣，安神，止嘔逆，平脈，下痰，止煩躁，變酸水」。指出人蔘具有益氣安神，養心除煩之功。《藥性論》認為人蔘「主五臟氣不足，五勞七傷，虛損瘦弱，吐逆不下食，止霍亂煩悶嘔噦，補五臟六腑，保中守神，消胸中痰，主肺痿吐膿，冷氣逆上，傷寒不下食，患人虛而多夢紛紜，加而用之。」除了闡明人蔘有保中守神的作用，還增加止吐降逆的功效描述，在此理論基礎之上，用人蔘與他藥進行配伍，形成複方。如《外臺祕要》的人蔘湯，以人蔘、甘草（炙）、半夏、龍骨、遠志、麥冬、乾地黃、大棗、小麥、阿膠（炙）、膠飴、石膏，水煎服，功效安志養魂，主治忽忽善忘，小便赤黃，喜夢見死人，或夢居水中，驚恐惕惕如怖，不欲聞人聲，飲食不得味，神志恍惚不安。人蔘益氣，龍骨、遠志安神；阿膠、飴糖、甘草、大棗補中焦脾胃並養血；生地黃、麥冬滋陰生液，小麥養心益腎，除熱止渴；半夏消痞散結治夜臥不安，本方補氣養血，寧心安神，因為氣血虧虛，心失所養，自然「魂不守舍」，治療後氣血充足，則心安神寧矣。

《千金要方》卷三載茯神湯，採用茯神、人蔘、茯苓、芍藥、甘草、

當歸、桂心、生薑、大棗等，水煎服，主治產後忽苦，心中衝悸，或志意不定，恍恍惚惚，言語錯謬，心虛。人蔘攜薑、棗補氣血，又與茯神一起安神定志，一藥兩用實在是左右逢源，同書中卷二的麥門冬湯，含麥冬、人蔘、甘草、黃芩、乾地黃、阿膠、生薑、大棗等，納清酒2升，並膠煎，分3服，中間進糜粥。一方用烏雌雞1隻煮水以煎藥（宋代《太平聖惠方》稱本方為「人蔘雌雞湯」），主治妊娠六月，卒有所動不安，寒熱往來，腹內脹滿，身體腫，忽有所下，腹痛如欲產，手足煩疼，這是一例用人蔘於產科保胎之方，人蔘在此處作用與前方類似，此處不再贅述。

(四) 宋代，調補脾胃，益肺治虛喘

宋代，對人蔘的認識更加深化，應用範圍擴大，《太平惠民和劑局方》說人蔘「主補五臟，安精神，定魂魄，止驚悸，除邪氣，明目，開心益志，療腸胃中冷，心腹鼓痛，通血脈，破堅積」。較前代而言增加「明目，開心益智，療腸胃中冷」。都是建立在人蔘補氣的作用基礎之上的，尤其是「療腸胃中冷」，更是新穎，說明隨著認識的進步，發現人蔘還具有溫中的效果，但是，溫中依然須由補氣來實現，氣血相對而言，氣屬陽，此處所指的腸胃冷，可能為氣虛不能顧護陽熱溫煦中焦，故病為虛寒，用人蔘補益其氣，固攝且恢復陽熱的溫煦功能，自然中焦虛冷得以治療，「氣」在宋以前或者東漢以前所承載的功能方面的解釋是推動，運行血脈。《難經·二十二難》說「氣主煦之，血主濡之」，《康熙字典》援引《玉篇》之說：「煦，吹之也。」則為推動力，《集韻》的解釋是「氣以溫之也」，本句中的「氣」在此為動詞，是噓吹的意思，但此處並未說明，後世於是在人蔘性寒還是性溫上產生了分歧。《聖濟總錄》卷一八七人蔘丸，由人蔘、白茯苓、厚樸（生薑汁炙）、青橘皮（焙）、高良薑（炒）、

半夏（焙）、桂枝（去粗皮）、甘草（炙）組成，每服20丸，生薑湯送下，主治脾臟虛冷，臍腹疼痛，胸脅痞悶，不思飲食，人蔘在此處一是與半夏一起消除胸脅痞悶，二是協助高良薑、生薑祛除脾臟之寒，三是攜厚樸、甘草補中焦之氣，一方同時發揮了三種作用。

《日華子本草》謂之「殺金石藥毒，調中治氣，消食開胃，食之無忌」。這段論闡述已經使得人蔘具有類似甘草的解毒功能，其中的「消食開胃」說，指出人蔘的健脾益胃作用，是當時人蔘應用方向的寫照。《和劑局方》中的四君子湯，其功能益氣補中，健脾和胃，治療氣虛腹脹，不思飲食，腸鳴泄瀉，嘔穢吐逆，脈弱無力，人蔘、白朮補脾益氣，茯苓利水滲溼健脾，甘草和中。諸藥共同補中益氣，後世凡習醫者皆耳熟能詳，本方實際上是《金匱要略》人蔘湯之變方，前面已經說過，此處不再重複，至於六君子湯、七味白朮散、五味異功散均由本方加味而得。

本時期除了用人蔘健脾益胃以外，還用於補肺益氣，舉凡肺氣虧虛咳喘證也用之。《聖濟總錄》卷六十六之人蔘丸，用人蔘、百部、紫菀、大黃（炒）、款冬花、貝母、知母、白前、百合、山藥、半夏、桑白皮、葶藶子、五味子（炒）、蛤蚧1對（酥炙），煉蜜為丸，每服20丸，糯米湯或者橘皮湯送下，治年深喘嗽，春秋發動，痞滿短氣，痰涕如膠，睡臥不寧，方中人蔘補肺氣，蛤蚧補腎納氣（此組合後來衍變為止咳喘之名方蛤蚧散），浙貝母清肺熱，半夏燥溼化痰，山藥補脾養肺，百合滋陰，蓋因久咳勢必傷陰，故事先防範之，款冬花潤肺止咳，葶藶子祛痰平喘，五味子斂肺生津止咳，共治虛喘。

雖然有諸多新用途，但是作為益氣之用畢竟是本源，《和劑局方》中名方人蔘敗毒散，方中用人蔘、茯苓、甘草、枳殼、柴胡、前胡、羌活、獨活、川芎各等分，為粗末，加生薑、薄荷少許水煎服，以益氣解

表，方中人蔘益氣扶正以輔助諸藥驅邪又使散中有補，不致耗傷真元，為益氣解表之代表方。後來喻昌（嘉言）在《寓意草》中談及本方，認為「虛弱之體，必用人蔘三五七分，入表藥少助元氣，以為驅邪之主，使邪氣得藥，一湧而出，全非補養之意也」。點透人蔘之用實為因患者體虛正氣不足，無力托邪外達，所以用少量人蔘益氣扶正以幫助機體將邪氣外托，見解頗為深刻。

（五）金元時期，大補元氣

金元時期，名家輩出，諸家從各自不同的角度對醫理藥理進行孜孜不倦的探討，多有新發現，同時，創製出了許多至今仍然廣泛運用的名方。《珍珠囊》曰人蔘「養血，補胃氣，瀉心火」。以往觀點多強調人蔘補氣，通血脈，而此番論述增加「養血」所謂「養」，是指可以滋潤，補充，即在原來基礎上增加，而不是如人蔘補氣功能一般，填補缺損之氣而可以作為大補的主力，因此養血只可作為輔助功能之用。《康熙字典》對「補」的解釋是「修破謂之補」，至於「養」，該書引《玉篇》之解釋「育也，畜也，長也」。含有蓄積之意。一般而言，蓄積較補缺來說是緩慢而漸進的，因此人蔘並非補血主藥，而《珍珠囊》的論說亦非指人蔘主補血。李東垣說：「古人血脫者益氣，蓋血不自生，須得生陽氣之藥乃生，陽生則陰長，血乃旺也，若單用補血藥，血無由而生矣。」清晰指出人蔘於補血的作用在於以其陽氣推動陰血生長，乃生化動力也。此言可以說是為人蔘補血一說的理論基礎和指南。

《醫學啟源》謂之「治脾肺陽氣不足，及肺氣喘促，短氣少氣，補中緩中，瀉肺脾胃中火邪」。此處強調人蔘入於肺、脾、胃，意為入於肺、脾、胃經，該書是張元素所作，開始展現出其藥物歸經的思想，從此時起，人蔘被認為具有補益陽氣的功效，隨著醫家們不斷地探索，張元素

以後的醫家提出「人蔘大補元氣」一說，並於臨床實踐運用之。典型如葛乾孫所創載於《十藥神書》的獨參湯，用人蔘二兩去蘆、大棗5枚水煎服，用於大失血後元氣大虛之補氣固脫，「血脫者，當益其氣」，透過補氣以生血。前承《肘後方》人蔘湯，後啟參附湯，參附湯中以人蔘補元氣，附子壯元陽，前者固後天之本，後者固先天之本，共同挽救垂危有發展，當然也有繼承，這一時期的醫家運用人蔘補脾肺之氣，或補肺平喘，湧現出許多名方。

《丹溪心法》之六君子湯，即在四君子湯的基礎上，加砂仁、陳皮（一方加半夏）加生薑3片，大棗1枚，水煎服，主治脾胃不和，不進飲食，上燥下寒，服熱藥不得者，加砂仁是為溫中健脾消食，陳皮理氣，助四君子之補，又能行所補之氣，使補而不滯，這是補益肺脾的名方的例子。補肺平喘的名方，如《御藥院方》之人蔘蛤蚧散，用炙酥蛤蚧1對，炙甘草、杏仁、人蔘、茯苓、知母、浙貝母、桑白皮以補肺益腎，止咳定喘，主治肺腎氣虛喘息，咳嗽，症見痰稠色黃，或咳吐膿血，胸中煩熱，身體羸瘦，或遍身浮腫，脈浮虛，方中蛤蚧補肺益腎，定喘止嗽；人蔘大補元氣，茯苓健脾滲溼防止脾虛生痰；杏仁、桑白皮肅降肺氣以止咳定喘；知母、浙貝母清熱化痰止咳，甘草調和並引領諸藥入肺、腎經，標本兼顧，補氣清熱，止咳定喘。

李東垣《湯液本草》謂之：「味既甘溫，調中益氣，即補肺之陽、瀉肺之陰也，若便言補肺，而不論陰陽寒熱何氣不足，則誤矣，若肺受寒邪宜此補之；肺受火邪不宜用也。」指出人蔘不可用於肺熱，按照李東垣的說法，人蔘是甘溫之品，既然是甘溫，那麼白虎湯或白虎加人蔘湯證如此高熱，自然不該應用之，那麼，仲景創製白虎加人蔘湯又還有什麼意義呢？豈非大錯？實際上，認為人蔘治療肺胃陽氣不足，是《日華

子本草》開的先例，原書本已佚，其條文散見於宋代的《本草衍義》，明代的《本草綱目》以及《古今醫統》諸書。

於是，認為人蔘性溫成為一種主流觀點，隨著不斷有醫家加入對這種觀點的支持，「人蔘性溫」一說逐漸被人們接受，而五代至明，成為兩種觀點在時間上、事實上的分水嶺。根據臨床觀察，陽虛時若只是單純補氣（包括用人蔘），效果並不會理想，因此可以認為：人蔘有少許補陽之功，但是很薄弱，補氣才是其最強、最根本的作用，以往用人蔘補陽者，無不加入諸如乾薑、附子之類。

（六）明代，氣血雙補，治五臟諸虛

明代醫家繼承前代學說，在記錄人蔘藥性時兼採寒溫兩種性質，如《本草蒙筌》的記載：「味甘，氣溫、微寒，腸胃積冷溫平，滋補元陽。」就展現了這種做法。又如《滇南本草》記述人蔘：「主補五臟，止消渴，冷氣上逆，傷寒不下食，治肺胃陽氣不足，肺氣虛弱。」《本草徵要》認為人蔘：「療心腹寒痛，除胸脅逆滿，止消渴，破堅積。」都是採取兩種學說兼採的態度。李時珍在《本草綱目》中引用其父李言聞的敘述：「人蔘生用氣涼，熟用氣溫。」是從炮製方面解釋人蔘藥性的區別。也有認為人蔘性溫而沒有兼採兩說的，如王好古認為：「人蔘甘溫，補肺之陽，泄肺之陰，肺受寒邪宜此補之；肺受火邪，則反傷肺，宜以沙參代之。」李時珍對此做出批評：「海藏王好古言人蔘補陽泄陰，肺寒宜用，肺熱不宜用。節齋王綸因而和之，謂參、芪能補肺火，陰虛火動失血諸病，多服必死，二家之說皆偏矣。夫人蔘能補元陽，生陰血，而瀉陰火，東垣李氏之說也明矣。仲景張氏言：亡血血虛者，並加人蔘；又言：肺寒者，去人蔘，加乾薑，無令氣壅。丹溪朱氏亦言虛火可補，參、芪之屬；實火可瀉，芩、連之屬，二家不察三氏之精微，而謂人蔘補火，謬哉，

第二章　臨床用藥原理

夫火與元氣不兩立，元氣勝則那火退，人蔘既補元氣而又補邪火，是反覆之小人矣，何以與甘草、苓、朮謂之四君子耶？雖然，三家之言不可盡廢也，唯其語有滯，故守之者，泥而執一，遂視人蔘加蛇蠍，則不可也。」既是對王好古等人觀點的批駁，又提出諸家應該靈活運用而不該拘泥某一說乃至不敢放膽使用。

同時也有堅持人蔘性寒論的，比如《本草求真》說人蔘：「明目開心，益智添精助神定驚止悸，解渴除煩，通經生脈，破積消痰，發熱自汗，多夢紛紜，嘔噦反胃，虛咳喘促，久病滑泄，淋瀝脹滿，中暑中風，一切氣虛血損之症，皆所必用。」通篇不曾提及人蔘「溫陽」二字。

這一時期，也是諸家對人蔘功效進行總結的時期，《本草綱目》謂人蔘：「治男婦一切虛證，發熱自汗，眩運頭痛，反胃吐食，咳瘧，滑瀉久痢，小便頻數淋瀝，勞倦內傷，中風中暑，痿痺，吐血，嗽血，下血，血淋，血崩，胎前產後諸病。」說明人蔘治療範圍之廣。《景岳全書·本草正》說人蔘「氣虛血虛俱能補，陽氣虛竭者，此能回之於無何有之鄉；陰血崩潰者，此能障之於已決裂之後，唯其氣壯而不辛，所以能固氣；唯其味甘而純正，所以能補血」。又說「而血分之所以不可缺者，而未有氣不至而血能自至者也，所以人蔘之性多主於氣，而凡臟腑之有氣者，皆能補之」。強調了人蔘補氣的功能，以及對血的滋養和推動的作用。

臨床方面，人蔘得到更為廣泛的運用。《醫學正傳》之六君子湯，在四君子湯的基礎之上，加上陳皮、半夏，以益氣補中，健脾養胃，行氣化滯，燥溼除痰，理氣降逆，主治脾胃虛弱，氣逆痰滯，食少便溏，咳嗽有痰，色白清稀，短氣痞滿，嘔惡呃逆，吞酸，面色萎黃，四肢倦怠。方中四君子湯補脾益氣，半夏燥溼化痰，陳皮理氣化痰，這是在前代四君子湯成方的基礎上靈活加味而成。《外科正宗》之托裏消毒散，

方用人蔘、川芎、白芍、黃耆、當歸、白朮、茯苓、金銀花、白芷、甘草、皂角、桔梗水煎服，功效消腫潰膿，去腐生肌，主治癰疽已成，不得內消者，是以人蔘補正氣，托瘡毒，特別提出「脾弱者，去白芷，倍人蔘」。則為補脾氣之虛弱而用之。這一時期需要特別提到的醫家是張介賓，他在人蔘的運用上達到了一個新的高度，創製了許多以人蔘為主的方劑，後世多沿用之，其對獨參湯的發展運用尤其令人矚目。他指出獨參湯主治「諸氣虛，氣脫，凡諸虛證垂危者」。較《十藥神書》的「血脫者，當益其氣」而言，擴展到了「固脫，挽救垂危」將人蔘湯推上了一個新的高度，成為後世最重要的急救方之一，此外，又在仲景四逆湯的基礎之上，加人蔘一味而成四味回陽飲，重用人蔘、製附子、炮薑、炙甘草，水煎服，治療元陽虛脫，惡寒膚冷，氣息微弱，冷汗如油，亦為急救之重要方劑。另外還創製了舉元煎、胎元飲、兩儀膏等方劑，諸方中的人蔘，除使用其補氣固脫的作用以外，廣泛用於元氣大虛以及各種氣血兩虛之證。

（七）清至民國，氣虛輕症，多以黨參代之

原因有二：一是黨參出現後，由於價格較人蔘便宜，且人蔘貨源緊缺，因此一般的氣虛輕證多用黨參代替人蔘，歷史上公認山西上黨人蔘為品質最佳，而歷代對太行山的破壞性採伐，損壞了上黨人蔘的生存環境。明朝自李時珍《本草綱目》大力推崇人蔘，上黨人蔘遭到了商人的毀滅性採摘，加上官府對參農的巧取豪奪，參農苦不堪言，紛紛放棄種植人蔘，並將參園毀掉以避其害，這段記載與《本草綱目》中的一段記載「上黨，今潞州也，民以人蔘為地方害，不復採取」不謀而合，上黨人蔘就此滅絕；二是由於臨床上有用人蔘誤補致患者死亡，或誤用導致病情加重，故而因噎廢食，不敢輕易使用。《本經逢原》從仲景至今，明

賢方書無不用人蔘，何為今日醫家摒絕不用，殊不知誤用人蔘殺人者，皆是與黃耆、白朮、乾薑、當歸、肉桂、附子同行溫補之誤所致；不與羌、獨、柴、前、芎、半、枳、桔等同行汗和之法所致也，又痘疹不宜輕用人蔘者，青乾紫黑陷，血熱毒盛也，若氣虛頂陷，色白皮薄，泄瀉漿清，必用也。指出配伍不當是造成「人蔘殺人」的原因，又指出了外科痘證應用人蔘的診斷標準，在諸家紛紛避人蔘猶如洪水猛獸之時，能做出此番見解，難能可貴。

雖然因噎廢食，但是醫家們對人蔘功效的認識仍然向全面化的方向發展，《本草新編》認為人蔘「能入五臟六腑，無經不到，非僅入脾、肺、心而不入肝、腎也」。與甘草「入十二經」之說無異，並且提出了人蔘入各經的比重多少：「五臟之中，尤專入肺、入脾，其入心者十之八，入肝者十之五，入腎者十之三耳。」雖然是一種揣測與假設，但也可以說是對人蔘作用靶向的一種新的探討。《得配本草》亦謂之「能通行十二經」，也有上承前人，強調人蔘大補元氣功效的，《本草備要》說人蔘「大補元氣，瀉火，生甘苦微涼，熟甘溫」。

臨床方面，依然出現許多新創的方劑，明末清初，《傅青主女科》之固氣湯，用人蔘、白朮（炒）、熟地黃、杜仲（炒黑）、當歸（酒洗）、白茯苓、山茱萸、甘草、遠志、五味子（炒）10粒，水煎服，主治少婦妊娠三月，行房不慎，導致損傷元氣，血崩胎墮，並治氣虛崩漏，方中人蔘能大補元氣，固胎元而止崩漏，故重用之。繼承傅青主衣缽的陳士鐸，在《金匱要略》人蔘湯的基礎上，以原方加減化裁而得去來湯，由人蔘、茯苓、蒼朮、白朮、甘草、川烏、半夏組成，水煎服，功效補氣利溼，主治氣虛而微感寒溼之邪，邪衝心包，一時心痛，俟痛倏已，一日而十數遍，飲食無礙，晝夜不安，方中人蔘、茯苓、白朮、甘草又可視

為四君子湯，大補中焦之氣，茯苓與二朮滲溼利水，實為墩土以制水之用意，此方載於《辨證錄》卷二。

民國時期名家張錫純製參麥湯，以人蔘、牛蒡子（炒）、紫蘇子（炒）、生杭芍、麥冬、山藥、半夏、甘草，水煎服，主治陰分虧損已久，至肺虛有痰，咳嗽勞喘，或兼肺有結核者，亦是用其生津之能，以麥冬伍用，增液更速。

八、川花椒

川花椒最早以檓和大椒之名載於《爾雅》。《神農本草經》收載「秦椒」為中品，蜀椒為下品，並記載其「味辛溫。主風邪風，溫中除寒痹，堅齒髮明目，久服輕身好顏色，耐老增年通神」，是最早記載川花椒有溫中，祛寒溼，逐痹痛的功效，該功效也是川花椒歷代作為藥品的主要作用之一。

張仲景在《金匱要略》中就用其治心胸中大寒痛、嘔不能飲食、腹中寒，如大建中湯：蜀椒二合（去汗），乾薑四兩，人蔘二兩。在秦漢時期川花椒作為藥品的應用不是很廣泛，相關記載也不多。與食用相關的記載如用酒浸泡川花椒製成椒漿祭祀祖宗，迎神避邪，屈原《九歌》中有「奠桂酒兮椒漿」之說，《荊楚歲時記》：「俗有歲首用椒酒，椒花聞香，故採花以貢樽。」由此可見在食用上主要是作為香料使用。

在魏晉南北朝時期川花椒在使用上主要側重於藥用，陶弘景的《本草經集注》中秦椒「生溫，熟熱，有毒」、「主治喉痹，吐逆，疝瘕，去老血，主後餘疾，腹痛，出汗，利五臟」。《名醫別錄》說其「除五臟六腑寒冷，傷寒，溫瘧，大風，汗不出，心腹留飲，宿食，止腸澼，下利，泄精，女子字乳餘疾，散風邪，瘕結，水腫，黃疸，鬼疰，蠱毒，

第二章 臨床用藥原理

殺蟲，魚毒，久服開腠理，通血脈，堅齒髮，調關節，耐寒暑，可作膏藥」。「蜀椒，大熱」，記載川花椒的藥用範圍比《神農本草經》廣泛，對其的了解和認識也更進一步。提出了川花椒的止泄，治女子餘疾，殺蟲，通血等功效。如《肘後方》中治寒疝腹痛，(花)椒二合，乾薑四兩；治手足心風腫，是川花椒功效的典型運用。

到了隋唐時期，甄權的《藥性論》中提到川花椒治惡風，遍身四肢頑痹，口齒浮腫搖到；主女人月閉不通，治產後惡血痢，主生髮，療腹中冷痛。治頭風下淚，腰腳不遂，虛損留結，破血，下諸石水，腹內冷而痛，除齒痛，孟詵在《食療本草》也有相關記載，如通神去老，益血，利五臟，滅瘢，生毛髮。滅瘢，下乳汁，首次提出了川花椒的通乳汁、生毛髮的功效。不過川花椒主要的功效依然是用於治療風邪引起的寒痹，正如孫思邈在《千金要方・食治》描述的「去心下冷氣，除五臟六腑寒，百骨節中積冷」，在臨床中和其他中藥配伍而大量使用，如《千金要方》中的補心丸、健脾丸、腎氣丸等方及《外臺祕要》中沐頭湯、導散、澤蘭補虛丸等方。

在這一時期川花椒作為藥物使用呈現出兩個特點，一是由於肉桂和吳茱萸已經顯示出很好的溫中散寒作用，因此川花椒、乾薑、桂心、吳茱萸常常多種同時出現在同一方劑組成中，儘管它們在方中的君臣佐使地位有所差別；二是川花椒的應用向乾薑、肉桂等其他溫裡藥不具備的功效演變，如治婦人餘疾，月經不通，產後惡血痢，止瀉，治牙痛，止癢等。

宋代是中國歷史上方劑繁榮發展的一個時期，但川花椒作為藥用在方中的地位開始下降，多數作為佐藥和使藥。值得注意的是這一時期川花椒藥用功效的範圍也進一步擴大，不但是用於溫中，而且由溫中變為

第二節 主要藥物的作用機制

溫上、中、下三焦，止痛也演變為止痛、止血、補益壯陽、明目等，如《日華子本草》稱其「破癥結，開胃，治天行時氣溫疾，產後宿血，治心腹氣，壯陽，療陰汗，暖腰膝，縮小便」，《藥性賦》記載：用之於上，退兩目之翳膜；用之於下，除六腑之沉寒；在臨床中如《聖濟總錄》中的杜仲丸，主治「子宮久冷、妊娠數墮胎和溫下焦」，苓朮丸主治「肝腎久虛，眼目昏暗，視物不明，變成內障，溫下而治上」，不過溫中止痛還是其主要功效。

金元時期川花椒在使用上主要沿襲兩宋時記載的藥用功效。《湯藥本草》：氣熱溫，溫中除寒痺，堅齒髮，明目，利五臟。張元素則在《珍珠囊》總結為明目，溫中，止精泄，如《御藥院方》中的決明散，治療眼目昏花，遠視不明，就是例證。

進入明代，中國臨床醫學和藥物的研究都有重大的發展和進步，對川花椒溫中止痛的作用也有更深刻的理解，不僅強調其可用於治療風邪引起的寒痺，而且還可用於治因寒溼而導致的寒溼痺痛。李時珍在《本草綱目》描述：「椒，純陽之物，乃手足太陰、右腎命門氣分之藥。其味辛而麻，其氣溫以熱，稟南方之陽，受西方之陰，故能入肺散寒，治咳嗽；入脾除溼，治風寒溼痺，水腫瀉痢；入右腎補火，治陽衰溲數，足弱，久痢諸證。」、「散寒除溼，解鬱結，消宿食，通三焦，溫脾胃，補右腎命門，殺蛔蟲，止泄瀉。」、「故丹溪朱氏云：椒屬火，有下達之能。服之既久，則火自水中生，故世人服椒者，無不被其毒也。又《上清訣》云：凡人吃飯傷飽，覺氣上衝，心胸痞悶者，以水吞生椒一二顆即散，取其能通三焦，引正氣，下惡氣，消宿食也。」李梴在《醫學入門‧本草》也這樣描述川花椒能發汗，散風寒，治目翳，水瀉，止嘔吐，溫脾胃與腎，通關益氣。

此外，在描述川花椒溫中止痛、除溼散寒藥用功效的同時，進一步強調其溫中止瀉、殺蟲治瘡的作用。明代繆希雍謂：「其主邪氣咳逆，皮膚死肌，寒溫痹痛，心腹留飲宿食，腸澼下利，黃疸，水腫者，皆脾、肺二經受病。肺出氣，主皮毛。脾運化，主肌肉。肺虛則外邪客之，為咳逆上氣。脾虛則不能運化水穀，為留飲宿食，腸澼下利，水腫，黃疸。二經俱受風寒溼邪，則為痛痹，或成死肌，或致傷寒溫瘧。辛溫能發汗，開腠理，則外邪從皮膚而出。辛溫能暖腸胃，散結滯，則六腑之寒冷除，腸胃得溫則中焦治，而留飲……餘疾者，亦指風寒外侵，生冷內停而言。泄精，瘕結，由下焦虛寒所致。此藥能入右腎命門，補相火元陽，則精自固而結瘕消矣。療鬼疰蠱毒，殺蟲、魚毒者，以其得陽氣之正，能破一切幽暗陰毒之物也。外邪散則關節調，內病除則血脈通。」

到了清代，川花椒的止痛殺蟲作用在臨床中得到了更加廣泛的應用，尤其是殺蛔蟲的作用更是在這一時期的各個本草中都有論述和強調。不過在本草的論述中還是著重對川花椒的溫裡功效進行了較全面和系統的闡述，認為其溫裡之功主要在除溼溫腎而並非散寒溫脾，如《本草思辨錄》記載：「蜀椒為足太陰及右腎氣分之藥，祛脾腎之寒溼……治寒溼無分脾腎，而補火則獨在腎。」並強調川花椒在與不同的藥物配伍時所顯示的不同功效，如《得配本草》：「得生地自然汁，煎稠和丸，治元臟作憊；配烏梅，伐肝氣。配益智仁，縮小便；配茯苓，蜜丸，補益心腎；配茴香，棗肉丸，治久瀉；配蒼朮，醋丸，治饗瀉不化。」

第三節　烏梅丸的功效與主治

　　烏梅丸由 10 味藥物組成。從藥性上講，有寒性的黃連、黃柏，也有熱性的細辛、桂枝、乾薑、川花椒、附子，謂寒熱並用。從藥味上講，有辛味的細辛、桂枝、乾薑、川花椒、附子，有甘味的人蔘、當歸、米飯、白蜜，有苦味的黃連、黃柏，也有酸味的烏梅、苦酒，謂辛甘酸苦合用。據其功效，烏梅丸方中的藥物可大致分為 3 組：烏梅、人蔘、當歸為一組，三藥相伍，補血生津，益氣養陰；附子、乾薑、桂枝、川花椒、細辛為一組，五藥同用，可溫中散寒，升發陽氣；黃連、黃柏為一組，兩藥相伍，共奏清熱燥溼、瀉火解毒之功，可使火去不復傷陰，發揮以瀉為補的作用。全方以烏梅為主藥，烏梅斂中有升，《黃帝內經》云：肝欲散，急食辛以散之，用辛補之，酸瀉之。從之為補，逆之為瀉。又有「五臟各有所喜，肝喜酸，酸入肝」。烏梅丸中用烏梅為主藥充分表現了張仲景用道家的思想立方——欲擒故縱，「將欲歙之，必固張之，將欲弱之，必固強之，將欲廢之，必固興之，將欲奪之，必固與之」（《道德經・三十六章》）。肝喜酸，必用肝之所喜帶領眾藥入肝，從而在病位上發揮作用。主治蛔蟲重證，久泄久利之痢疾。

第三章
方劑源流與原理

第一節　源流

　　自張仲景創烏梅丸後，歷代醫家依據對烏梅丸功效主治的不同認識而各有側重。清代以前的醫家著重闡發烏梅丸治療蛔蟲病的機制，如《聖濟總錄》、《外臺祕要》、《太平惠民和劑局方》等均載有該方，其中對烏梅丸主治疾病大多是圍繞「蛔厥」和「久利」而進行的。如《聖濟總錄》記載「烏梅丸治療產後冷熱痢，久下不止」。《鄭氏家傳女科萬金方》將烏梅丸用於治療胎前臟毒腸風。

　　清代以後，醫家把重心歸於闡發烏梅丸主治厥陰病機制方面的研究。首先從烏梅丸君藥烏梅入手，酸性藥物很多，但選擇烏梅，而不用芍藥、五味子、山茱萸、酸棗仁等其他酸味之品的原因主要在：第一，烏梅酸味最強；第二，烏梅性溫；第三，烏梅斂中有升，為其他酸味藥物所不具。柯琴從分析厥陰病的證治規律著手，闡釋了烏梅丸組方配伍的特點。首先提出了「烏梅丸為厥陰主方，非只為蛔厥之劑矣」的觀點。但其後也有醫家對此看法不同，目前，大部分醫家均比較認同的觀點是烏梅丸主治厥陰病寒熱錯雜證，病機涉及寒熱錯雜，脾胃失和，升降失調。

第二節　古代醫家方論

成無己

　　肺主氣，肺欲收，急食酸以收之，烏梅之酸以收肺氣；脾欲緩，急食甘以緩之，人蔘之甘，以緩脾氣；寒淫於內，以辛潤之，以苦堅之，當歸、桂、椒、細辛之辛，以潤內寒；寒淫所勝，平以辛熱，薑、附之辛熱，以勝寒；蛔得甘則動，得苦則安，黃連、黃柏之苦，以安蛔。（《注解傷寒論》）

許宏

　　蛔厥者，乃多死也。其人陽氣虛微，正元衰敗，則飲食之物不化精氣，反化而為蛔蟲也。蛔為陰蟲，故知陽微而陰勝……故用烏梅為君，其味酸能勝蛔。以川椒、細辛為臣，辛以殺蟲。以乾薑、桂枝、附子為佐，以勝寒氣而溫其中；以黃連、黃柏之苦以安蛔，以人蔘、當歸之甘而補緩其中，各為使。（《金鏡內臺方議》）

羅美

　　仲景立方皆以辛甘苦味為君，不用酸收之品，而此用之者，以厥陰主肝木耳！《洪範》曰：木曰曲直作酸。《內經》曰：木生酸，酸入肝。君烏梅之大酸，是伏其所主也；配黃連瀉心而除疼，佐黃柏滋腎以除渴，先其所因也；腎者，肝之母，椒、附以溫腎，則火有所歸，而肝得所養，是固其本；肝欲散，細辛、乾薑辛以散之；肝藏血，桂枝、當歸引血歸經也；寒熱雜用，則氣味不和，佐以人蔘調其中氣；以苦酒漬烏梅，同氣相求；蒸之米下，資其穀氣；加蜜為丸，少與而漸加之，緩則治其本也。蛔，昆蟲也，生冷之物與溼熱之氣相成，故藥亦寒熱互用，且胸

中煩而吐蛔，則連、柏是寒因熱用也。蛔得酸則靜，得辛則伏，得苦則下，信為化蟲佳劑。久利則虛，調其寒熱，酸以收之，下利自止。（《古今名醫方論》）

陳修園

肝病治法，悉備於烏梅丸之中也。其味備酸甘焦苦，性兼調補助益，統厥陰體用而並治之。（《傷寒論淺注》）

柯琴

小柴胡為少陽主方，烏梅丸為厥陰主方。二方雖不同，而寒溫互用，攻補兼施之法相合者，以臟腑相連，經絡相貫，風木合氣，同司相火故也。其中皆用人蔘，補中益氣，以固本逐邪，而他味俱不相襲者，因陰陽異位。陽宜升發，故主以柴胡；陰宜收斂，故主以烏梅。陽主熱，故重用寒涼；陰主寒，故重用辛熱。（《傷寒來蘇集》）

第三節　現代醫家方論

劉沈林

烏梅丸藥物配伍，具有以下三個特點。一是酸苦合法：取烏梅之酸和黃連之苦寒，既能酸斂柔肝，又能清熱燥溼；二是寒溫並用：既取乾薑、附子辛溫助陽，又伍以黃連、黃柏苦寒清泄；三是寓瀉於補：在袪邪消導的方藥中，加上人蔘、當歸補氣調血。看似「寒熱雜合」，實則配合巧妙，頗有章法，充分展現了溫肝陽，泄鬱火之治療特色。

王付

　　肝熱內盛，消灼陰津，則口渴，欲飲水不解；肝熱侵擾於胃，則胃脘灼熱疼痛；肝熱上衝於心，則心胸熾熱疼痛；肝氣因熱既不疏達脾胃，又肆虐脾胃，則飢不欲食，食則吐，或吐蛔；肝熱內擾，逆亂心神，則急躁，易怒；肝熱上衝，則口苦，性情不穩；舌紅，苔黃，脈弦數均為肝熱陽鬱之徵。其治當安蛔驅蛔止痛；清肝益肝，通陽瀉肝；清上溫下。又，方中烏梅味酸，酸有瀉肝之熱，收肝之逆氣。黃連、黃柏，清泄邪熱，與烏梅相用，以增瀉熱。人蔘、當歸，益氣補血，與烏梅相用，以滋肝體。又肝為剛臟而惡憂鬱，故佐附子、細辛、乾薑、桂枝、蜀椒，以通肝陽，並使邪熱有泄路。方中酸借辛開，益正而不戀邪，苦借甘調，瀉熱而滋肝體。諸藥相合，善療厥陰肝熱證。又本方寒熱藥物並用，故可治療病屬上熱下寒證者。

連建偉

　　烏梅丸方見於《傷寒論》第338條，該條勾畫出蛔厥的症候，並與病機屬於臟寒的臟厥相鑑別。正因為張仲景以烏梅丸治療蛔厥證，所以，《方劑學》將本方歸類於驅蟲劑，這顯然是片面的。異病同治和同病異治的實質是以病機為核心的辨證論治，這從烏梅丸方出自厥陰病篇，及其「又主久利」可知。要了解烏梅丸方所主治症候的病機可以從兩個方面考量，首先是以證測機，即以蛔厥證和厥陰提綱證為依據，推測病機；其次是以方測機，即以烏梅丸方的藥物配伍和劑量為依據，推測病機。①以證測機：厥陰病提綱證（第326條）提示了烏梅丸方主治的主要病機，為了研究提綱證，必須首先釐清「厥陰」之含義。首先，「厥陰」為肝經，必然與「肝藏」密切相關，如當歸四逆湯證即是其旁證；其次，「厥陰」

為陰盡陽生之界限（柯韻伯「經界」說），由於陰津已傷，虛熱內生，所以表現厥熱勝復和寒熱錯雜的現象，「消渴」屬於胃熱，「氣上撞心」屬於肝熱，「食則吐蛔」和「下之利不止」屬於脾腎虛寒，此為厥陰病提綱證描繪寒熱錯雜的病機特點。②以方測機：烏梅丸方重用烏梅肉，以苦酒浸漬，增益其酸味，又重用黃連，兩者配伍，酸苦泄熱。對於酸味的功效，《臟氣法時論篇》有兩種截然不同的解釋，或為「酸收」，或為「酸瀉」，味酸的烏梅究竟是歸屬於收斂補益，抑或瀉肝的範疇，值得深入研究。針對此問題，將其與酸棗仁、五味子、白芍作為比較，即可得出結論，此三者酸斂肝血，而烏梅則是酸泄肝熱，因為肝以血為體，以氣為用，體陰用陽，烏梅泄肝熱，卻又以當歸養肝血，相反相成，符合肝的生理特點，細辛、乾薑、附子、蜀椒和桂枝溫煦脾腎，制約黃連之苦寒，此是對臟腑寒熱錯雜的綜合調節，針對了脾腎寒和肝胃熱相錯雜的病機，再以黃柏瀉「相火」（由人體元氣虛而萌動的內熱），最後以飯蒸、蜜丸修合，展現了經方從配伍、劑量、製作方法的縝密。

李安祥

烏梅丸為張仲景寒熱並用的著名方劑，《傷寒論》原文用於治療「蛔厥」、「久利」，現代可用於治療慢性溼疹、咽炎等屬於寒熱錯雜，肝熱陽鬱者。臨床用烏梅丸常常變丸劑為湯劑，酌情加入醋 20ml，以增強方藥治療效果。同時重視飲食調配宜忌。另外，運用烏梅丸治肝熱陽鬱證，辛熱藥用量要小，酸苦藥用量要大，補益藥用量要適中，方可獲得最佳治療效果。

顧植山

烏梅丸是治療厥陰寒熱錯雜以及蛔厥證的主方。由烏梅、細辛、乾薑、黃連、附子、當歸、蜀椒、桂枝、人參、黃柏組成。方中有溫有

寒，有辛有酸，有甘有苦。而溫藥之量大於寒藥，可助陽破陰而出。正合寒熱錯雜，陽不出陰之病機。服藥後寒熱調和，氣機升降通暢，諸症自除。

第三章　方劑源流與原理

中篇
臨證新探

　　本篇從三個部分對烏梅丸的臨證進行論述：第一章臨證概論對古代和現代的臨證運用情況進行了整理；第二章介紹經方的臨證思維，從臨證要點、與類方的鑑別要點、臨證思路與加減等方面進行展開論述；第三章為臨床各論，從內科、外科、婦科、兒科等方面，以臨證精選和醫案精選為基礎進行細膩的解讀，充分表現了中醫「異病同治」的思想，為讀者提供廣闊的應用範圍。

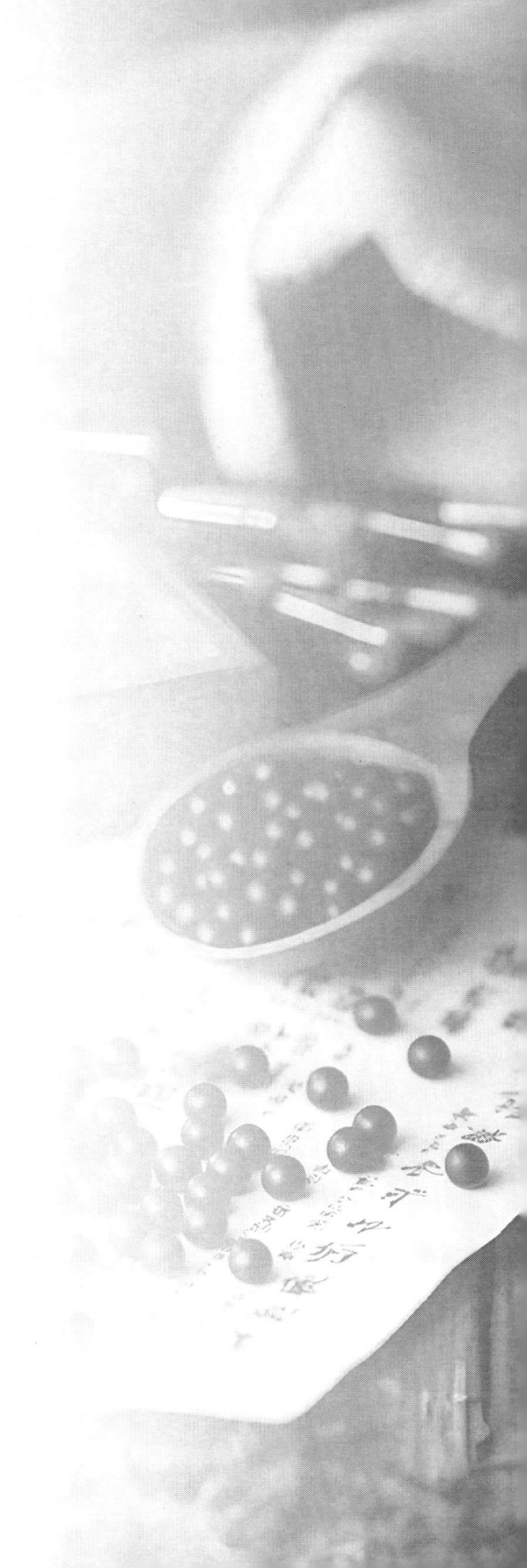

第一章
烏梅丸應用概要

　　烏梅丸出自《傷寒論》，張仲景用於治療厥陰病寒熱錯雜證，包括蛔厥及久利。現代較多用於治療脾胃病症、婦科、蟲證。相比較增加了婦科疾病，這與烏梅丸治療厥陰病肝木橫逆、犯胃乘脾的寒熱錯雜證相符合。

　　其一，厥陰肝經為風木之臟，主藏血而內寄相火，性喜條達，功擅疏泄。女子按月經事之時下，產後乳汁之泌哺，無不賴肝氣之條達，若肝失疏泄，勢必經行紊亂，或閉或漏，乳汁不達，則變生乳脹結核，莫不為之病矣。由此可見，肝氣之疏泄與女子之生理特性具有同質性。

　　其二，肝又具有藏血的功能，這亦與女子生理功能息息相關。蓋肝藏血，既有貯藏之意，更有調節之性，誠如王冰曰「人動則血運於諸經，人靜則血歸於肝臟」。女子以血為根本，經血原本是陰血，賴肝血之充實，下注衝任，血海盈溢，促使經事來潮，若其孕育，則亦賴肝血聚而養胎而產後泌乳，因乳汁原由精血所化生，故女子月經、胎產、泌乳皆依仗肝血之供奉。若肝血不足、肝血不疏、肝血不藏，均可導致經、胎、乳之病變，由此可見肝與女子以血為本之密切。

　　其三，肝為體陰用陽之臟，具有肝陽易亢、肝氣多鬱，肝血常致不足或失之歸藏之特性，而女子之生理特性，如《靈樞·五音五味》謂「婦女之生，有餘於氣，不足於血」，與肝之特性具有共性。由此就可理解現代烏梅丸對婦科疾病運用增加的原因了。

第一節　古代臨證回顧

自漢代以後，多有醫家加減運用烏梅丸，如宋代《聖濟總錄》去黃連、細辛、蜀椒用於治療「產後冷熱痢，久下不止」，這是用於產後下利的治療；清代葉天士對烏梅丸的運用範圍更廣，咳嗽、嘔吐、胃痛、背痛、泄瀉、瘧疾、頭暈、頭痛、瘤、痙、癲厥，以及溫病皆用之，並不限於蛔厥一證。葉天士運用烏梅丸主要是抓住肝木剋土侮金的病機；清代鄭壽全從肝本身的生理特點出發運用烏梅丸靈活治療多種疾病。其抓住厥陰肝的循行路線經過巔頂、睪丸而治療巔頂痛、睪丸腫痛。

第二節　現代臨證概述

一、單方妙用

◎案

陳某，男，35歲，工人。有慢性腹瀉史，曾多次住院治療，2次鋇劑灌腸攝影均診斷為潰瘍性結腸炎，乙狀結腸鏡檢可見多處潰瘍，經西醫口服藥物及灌腸等治療無效，遂求治於中醫。症見：每日腹瀉10餘次，黏液夾血，腸鳴腹脹，情志不安，胸脘不舒，舌苔薄白膩，脈細數。予烏梅丸劑加減。

處方：炒烏梅35g，黨參、補骨脂、乾薑各30g，厚樸、製附子、地榆炭、赤芍、木香各15g，黃芩、細辛各6g，肉桂、川花椒各4.5g，黃連3g。開水煎，分2次服。

2週後腹瀉次數減少，3個月後大便如常。鋇劑灌腸攝影證實病變較治療前明顯好轉，但左半結腸壁有多發性毛刺狀向外突出陰影，右半結腸排鋇後有多發性小息肉樣透光影。繼續中藥治療。4個月後複檢鋇劑灌腸X光片示：毛刺狀陰影顯著減少，小息肉樣改變不復存在。

◎案

莊某，男，54歲。2002年10月11日初診。患者體弱，患胃病10餘年。近2年左少腹經常疼痛。發時自覺有塊拱起，氣逆上衝，嘔吐食物。大便經常溏瀉，但亦有短期大便堅如羊屎。在某醫院經乙狀結腸鏡檢查發現有結腸激躁現象，幾經治療無效。數天來，因情緒波動，一日數發而就診。患者胃痛隱隱，左少腹痞塊疼痛，聚散無常，泛惡嘔逆，每遇惱怒輒發，面色白，形神疲憊，納呆便溏，舌質胖、舌色暗、苔薄黃，脈沉細弦。中醫診斷為胃痛。辨證為厥陰經氣失斂，胃土素有不足。治以安胃瀉肝。方用烏梅丸加減。

處方：烏梅10g，川楝子10g，川花椒3g，細辛2g，桂枝10g，當歸10g，炮薑6g，白芍10g，黃連3g，附子5g，延胡索10g，小茴香3g。3劑，日1劑，水煎服。

二診：服上藥3劑後，少腹衝氣漸平，疼痛減輕，胃痛明顯好轉，但便溏未除，四肢厥冷。原方去細辛、延胡索，加黨參15g。又服5劑後，少腹痞塊未發，胃痛隱隱，時有便溏。按此方做丸一料，每服10g，每日2次。一料丸藥服了近1個月，左少腹痞痛未再復發，胃痛亦除。

二、多方合用

烏梅丸此方寒熱並用，消補兼施，臨床上多不用原方合併他方治療，多是加減運用，如治久泄久利，可加減合用四神丸；治療嘔吐，可合用小半夏湯；治療蛔蟲可合用其他殺蟲方劑，如化蟲丸、肥兒丸等。

第二章
烏梅丸辨治思路

一、臨證要點

烏梅丸為治療寒熱錯雜，蛔蟲上擾之蛔厥證的常用方，臨床以腹痛陣作，手足厥冷，煩悶嘔吐，時發時止或久泄久利等症狀為使用依據。

二、與類方的鑑別要點

由烏梅丸發展而來的類方，根據病機，症狀而變化，其主治和功效都各有特點。

理中安蛔湯和烏梅丸均有安蛔之功，均能治療蛔蟲病。但烏梅丸主治寒熱錯雜之蛔厥重證，伴有手足厥冷、心煩等症，以安蛔止痛為主，有清上溫下之功；理中安蛔湯主治中焦虛寒之蛔擾證，症見便溏尿清，四肢不溫，脈虛緩等，以溫中安蛔為主。連梅湯有清心瀉火、滋腎養液的作用，主治暑邪深入少陰消渴者及心熱煩躁神迷甚者。椒梅湯有祛暑、驅蛔的作用，主治暑邪深入厥陰，土衰木乘，正虛邪乘，上下格拒之證。減味烏梅丸有清暑袪溼，清上溫下的作用，主治厥陰三瘧，日久不已，勞則發熱之證。人蔘烏梅湯有酸甘化陰、健脾止痢的作用，主治久痢傷陰，口渴舌乾，微熱微咳者。麥冬麻仁湯有滋養胃陰、生津潤燥的作用，主治瘧傷胃陰，不飢不飽，不便，潮熱，得食則煩熱愈加等症。

三、臨證思路與加減

腹痛甚者，可加白芍、甘草以緩急止痛；嘔吐嚴重者，加半夏、生薑降逆止嘔；本方重在安蛔，驅蟲力弱，可加使君子、苦楝皮、檳榔等以增加殺蟲驅蟲之力；亦可加少量瀉下藥如大黃、芒硝等以加速排泄蟲體蟲卵。

第三章
臨床實例與病證解析

第一節　內科疾病

一、呼吸系統疾病

(一) 激素依賴型哮喘

糖皮質激素吸入劑已成為支氣管哮喘抗炎治療的基礎藥物，療效確切可靠，副作用小，但臨床上仍有一部分患者需長期口服較大劑量激素控制病情，停藥或減量均會導致哮喘加重，此類哮喘被稱為激素依賴型哮喘（SDA），是呼吸系統疾病之一，屬於難治性哮喘範疇，是臨床醫師面臨的一大難題。由於支氣管哮喘反覆嚴重發作，患者長期大量應用激素以控制氣管非特異性炎症，從而對激素產生依賴性。臨床多表現為氣管炎性症狀遷延難癒，肺功能持續性下降，同時伴隨激素的各種毒副反應。一般在大劑量應用激素治療後，往往於哮喘症狀緩解或減輕的同時伴見醫源性腎上腺皮質功能亢進，在激素減量或停服後，又表現為醫源性腎上腺皮質功能不全而發生哮喘，病情反覆，惡性循環，使哮喘越發越重，激素越用越大，難以撤離，嚴重者甚至導致死亡。

激素依賴型哮喘屬於中醫學「哮證」範疇，哮證的發生與風邪有關。

第三章　臨床實例與病證解析

稟賦不足，腎氣虛衰，痰濁內蘊於肺，則形成發病的夙根，正如《景岳全書》所說：「喘有夙根，遇寒即發，或遇勞即發者，亦名哮喘。」由此可見，夙根發病的基礎與腎虛密切相關。激素依賴型哮喘患者由於糖皮質激素的長期大量應用，從而導致機體下視丘－腦下垂體－腎上腺皮質（HPA）軸功能的嚴重受損與紊亂，臨床則多表現為腎虛之症。另一方面，哮喘反覆發作，遷延不癒，痰瘀內阻，正氣愈虛。外源性糖皮質激素作用於人體，類似於中醫的純陽壯火之品，最易劫陰傷津食氣，最終使得機體陰陽失衡，氣血失調，氣機升降失司。長期臨床觀察表明，SDA 患者口服激素量越大，時間越長，其全身性毒副作用越嚴重，陰虛火旺症候越突出，痰、瘀、火（熱）表現越顯著。在撤減激素過程中，隨著外源性激素劑量的逐漸減少。SDA 患者腎陽虧虛之徵漸露端倪，陰虛火旺之象持續未解，陰陽失衡、寒熱錯雜之勢已趨形成，本虛標實之症愈顯著。

醫案精選

◎案

丁某，女，54 歲。患哮喘 10 餘年，每逢季節交替或勞累後易發作。每次發作必服 Aminophylline 每日 20mg 以上，間斷採用鼻哮平、Ketotifen、科學中藥等，停則喘甚。曾長期口服 Prednisone 近 2 年，後改為 Pulmicort Turbuhaler 300mg，每日 2 次吸入，症狀仍時輕時重。近覺哮喘加重，自加大 Pulmicort Turbuhaler 吸入劑量仍未見好轉，夜間憋喘不能平臥，咳痰黃白相兼，畏寒肢冷，咽中不適，似有癢感，寐差多夢，大便正常，小便尚調，苔白，脈弦細。中醫辨證為寒熱錯雜、陽虛痰阻。方用烏梅丸加減。

處方：烏梅、地龍、黃連等各 12g，當歸、荊芥、川花椒各 10g，太子參 15g，附子 5g，炙麻黃 3g，首烏藤 30g，薄荷 6g（後下）。6 劑，日 1 劑，水煎服。

二診：服上藥 6 劑後，喘憋好轉，夜能安臥。隨症加減 1 個月餘，吸入激素逐漸撤減為 Pulmicort Turbuhaler 100mg，每日 2 次，病情穩定。繼服中藥 10 個月餘，諸症皆平，但激素不能完全撤停。後採用調整腎中陰陽、活血化痰、止咳平喘等法間斷調治 1 年餘，激素乃得停用。

按激素依賴型哮喘患者病情穩定後，多出現陰陽俱虛、寒熱錯雜症候。臨床上給予逐步遞減激素，直至減到激素用量每天為 100mg 的過程中。由於外來助陽藥物作用力減少，加之本病遷延日久，陰損及陽，即初現腎陽虧虛之症，形成陰陽失衡、寒熱錯雜之勢，在這一時期患者腎上腺皮質功能受到嚴重抑制。亦有初始即見有氣虛或陽虛者，這與患者素體陽虛氣虛有關。此時本虛標實之症愈加明顯，本虛以腎陰陽兩虛為主，標實則為寒熱錯雜，痰瘀互結。患者可見胸部憋悶、動則喘甚，痰白清稀、量多易咯，面浮白，形寒怕冷，肢冷便溏等陽虛證，也可見潮熱盜汗、手足心熱、形體消瘦、眩暈耳鳴等陰虛證，口唇多紫暗，舌質淡嫩、少苔，或紫暗而胖，邊有齒痕，脈細滑。此期病情最為複雜，一方面由於長期應用激素，使機體的下視丘－腦下垂體－腎上腺皮質軸嚴重受到抑制，神經內分泌功能紊亂，免疫功能異常；另一方面由於激素的各種毒副作用在患者身上已逐漸表現出來。因此，本虛標實、虛實相兼、氣血不調、寒熱錯雜於此期表現尤為突出。治以調整寒熱、陰陽雙補、降逆平喘，方選烏梅丸化裁。烏梅丸是張仲景《傷寒論》厥陰證主方，集酸苦辛甘於一方，陰陽雙補，氣血同調，寒熱並施，標本兼顧，能夠以雜治雜而兼理肝風，與此時 SDA 證治特點恰相吻合。藥用烏梅、黃連、附子、當歸、川花椒、地龍、炙麻黃、太子參等。陽虛症狀重時，可酌加淫羊藿、補骨脂。

第三章　臨床實例與病證解析

◎案

王某，女，36歲。1998年12月10日初診。患者既往有支氣管哮喘病史8年，每逢氣候變化或情緒波動誘發，皮膚過敏原試驗陰性。現每日口服 Prednisone 20mg 已半年，減量即復發。其間曾間斷吸入 Salbutamol 氣霧劑。此次因受涼感冒後哮喘加劇。症見：氣喘，憋悶，不能平臥。咳痰黃白相兼，氣短，動則汗出，心煩口苦，口唇發紺，腰膝痠軟，四肢厥冷，大便乾結，二日未行，小便調，舌質暗紅、苔薄黃，脈弦細略數。武維屏教授認為，此病為本虛標實（以本虛為主），虛實錯雜，寒熱互結。中醫診斷為虛哮（激素依賴型哮喘）。辨證為肝腎陰虛，肺衛不固，外風引動內邪，內外相合，風痰上擾，痰瘀互阻。治以調補陰陽氣血、祛風活血化痰。方用烏梅丸加減。

處方：烏梅15g，當歸10g，赤芍、白芍各10g，太子參15g，細辛3g，桂枝6g，川花椒10g，炙麻黃6g，製附子6g，黃芩10g，黃柏6g，枳實10g。6劑，日1劑，水煎服。

二診：服上藥6劑後，氣喘憋悶減輕，痰色變白易咳出，大便已通暢，守上方減去黃芩、枳實，加用黃耆15g，紫蘇子、紫蘇梗各10g，同時減 Prednisone 5mg，繼服7劑。

三診：服上藥7劑後，諸症均明顯減輕，繼以上方加減約3個月後，Prednisone 全部撤掉，病情穩定，隨訪半年，未再復發。

按烏梅丸出自《傷寒論》，為治療厥陰病的一張名方。陰陽錯雜與風氣內動是厥陰病的基本病機。該患者素有哮喘病史多年，肺氣已傷；加之應用激素等純陽之品，更易耗氣傷陰。肝腎陰虛，虛風內動；肺衛不固，外邪易侵，內外相合，夾痰上擾而喘。虛實錯雜，寒熱互結是本病的突出表現，其病機特點與厥陰病主證相吻合。故以烏梅丸標本兼顧，

寒熱同施，陰陽並治，氣血雙調。加灸麻黃、製附子、細辛為伍，表裡同治，溫腎散寒，助陽解表。加赤芍、白芍、枳實等以柔肝活血、理氣降逆。諸藥合用，使外邪得解，內風得滅，衛表得固，痰濁得化，肺絡得通，樞機得利，肺復清虛，呼吸自如，故激素得減，哮喘得癒。

（二）慢性阻塞性肺氣腫

慢性阻塞性肺氣腫係終末細支氣管遠端部分（包括呼吸性細支氣管、肺泡管、肺泡囊和肺泡）膨脹，並伴有氣腔壁的破壞。近數十年來阻塞性肺氣腫的發病率顯著增高，這是由於空氣污染、吸菸和肺部慢性感染等誘發慢性支氣管炎，進一步演變為本病。

慢性阻塞性肺氣腫屬於中醫學之「肺脹」、「喘證」範疇，其病因多由內傷久咳、喘哮、肺痨等肺系慢性疾患，遷延失治，痰濁內蘊，日久氣陰耗傷，導致肺虛，成為發病的基礎。肺虛衛外不固，外邪六淫（包括致病微生物、氣候變化、粉塵、煙霧及有害氣體接觸等）反覆乘襲，誘使病情發作，並呈進行性加重。病變首先在肺，日久累及肝腎，精氣耗損，肺不主氣，腎不納氣，導致氣喘日益加重，吸入不易，呼吸淺短難續，一動則更甚。現代許多中醫家認為：①反覆感受外邪，喘咳日久，損傷肺氣，致肺氣日虛，肺金不能生腎水，導致肺腎兩虛，喘咳乃成，形成肺氣腫。②飲食勞倦，損傷脾胃，脾土不能生肺金，肺金不能生腎水，肺金消而肺氣虛，腎水涸而腎亦虛，發為喘咳。又脾主運化，脾傷則運化失職，水溼內停，生痰化飲，上襲於肺，肺失清肅宣發，發為喘腫。③房勞過度傷腎，巧思過極傷腦。「腎生骨髓」，「腦為髓海」，今腎傷則生骨髓日少，腦傷則下及於腎令腎更虛，腎不滋肺則肺虛，腎不養脾則脾虛，肺、脾、腎虛，本病乃成。④他臟病變傳來，轉為本病。⑤病程長，氣滯血瘀。痰濁塞阻，肺氣失宣，經久不癒而發展到肺脈閉

塞，氣滯血瘀或氣虛血瘀，絡脈受損，或痰瘀互結，病深至病。根據中醫「急則治其標、緩則治其本」的原則，對慢性支氣管炎發作期治以止咳祛痰為主，緩解期主要為肺腎虛、血瘀，治以補益肺腎、活血化瘀。

醫案精選

◎案

鄧某，男，58歲。患咳喘反覆發作10餘年，近半月來加劇，西醫診斷為慢性支氣管炎、肺氣腫並感染。經用青黴素、鏈黴素、Aminophylline和複方甘草片等治療效果不明顯，遂轉中醫治療。症見：咳嗽喘促，動則尤甚，痰白呈泡沫樣，間以黃色質稠，量多易咯，形寒肢冷，腰膝痠軟，小便微黃，大便溏薄，面色白，舌淡體胖、苔微黃，脈弦尺弱。中醫辨證為肺腎陽氣虧虛，飲邪上逆，內蘊化熱。治以溫腎補肺、滌飲降逆、止咳清熱。方用烏梅丸加減。

處方：烏梅、桂枝、川花椒、乾薑、銀杏各10g，細辛、黃連各6g，紅參30g（另燉、沖服），製附子、當歸各12g，黃耆15g，紫蘇子、桃仁各15g，地龍20g。5劑，日1劑，水煎服。

二診：服上藥5劑後，咳喘減輕，痰量減少，已無黃痰，大便正常。於原方去乾薑、製附子，加巴戟天20g、淫羊藿18g，紅參改黨參30g，黃連減為3g，繼服10劑，咳喘遂平。

按本病是多種慢性肺系疾病後期轉歸而成，病程纏綿不休，經常反覆發作，難於根治。如治療不當，極容易發生變端，出現喘脫的危象。因此治療應有側重地分別選用扶正祛邪的不同治療方法，在緩解期，則應以扶正為主，提高抗病能力，並重視原發病的治療。盡量減少發作；在發作期，則應著重針對具體症狀的辨證治療。研究顯示，扶陽法治療陽虛證的慢性支氣管炎、肺氣腫患者可明顯改善免疫指標，使淋巴細胞

轉化率、E-玫瑰花結形成率均有明顯提高，說明中藥扶陽治療可提高機體的免疫功能。而活血化痰中藥對改善肺的通氣功能，提高機體免疫功能，降低血液黏稠度和肺動脈高壓等方面有一定作用。

二、循環系統疾病

(一) 慢性充血性心力衰竭

慢性充血性心力衰竭，簡稱慢性心衰，指在有適量靜脈血回流的情況下，由心臟收縮和（或）舒張功能障礙，心排出量不足以維持組織代謝需求，並致組織灌注減少，肺循環和（或）體循環瘀血為主要特徵的一組病理、生理症候群，是各種心臟疾病的終末期表現。西醫治療本病的最佳方案為血管緊張素轉化酶抑制劑（ACEI）、利尿劑、β受體阻滯劑的聯合應用，並用或不用地高辛。其治療目標不僅僅是改善症狀、提高生活品質，更重要的是針對心肌重塑的機制，防止和延緩心肌重塑的發生、發展，降低心衰的死亡率和住院率。強心、利尿、擴血管藥物，雖能改善血流動力學，緩解症狀，但不影響心衰的進行性惡化，而藥物的不良反應仍是臨床醫生公認的事實。

本病屬於中醫學「心悸」、「喘證」、「痰飲」、「水腫」、「胸痹」等範疇。臨床上表現為胸悶心悸、動則氣短，甚則喘息不能平臥、顏面及四肢浮腫、顏面發紺、煩躁不安、脘痞腹脹、形寒肢冷、大便溏瀉、小便短少、舌質淡或淡暗、苔白、脈沉細無力或結代等症。心衰的病因主要為心臟原發病或他臟之病影響及心，造成氣血陰陽諸虛，或六淫外邪犯心，從而損傷心臟。對於心衰病機的認識，目前多數認為是虛實夾雜，本虛標實，以虛為主。本虛主要是氣陽虧虛，還涉及陰傷；標實主要是血瘀、痰飲和水溼為患。本虛與標實之間相互作用，相互影響，互為因

果。而對於本虛，也有不同側重。一般認為，心氣虛是心衰的根本原因和病理基礎，並可進一步導致陽虛和陰虛，使病機錯綜複雜，形成虛實夾雜之候，最終陰竭陽脫而死亡。中醫治療以溫補心腎陽氣、通陽利水、活血化痰、燥溼化痰等為大法。

臨證精選

彭學海等運用烏梅丸合西藥治療充血性心力衰竭 43 例。參考相關診斷標準選擇充血性心力衰竭患者 86 例，年齡 32～86 歲，平均 52 歲。原發病：冠狀動脈粥狀硬化性心臟病（冠心病）48 例，風溼性心臟病（風心病）13 例，肺源性心臟病（肺心病）11 例，高原性心臟病（高心病）14 例；心臟功能：II 級 10 例，III 級 53 例，IV 級 23 例。按隨機數字法分為治療組 43 例，對照組 43 例。各組間的臨床資料經統計學處理差異無顯著性。治療組和對照組均用西醫常規治療：Cedilanid 0.2mg 加 50%葡萄糖注射液 20ml，每天 1 次靜脈注射，或 Digoxin 片 0.25mg，每天 1 次口服，Frusemide 20mg 加 50%葡萄糖注射液 20ml，每天 1 次靜脈注射。治療組加服烏梅丸方。

處方：紅參、當歸身、乾薑各 10g，製附子 12g，川花椒 10g，黃連 3g，黃柏 5g，烏梅 10g，細辛 6g。日 1 劑，水煎 2 次，共 400ml，分 2 次服。

3 週為 1 個療程，1 個療程結束後統計療效。觀察治療前後心悸、氣急、水腫、紫紋、頸靜脈怒張、肺部囉音、胃腸道等症狀和體徵的變化。療效標準：按 NYHA 心臟功能分級標準，顯效：治療後心臟功能改善相差 2 級或 3 級者；有效：心臟功能改善相差 1 級者；無效：心臟功能改善不足 1 級或惡化者。臨床療效：治療組 43 例中顯效 21 例，有效 20 例，無效 2 例，總有效率為 95.35%；對照組 43 例中顯效 16 例，有

效 18 例，無效 9 例，總有效率為 79.07%。兩組總有效率差異有顯著意義（$P < 0.05$）。

按烏梅丸是治療膽道蛔蟲症的古方，但該方的藥物組成和治療很切合充血性心力衰竭的病機，方中紅參補氣，增強心肌收縮力；當歸身養血活血；乾薑、附子、細辛、川花椒共起溫陽作用，其中附子含有消旋去甲烏藥鹼，具有強心作用；烏梅之酸和黃連、黃柏之苦寒可防以上諸藥溫補之過於燥火，可共同發揮辛開苦降、寒溫共調、補虛瀉實作用，使以上本虛標實、寒熱錯雜的病症得以解除。

(二) 隱性心衰

隱性心衰有些患者早期先出現舒張性心衰，即隱性心衰，臨床上表現隱匿，一般無典型水腫、頸靜脈充盈、肝大等。心臟功能衰竭的基本病理變化是心氣虛弱，推動無力，血行遲滯，血脈臟腑瘀阻，日久則損及心臟陰陽而水溢氾濫全身；而在隱匿性心衰階段，其病機是心臟舒張功能和收縮功能不協調，即心陰和心陽紊亂失衡為主。此階段使用毛地黃類藥物往往收效不大（除非合併快速型心房顫動），且弊多利少。

本病屬於中醫學「心悸」、「喘證」、「痰飲」等範疇。

臨證精選

刁錦昌等運用烏梅丸治療隱性心衰 39 例。本組 39 例，男 32 例，女 7 例；年齡 60～84 歲，平均年齡 68 歲。按心臟衰竭協會 1993 年左心室舒張功能不全的診斷標準。臨床症狀與體徵：發病後夜尿明顯較白天增多（排除前列腺肥大者），近日體重增加者 32 例，臥位出現乾咳者 36 例，高枕位者 35 例，輕度活動出現咳嗽、氣促、心悸、胸悶者 32 例，咳白色泡沫痰者 31 例，白天極易疲倦者 25 例，上腹脹悶、食慾下降間有噁心嘔吐者 9 例，失眠煩躁、夜間迫醒或陣發性呼吸困難者 28 例，脈

率＞100次／分32例，呼吸較平時增快者39例，脈壓差小者20例，多汗或大汗淋漓者16例，心界擴大者24例，雙肺底溼性囉音者39例。病史：冠心病16例，高血壓32例，糖尿病8例。本次發病後曾按支氣管炎、肺部感染給予青黴素、Ofloxacin等抗生素治療無效者38例。同時用烏梅丸方加減服用。

處方：紅參、製附子各8～10g，五加皮、黃精、玉竹各20g，烏梅、桂枝、黃連、黃柏各10g，三七、甘草各6g，細辛、川花椒各3g，乾薑5片。日1劑，水煎分2次溫服。

冠心病者加心血康2片，每日服3次；高血壓者加硝苯地平10mg，每日服2次；糖尿病者加服消渴丸5粒，每日3次。症狀減輕後繼續服中藥3劑。39例均未加服毛地黃類強心藥物。療效標準與結果，痊癒：服藥3天心臟功能改善，自覺症狀消失，病情控制在病前狀態者26例，占66.67%；有效：服藥6天心臟功能改善，自覺症狀基本消失，病情控制在病前狀態者12例，占30.77%；無效：服藥6天心臟功能無改善，自覺症狀未減輕者1例，占2.56%。

按隱性心臟衰竭病情錯綜複雜，往往虛實寒熱互見，諸症百出。針對上述病機用烏梅丸治療是比較合適的，其中紅參益氣養心，三七化瘀生新，附子、桂枝、乾薑振奮回陽，佐以五加皮、黃精、玉竹共奏調和陰陽之功。

(三) 暈厥

暈厥又稱昏厥，是一組症候群，常由於一時性廣泛性腦供血不足，導致大腦皮質高度抑制而突然發生短暫的意識喪失。其發作時意識喪失的深度及持續時間有輕重不同。

該病屬於中醫學「厥證」範疇，其病因多因外邪侵襲，七情內傷，飲食不節而發病。病位在腦，意識為五臟在腦的指令下，各司其職，協調相處，共同完成人體的生命活動；氣血的正常運行，使人神志清晰，思維敏捷，精神充沛；臟腑疏泄平衡協調，則臟腑氣化條達，若七情內傷等，導致氣機逆亂，陰陽氣血不相順接，腦血流失常發病暈厥。本證發作後常在短時內逐漸甦醒，醒後無偏癱、失語、口眼斜等後遺症。《素問·厥論》曰：「厥或令人腹滿，或令人暴不知人，或至半日遠至一日乃知人者何也？」在《傷寒論·辨厥陰病脈證治》中第 337 條提出：「凡厥者，陰陽氣不相順接，便為厥。厥者，手足厥冷者是也。」這就說明厥論有寒熱虛實之分，其症狀無論屬寒屬熱都表現為手足厥冷。

醫案精選

◎案

喬某，女，16 歲，學生。1990 年 10 月 6 日初診。患者平素學業成績較好，2 個月前，因一次小考成績較差，心情不暢，整日少言無語。於 10 月 6 日晨因和弟弟吵架後，突然昏仆，四肢厥逆，痙攣抽搐，汗出，心煩。發作時神志尚清，但呼之不應，伴眩暈、嘔吐。舌質紅、苔薄白，脈弦細。測 BP 90/60mmHg（1mmHg ＝ 0.133kPa），HR 68 次／分。心、肺、肝、脾無異常。中醫診斷為厥證。辨證為邪陷厥陰、寒熱錯雜。方用烏梅丸加減。

處方：黨參 10g，製附子 10g，半夏 10g，茯苓 10g，乾薑 6g，黃連 6g，當歸 6g，川花椒 6g，黃柏 6g，烏梅 18g，石菖蒲 12g，鬱金 12g。1 劑，急煎頓服。

服上藥 1 劑後，厥逆、痙攣消失，呼之則應。餘症亦有改善，續服 5 劑，諸症悉除。隨訪 2 年未見復發。

按此例厥證，乃患者心情不暢，肝氣不疏，日久邪陷厥陰，寒熱錯雜之症。故投用清溫並舉之烏梅丸方而獲癒。

(四) 風心病水腫

慢性風溼性心臟病是指風溼熱後所遺留下來的心臟病變，以心臟瓣膜病變最為顯著，故亦稱風溼性心瓣膜病或簡稱風心病，為最常見的一種心臟病。風心病水腫多見於右心衰竭期，此時因長期肺動脈高壓使肺小動脈由痙攣而硬化，導致右心室肥大和擴張。右心衰竭產生體循環靜脈瘀血、肝脾腫大與壓痛，皮下及下肢水腫和腹水等。

該病屬於中醫「心痺」、「心悸」、「胸痺」等範疇，其發病多由風、寒、溼邪侵入機體，由表入裡，犯及血脈，累及心臟所致。心脈受侵，則主血失調、血循失度，致使心脈痛阻，久之累及肺、脾、腎，產生複雜的病理和錯綜的臨床表現。本病素來以陽氣虛衰為本，瘀血痰飲水溼為標，心肺瘀血是病機關鍵。心氣下通於腎，腎氣上承於心。風心病久之，心陽虛衰，進而累及於腎。腎陽虛則不能蒸水化氣，脾失腎之溫煦則運化失司，土不制水，以致水溼內停，既泛溢於肌膚，又凌心射肺，從而導致血瘀水阻之候。症見面唇青紫，心悸怔忡，喘咳倚息，動則加重，畏寒肢冷，全身浮腫，腹水肝大，舌質淡嫩、或見瘀斑，脈沉細兼結代。因此溫陽化瘀、鼓動心脈、利水消腫常能獲良效。

醫案精選

◎案

范某，女，48歲。1995年3月5日初診。患風心病20餘年，平素尚能生活自理及從事一般家務勞動。1個月前因感冒病情突然加重，表現為咳喘、發熱、下焦水腫、肝大、少量腹水，診斷為風心病合併急性

感染，心臟功能不全。經抗炎、強心、利尿等治療後病情緩解。近10天來又有反覆，求診中醫。症見：兩顴潮紅，唇微紫，胸中滿悶，氣促，偶有咳嗽，痰少、色黃白呈泡沫狀，腰以下可見凹陷性水腫，腹脹如鼓，畏冷，四肢不溫，口乾苦不欲飲，大便稀薄，小便量少，舌暗紅、苔黃白膩，脈沉細結代。中醫診斷為水腫。辨證為陽虛水溼氾濫，下寒上熱。方用烏梅丸加減。

處方：烏梅10g，細辛3g，桂枝10g，黃連3g，黃芩10g；當歸10g，黨參20g，製附子10g（先煎），川花椒10g，大腹皮10g；茯苓皮30g，冬瓜皮30g，乾薑6g。3劑，每日1劑，水煎服。

二診：3月9日，服上藥3劑後，小便量明顯增多，水腫減輕，餘症均有改善。效不更方，以上方略有增損，共服15劑，水腫、腹脹、胸悶氣促等消失，食慾增進，精神改善，生活已能自理。

按該案患者辨證屬於脾腎陽衰，失其運化轉輸、行氣化水之能，諸症悉起，故以黨參、製附子、桂枝、乾薑、細辛、川花椒回陽救逆，「益火之源以消陰翳」；配茯苓皮、冬瓜皮、大腹皮溫陽利水，寬中下氣；當歸與黨參二味相伍，益氣養血活血；黃連、黃芩二味清心肺內蘊熱邪；烏梅既生津以緩溫燥，又斂肺氣祛痰止咳。諸藥相伍，虛實寒熱兼顧，故獲良效。

(五) 心絞痛

心絞痛屬於冠心病中最常見的類型，是冠狀動脈供血不足、心肌急遽且暫時的缺血與缺氧所引起的心血管症候群。絕大多數心絞痛是由冠狀動脈粥狀硬化性病變所引起。心絞痛的主要臨床特徵是胸痛，為陣發性心前區胸骨後的緊束壓迫感和疼痛，可放射至左上肢、頸或下顎部，體力活動或精神情緒激動常可誘發其發作，通常持續數分，一般不超

第三章 臨床實例與病證解析

過 15 分，休息或舌下含服硝酸甘油可使心絞痛發作緩解，並可預防其發作。

該病屬於中醫學「胸痹」、「心痛」、「厥心痛」等範疇。首見於《黃帝內經》，《素問·藏氣法時論》中有「心病者，胸中痛，脅支滿，脅下痛，膺背肩胛間痛，兩臂內痛」等與心絞痛症狀十分相似的描述。《靈樞·厥病》有「真心痛，手足青至節，心痛甚，旦發夕死，夕發旦死」。《金匱要略·胸痹心痛短氣病脈證治第九》有「胸痹之病，喘息咳唾，胸背痛，短氣」，以及「胸痹不得臥，心痛徹背」等心肌梗塞及其轉歸預後的描述。對於其病因病機，後世醫家多宗《黃帝內經》、《金匱要略》之說。《素問》曰：「經脈流行不止，環周不休，寒氣入經而稽遲，泣而不行，客於脈外則血少，客於脈中則氣不通，故卒然而痛。」《金匱要略》指出「陽微陰弦」的病因病機，認為該病是胸陽虛極、陰寒之邪痹阻產生的正虛邪實證。近年來，臨床醫家在總結前人觀點的基礎上提出自己對病因病機的認識，冠心病屬血瘀證範疇，氣滯、寒凝、痰阻、陽虛等諸多因素均可導致心血瘀阻，不通則痛，導致胸痹之症。《中藥新藥臨床研究指導原則》修訂版中將心絞痛分為心血痛阻、氣虛血瘀、氣滯血瘀、痰阻心脈、陰寒凝滯、氣陰兩虛、心腎陰虛、陽氣虛衰等 8 個證型。

醫案精選

◎案

何某，女，40 歲。1991 年 8 月 28 日初診。主訴：反覆夜間心胸悶痛半年。患者於半年前，間歇性夜間心胸憋悶，氣促，繼而心前區壓榨樣疼痛，坐位後稍緩解。服硝苯地平、硝酸異山梨酯（消心痛）等能緩解。前往某醫院住院，確診為冠心病心絞痛。經 1 個多月治療後症狀緩解出院。出院半個月後，復見每天或隔天入夜心前區憋悶痛，曾 3 次因劇烈心絞痛

發作而急診，經靜脈注射硝酸甘油後心絞痛方緩解。然第二天頭暈頭脹，疲乏不堪，半年來不能工作。除持續服用治療冠心病的西藥外，先後用益氣活血湯、麥味地黃湯、豬苓湯、瓜蔞薤白桂枝湯、當歸四逆湯等治療，仍頻頻心絞痛發作。舌質暗紅、苔薄白，脈弦細數。詳問患者其心絞痛多於夜間發作，先有乍熱乍寒感，之後胸悶憋氣如重物壓，氣促至坐起，以後心煩熱、壓榨樣疼痛、口不乾，有欲便感，但無大汗淋漓，往往在月經期間或情緒波動時大發作，致數月來每入睡時惶恐。根據患者心痛，大發作誘因為月經期間或情緒波動時，多見陰血不足。發作時心中煩熱為肝火上擾心神，而發作時間多在晚 7～11 點，且有乍熱乍寒症候，為陽氣衰陰寒盛，邪正相爭。欲便、口不乾為中下焦寒邪內干，形成上熱中下焦虛寒證。病機與烏梅丸證甚為合拍。方用烏梅丸加減。

處方：烏梅 10g，檳榔、黃芩各 12g，黨參 20g，製附子、川花椒、炮薑各 6g，大棗、麥冬、丹參各 15g。3 劑，日 1 劑，水煎服。

二診：服藥後乍熱乍寒症消失，然夜間臨睡前仍有心胸憋悶，但不需服硝酸異山梨酯、舒心丸等，靜息一段時間後可以入睡，而大便成糊狀，口不乾，舌脈同前。寒邪已減，陽氣漸復，上方已切中病機，在原方基礎上加澤瀉 12g，每日 1 劑，連服 5 劑。

三診：服上藥期間心絞痛已消失，試行半天工作後，仍夜間有 2 次心胸憋悶，但無壓榨感，可以安睡，但夢多，口轉乾不多飲，舌體胖大、質暗紅，苔白稍乾，脈細弱。陰寒已散，陽氣漸復，而陰虛火旺之象已顯，加強養陰。

處方：烏梅、阿膠（烊化）各 10g，川花椒、製附子各 3g，黃連 6g，黨參 20g，炮薑 5g，檳榔、澤瀉、鬱金各 12g，丹參、麥冬各 15g。5 劑，日 1 劑，水煎服。

四診：患者 1 週來，無心絞痛發作，多夢，二便正常，口不乾，可以勝任半天工作。方用益氣活血湯加味。

處方：黨參 20g，黃耆、黃精、丹參各 15g，鬱金 12g，白芍、五味子、石菖蒲各 6g。2 日 1 劑，以鞏固治療。

1 年後隨訪，偶爾心前區憋悶，服舒心丸、硝苯地平及 Diazepam 可以緩解，未有心絞痛大發作。

按冠心病心絞痛是冠狀動脈與心肌氧的供需失調而出現的症狀，屬於「胸痹」範疇。一般屬陽微陰弦或氣滯血瘀、氣陰虛血瘀、陽虛血瘀，而選用藥物時，少有選用烏梅丸治療的報導。烏梅丸是治療蛔厥臟寒證的代表方，自漢代後有用此方治療久利或泄瀉證。至於烏梅丸加減的湯劑治療心絞痛，可能在治療機制上與本例冠心病心絞痛的寒熱錯雜，中下焦虛寒，而肝陰虛虧至肝火上干心脈的烏梅丸證的病理相符。而心絞痛為夜間發作，多屬冠狀動脈狹窄基礎上痙攣，改善冠狀動脈平滑肌痙攣，心絞痛病則緩解，與烏梅丸治療蛔厥、久利泄瀉，改善膽道及腸道平滑肌的痙攣作用機制相符，而獲療效。

(六) 高血壓

高血壓病又稱原發性高血壓，是以體循環動脈壓增高為主要表現的心血管疾病。主要以頭痛、失眠、煩躁易怒、乏力為常見症狀，晚期因心、腦、腎等臟器出現不同程度的器質性損害而出現相應的各種臨床症狀甚至導致患者死亡與殘疾。

中醫雖沒有高血壓病的病名，但據其臨床表現可把此病列入「肝陽」、「肝火」、「眩暈」、「頭痛」的範疇。其病因病機為外感六淫、內傷七情、飲食不節、臟氣不平，皆可內生風、火、痰、瘀，擾亂氣血，上衝頭目而發病，風、火、痰、瘀相互兼夾為病，則成風火相搏、痰火內

擾、風痰上蒙、痰瘀互結證。《黃帝內經》云：「諸風掉眩，皆屬於肝。」《臨證指南醫案》：「頭為諸陽之會，與厥陰肝脈會於巔……厥陰風火，乃能逆上作痛。」《河間六書》謂：「風火皆屬陽，多為兼化，陽主乎動，兩動相搏。」又「肝厥頭痛，肝火厥逆上攻頭腦也。」可見眩暈、頭痛之因皆由肝風內動，肝陽上亢，肝火上逆所致。

中醫藥治療高血壓病源遠流長，大量的臨床實驗證明了中醫藥治療這類疾病的臨床療效，特別是現代醫學技術與中醫學的系統結合研究，揭示了不少中醫藥對高血壓病的作用機制，顯示了中醫藥對該病治療的廣泛前景。臨床研究展示了中醫藥不僅具有良好的降壓效果，而且可對機體進行多環節、多層次、多靶點的整合調節，其科學性和有效性已經被臨床實踐所證實。上述原發性高血壓病從中醫理論論述，大都是由於肝失其柔和、逐漸發展而成的。因此在治療上著重採用滋陰、平肝潛陽息風等法。

醫案精選

◎案

李某，男，36歲。1993年7月8日初診。患者高血壓8年，血壓常維持在（150～180）/（98～113）mmHg，監測BP 173/105mmHg。近2天發熱、頭痛劇烈，伴有眩暈，噁心，煩躁，口乾口苦，飲食減少，大便乾結，脈弦有力，舌苔白厚。辨證為少陽失和。方用小柴胡湯加減。

處方：柴胡、黃芩、桑葉、菊花、太子參、大黃各10g，龍膽草15g，石膏、石決明各30g，竹茹15g。水煎分2次服。

二診：服藥後，頭痛、眩暈減，發熱退，大便通利。但繼感頸項強硬不舒，上肢麻木，胸悶，頭沉，咽喉部發憋，脈弦。此為少陽證已去，肝陽肝風不得平息。治以烏梅湯加減。

處方：烏梅、代赭石、石決明各15g，川花椒、乾薑各15g，細辛6g，黃連、黃柏各3g，桑寄生、杜仲、鉤藤、葛根各20g，太子參、天麻各10g。15劑，日1劑，水煎服。

三診：服上方15劑後，諸症已除，特別是頭部如釋重冠。去乾薑、川花椒繼服10劑，BP 150/90mmHg，症狀基本消失。

三、消化系統疾病

（一）慢性非特異性潰瘍性結腸炎

慢性潰瘍性結腸炎是一種以直結腸的表淺性、非特異性炎症病變為主的疾病。本病以直腸、結腸黏膜的非特異性炎症改變為病理特點，臨床主要表現為腹痛、腹瀉、黏液樣血便，或有便祕、腹脹等消化道症狀，常反覆發作、纏綿難癒，病因尚不十分清楚，可能與免疫障礙、飲食、感染、遺傳、過敏、溶黴菌分泌過多、腸道防禦功能障礙和精神因素有關。現代醫學尚無特異性治療方法。本病晚期常伴有結腸組織的增生而被視為結腸癌的癌前病變，因此提高治癒率、減少復發率為研究治療本病的焦點。

該病屬於中醫學「腸澼」、「腸風」、「泄瀉」、「血證（便血）」等範疇。主要由飲食不節（潔），或過食生冷，辛辣厚味，嗜好菸酒，或情志失調，損傷脾胃，溼濁內生，化生溼熱，下注腸道，致使脾胃升降失調，胃腸傳導、泌別清濁之職失司，水穀精微不能正常輸布，腸道脈絡受損，肉腐血敗而成，屬寒熱錯雜、虛實並見之症。故治以補瀉兼施、寒熱並用，祛邪不忘扶正，扶正不忘祛邪，邪正兼顧，以平為期，才能使氣血調暢，血脈衝和，邪去正安。

臨證精選

（1）謝謀華等以烏梅丸加減治療慢性潰瘍性結腸炎，治療組用烏梅丸加減治療。

處方：烏梅15g，乾薑10g，黃連10g，製附子5g，當歸5g，黨參10g，黃柏6g，桂枝10g，地榆15g，三七3g（沖服），炒白朮15g，炒白芍15g。

10劑，每日1劑，水煎服，10天為1個療程。

對照組選用補脾益腸丸，每服6g，每天3次，10天為1個療程。兩組患者均禁食辛辣食物。治療結果：治療組臨床痊癒32例，顯效11例，有效9例，無效4例，總有效率為92.86%。對照組臨床痊癒9例，顯效6例，有效11例，無效8例，總有效率為76.47%。兩組比較有顯著性差異，治療組療效明顯優於對照組（$P < 0.05$）。

（2）魏志軍、張悅以烏梅丸加減治療慢性非特異性潰瘍性結腸炎急性發作90例。

處方：烏梅24g，當歸、川花椒各6g，桂枝、人蔘、製附子、乾薑、細辛、黃連、黃柏各10g。

水煎服，每日1劑，分早、晚2次服。治療2週為1個療程，控制急、重症狀後進入活動期治療。加減：寒重者重用乾薑、附子；熱重者重用黃連；便血甚者加白及、仙鶴草、血餘炭。活動期患者採用健脾燥溼、溫腎之二朮湯加減治療。

處方：白朮、蒼朮各20g，蠶沙10g，益智仁、薏仁、炒白扁豆各5g，甘草4g。

加減：溼熱盛者加黃連6g；脾胃虛寒者甘草易炙甘草，加高良薑等。治療4週為1個療程，3個療程後統計療效。

對照組常規口服柳氮磺吡啶腸溶片，每次0.5g，每日3次。並以Cortisol 50mg加生理鹽水100ml，每晚睡前1次保留灌腸。治療組顯效率為85.55％，總有效率為67％；對照組顯效率為43.33％，總有效率為73.33％。兩者經統計學處理，差異有非常顯著性意義（P＜0.01）。

（3）王玉超以烏梅丸治療慢性非特異性結腸炎100例。其中男性62例，女性38例；20～45歲者73例，46歲以上者27例，以青壯年發病居多；病程最短者3個月，最長者5年。臨床上以腹痛、腹瀉、黏液血便為主要症狀，嚴重者可出現高熱、重度腹瀉、腹痛、多量黏液血便，甚至出現脫水、大量便血、腸穿孔等。常伴有肝大、關節痛、出血、假性息肉、腹部腫塊等併發症。實驗室檢查：乙狀結腸鏡檢查100例患者中，腸黏膜充血水腫者45例；腸黏膜糜爛、潰瘍形成，有接觸性出血者40例；假性息肉形成者14例；直腸癌者1例。烏梅丸劑加減：烏梅、川花椒、桂枝（或肉桂）、製附子、細辛、乾薑、黃連、黃柏、黨參、當歸10味藥物組成。舌淡、苔白者加吳茱萸；舌苔厚膩者加厚樸、山楂；舌質不紅者去黃連、黃柏；腹痛較重者加白芍；大便滑利者加赤石脂、禹餘糧；胃脘不舒者加陳皮、砂仁、木香。治療結果：基本痊癒68例，有效27例，無效5例。

（4）樊遂明等採用烏梅丸劑煎服治療慢性結腸炎86例。

處方：烏梅10g，細辛3g，桂枝9g，黃連5g，黃柏10g，當歸10g，川花椒9g，製附子9g，乾薑9g，黨參12g。

每日1劑，水煎，早、晚飯前服，12天為1個療程。加減：氣虛加黃耆、白朮；腎陽虛合四神丸。

治療結果：起效時間最早 8 天，最遲 15 天，平均 11.5 天。療程最短 39 天，最長 82 天，平均 60.5 天。86 例中顯效 67 例，好轉 13 例，無效 6 例，總有效率為 93%。

（5）劉海立、聞冬梅採用中西醫結合治療潰瘍性結腸炎 32 例。治療組、對照組均給予柳氮磺吡啶腸溶片（SASP）0.5g 口服，每日 1 次，治療組在此基礎上加服加味烏梅湯（主要是烏梅丸與真人養臟湯加減）。

處方：烏梅 9g，紅參 9g，製附子 6g，桂枝 12g，黃連 6g，黃柏 9g，炮薑 3g，細辛 3g，炒川花椒 6g，炒當歸 12g，炒防風 9g，炒白朮 12g，白芍 15g，肉荳蔻 9g，製訶子 9g，炙甘草 6g。

加水 600ml，煎至 250ml，每劑煎 2 次混合後分 2 次口服，每日 1 劑。兩組療程均為 4 週。

結果：臨床症狀改善情況：治療組顯效 22 例，有效 8 例，無效 2 例，總有效率為 94%；對照組顯效 12 例，有效 10 例，無效 8 例，總有效率 73%。兩組療效比較有顯著性差異（$P < 0.05$）。結腸鏡下炎症程度改善情況：治療組顯效 21 例，有效 8 例，無效 3 例，總有效率為 91%；對照組顯效 11 例，有效 9 例，無效 10 例，總有效率為 67%。兩組療效比較有顯著性差異（$P < 0.05$）。組織學炎症改善情況：治療組顯效 14 例，有效 10 例，無效 8 例，總有效率 75%；對照組顯效 5 例，有效 8 例，無效 17 例，總有效率 43%。兩組療效比較有顯著性差異（$P < 0.05$）。不良反應：兩組各有 2 例出現輕度短暫性噁心，未影響治療，其餘患者無明顯不良反應及併發症等。

（6）周桃元採用中西醫結合治療潰瘍性結腸炎 74 例。治療組發作期用烏梅丸加減。

處方：烏梅 30g，製附子 6g，黃連 10g，當歸 10g，黃柏 10g，乾薑 6g，黨參 20g，白朮 15g，柴胡 10g。

每日 1 劑，水煎，分 2 次服。同時配合口服柳氮磺吡啶腸溶片，每次 1g，每日 4 次。

緩解期口服用六君子湯合四神丸加減製成的膏劑。

處方：炒黨參、炒白朮各 150g，補骨脂、肉荳蔻、乾薑、訶子、陳皮、甘草、五味子各 12g。

上藥加水煎煮 3 次，濾汁去滓，合併藥液，加熱濃縮為清膏，再加適量紅糖，文火收膏，每次服 15g，每日 3 次，飯前白開水送下。

對照組發作期與緩解期均口服柳氮磺吡啶腸溶片，發作期每次 1g；緩解期每次 0.5g，均每日 4 次。兩組均以 20 天為 1 個療程，連服 2 個療程後複檢纖維結腸鏡或鋇劑灌腸攝影以判斷療效。緩解期服藥 1 年，以防復發。停藥半年後統計復發率。結果：治療組顯效率為 20.27%，總有效率為 98.65%；對照組顯效率為 13.89%，總有效率為 8%。兩組復發情況：治療組 16 例復發，占 21.62%；對照組 24 例復發，占 67%。經統計學處理，有非常顯著性差異（$P < 0.01$）。說明治療組預防其復發具有明顯優越性。

(7) 柳文，沈琳以烏梅丸合痛瀉要方治療潰瘍性結腸炎 30 例。治療組應用烏梅丸合痛瀉要方，採用湯劑。

處方：烏梅 30g，細辛 5g，乾薑 4g，黃連 10g，黃柏 10g，製附子 10g，黨參 30g，當歸 15g，桂枝 10g，川花椒 3g，白芍 30g，防風 30g，白朮 30g，炙甘草 3g。

共煎取 400ml，於早、晚飯前各服 1 次，每次 200ml，睡前 1 小時保

留灌腸。30天為1個療程。治療期間不服其他藥物。

對照組應用補脾益腸丸，每次8粒，每天3次。連續治療2個月，兩組均每10天檢查大便常規1次。1個療程結束後5～10天內複檢纖維結腸鏡。兩組治療前和療程後均採用硝酸還原酶法測定血清一氧化氮（NO）濃度以反映NO生成情況。治療結果：治療組30例，臨床治癒12例，有效10例，無效8例，總有效率為73.33％；對照組30例，臨床治癒7例，有效9例，無效14例，總有效率為53.33％。兩組比較差異，有統計學意義（$P < 0.05$），說明烏梅丸合痛瀉要方組有效率優於補脾益腸丸組。

（8）高先正、郭星用烏梅丸化裁治療慢性潰瘍性結腸炎120例。所有病例均予烏梅丸方加減。

處方：烏梅12g，當歸10g，桂枝10g，細辛6g，黃連10g，黃柏10g，人參10g，製附子10g（先煎），川花椒10g，乾薑10g，細辛6g。

隨症加減：神疲體倦，面色白者加黃耆30g，重用人參；肢冷畏寒者製附子加倍；少腹脹滿者加木香10g、烏藥10g；腸鳴腹痛者加白芍15g、木香10g，便次增多，腰痛者加金櫻子10g、補骨脂10g、蓮子10g；有膿血便者加赤石脂10g、禹餘糧10g，雞鳴泄伴性慾減退者加淫羊藿10g、補骨脂10g、肉荳蔻10g；焦躁不安者加遠志10g、蓮子10g。

以上藥物混合，用中藥煎藥機高溫、高壓、密閉煎煮30分取汁300ml，分2次早、晚空腹服用，每次服150ml，10天為1個療程，輕度患者2～3個療程，中度患者3～4個療程。治療期間停用其他藥物，忌辛、辣、涼及油膩食物，節情志，適勞作，避風寒。治療結果：臨床治癒98例，顯效10例，好轉7例，無效5例，臨床治癒率為81.66％，總有效率為95.83％。

第三章　臨床實例與病證解析

按慢性非特異性潰瘍性結腸炎是在多種致病因素作用下，邪蘊於腸道，氣血搏結，脈絡受損，傳導失司而發病。病位在腸，與脾、胃、肝、腎相關，屬寒熱錯雜證。脾腎虧虛是本，寒凝血滯、熱毒溼濁塞滯、氣機不利是標。治以溫清並用、通澀兼施、扶正祛邪、平調陰陽。故用《傷寒論》烏梅丸加減治療。方以烏梅為主藥，配川花椒、乾薑、細辛、製附子、桂枝溫臟祛寒通脈；黃柏、黃連清熱燥溼解毒；人蔘、當歸益氣養血，補虛扶正。全方溫、補、調、清融為一爐，方藥對證，使寒熱升降調和，氣機通暢，邪祛正安，久泄得止。

醫案精選

◎案

劉某，女，32歲。1997年10月23日初診。訴腹痛、腹瀉，排膿、血、黏液便10餘年，突然加重3天。症見：大便日行4～7次，均有血水100～300ml及少量黏液排出，伴腹痛，裏急後重，消瘦，神倦，乏力，納少，肢冷，左下腹部輕壓痛。舌淡而邊尖紅，苔白膩而根部黃，脈弦細而數。大便常規示：肉眼見血便，白血球（＋＋＋），連續3次大便培養無致病菌。血液常規示：凝血4項正常，血小板207×109/L，白血球10.0×109/L，紅血球3.12×1012/L，纖維結腸鏡檢查：全結腸多處黏膜充血水腫，有小出血點及點狀糜爛，接觸性出血，腸腔變硬，多處假息肉形成。病理活檢示：非特異性炎症變化。西醫診斷為非特異性潰瘍性結腸炎（急性發作期）。中醫辨證為寒熱錯雜而正氣虛。治以溫臟、清熱、收斂、補虛。方用烏梅丸加減。

處方：烏梅24g，白及15g，當歸、川花椒各6g，桂枝、人蔘、製附子、細辛、乾薑、黃柏、黃連各9g。水煎服，日1劑，早、晚2次服。

2週後病情明顯好轉。無便血。但仍時有腹痛。溏瀉便伴黏液每日

2～3次。根據舌脈症的變化轉入活動期治療，以健脾燥溼溫腎為法，方用二朮湯加減治療 3 個療程後諸症消失，腸鏡檢查黏膜病變恢復正常，潰瘍病灶已形成瘢痕，大便常規檢查 3 次正常，屬痊癒。隨訪 1 年無復發。

按本病以脾虛為本，邪溼為標，雖溼邪可痛而化熱，但因病勢日久又導致溼邪多從寒化。當急性發作時，各種致病因素可歸結於「邪之所湊，其氣必虛」。患者最突出的特點就是寒熱錯雜而正氣虛，雖然此時患者膿、血便較嚴重，但此「久利」與溼熱痢疾截然不同，在治療上務必寒溫並用，攻補兼施，方選烏梅丸正切病機。方中細辛、乾薑、製附子、當歸、川花椒、桂枝散寒溫腎而燥脾，黃柏、黃連苦寒而清熱，以人蔘補益脾胃又可防諸藥敗胃，加白及止血，合烏梅之酸澀固脫達到溫臟、清熱、收斂、補虛之治療目的。

(二) 大腸激躁症

大腸激躁症（IBS）是最常見的腸道功能性疾病，是一種生物－心理－社會病症，屬胃腸功能紊亂性疾病，占消化門診的 3 分之 1～2 分之 1。迄今為止，關於本病的病因病機尚不十分清楚，主要認為是多種因素導致神經－內分泌－免疫系統的異常；可能與藥物、情緒緊張、食物不耐受、結腸運動功能異常、小腸功能障礙及食道、膽囊運動異常等因素有關，其中腸道功能的改變在大腸激躁症發病機制中有重要作用。國外學者發現，54％～100％的大腸激躁症患者有精神症狀，其中焦慮、憂鬱多見。故本病是一種心身疾病，而常規的化學藥物治療療效不理想。

該病臨床主要表現為腹痛、腹瀉、腹脹或便祕，屬中醫「腹痛」、「泄瀉」範疇。近年來中醫藥對 IBS 的診治研究獲得了較大進展，總結出許多行之有效的治療方法，在改善症狀、提高患者生活品質方面顯示出較大優勢。

第三章　臨床實例與病證解析

臨證精選

路瑞琴以烏梅丸加減治療經 X 光和內視鏡檢查確診的 IBS 33 例。男性 13 例，女性 20 例；年齡 12～56 歲，平均 41.5 歲；工人 21 例，教師 2 例，農民 5 例，公務員 4 例，學生 1 例。以腹痛、腹瀉為主要表現者 16 例，腹瀉為主者 8 例，腹痛為主者 5 例，腹痛伴便祕者 2 例，腹瀉便祕交替者 2 例；伴隨症狀有脘腹脹滿，便急或排便不盡感，脘部燒灼感，失眠多夢等；病程 2～8 年，平均 2.5 年。中藥方用烏梅丸加減。

處方：烏梅 20g，乾薑、炙甘草各 4g，黃連、肉桂、白附子各 5g，當歸、黃柏各 10g，川花椒 3g，細辛 2g，黨參 12g，大棗 30g。

加減：偏虛寒，症見腹痛、腹瀉、便溏、形寒肢冷、喜溫喜按、腸鳴腹脹、舌淡苔白者，去黃柏，加炒白芍、肉荳蔻、訶子、烏藥等；偏實熱，症見腹痛、腹瀉、口乾喜飲、裏急後重、溲黃、舌紅、苔淡黃者，去細辛、乾薑、白附子，加生薏仁、炒白芍、陳皮等；腹痛即瀉、瀉後痛減者，基本方合痛瀉要方；便祕者，加木香、酸棗仁、火麻仁。

用法：每日 1 劑，水煎分 2 次服，1 個月為 1 個療程，觀察 1 年後判定療效。治療結果：33 例中治癒 17 例（51.5%），顯效 9 例（27.3%），有效 4 例（12.2%），無效 3 例（9.1%）；總有效率為 90.9%。

按目前 IBS 發病機制尚未完全闡明，據多數學者研究認為可能與精神、飲食、菌群失調、環境刺激以及腸道動力學、分泌及吸收功能改變綜合因素有關，治療較為困難。本病的臨床表現特徵一是「急」，如腹痛、腹瀉常是突然發作，腹痛即瀉、瀉後痛減；二是「鬱」，如患者感到脘腹脹滿、精神憂鬱、噯氣吞酸、失眠多夢等；三是「泄」，除少數患者表現為便祕外，大多數患者為排便次數增多，大便稀溏或完穀不化。肝主疏泄，性剛，惡憂鬱，脾主運化，升清降濁，為氣機升降之樞紐，本

病臨床常表現為肝鬱脾虛或肝胃不和等證型，病位在肝、脾（胃）、腸。烏梅丸出自《傷寒論》原本為治療蛔厥證，但條文中也注有該方「又主久利」。古往今來，以本方加減治療慢性泄瀉多有報導。烏梅丸一方寒熱並用、虛實兼顧，頗符合 IBS 寒熱錯雜、虛實相兼之病機。方中烏梅性平味酸甘，具有澀腸止瀉、生津止渴之效；配以當歸、炒白芍、甘草、大棗又可發揮柔肝斂肝，緩急止痛之功；配人蔘（黨參）可抑肝扶脾；黃連、黃柏苦寒堅陰止瀉；細辛、川花椒發散通鬱；白附子、乾薑、肉桂溫中祛寒，適用於有內臟虛寒之人。隨症加減，可收到較好的治療作用。

（三）慢性膽囊炎

慢性膽囊炎由於長期慢性炎性刺激，致使膽囊壁發生纖維增厚，瘢痕收縮，造成膽囊萎縮，囊腔可完全閉合，導致膽囊功能減退，甚至完全喪失。臨床表現多為右上腹或上腹部不同程度的隱痛或刺痛，常伴有上腹飽脹、噯氣、噁心、嘔吐等消化不良症狀，過多高脂肪飲食或勞累後症狀加重。

該病屬於中醫學「脅痛」、「膽脹」、「黃疸」等範疇。肝氣不疏，脾失健運，溼熱內生，熱煎膽汁，或膽囊取石術後，寒熱虛實俱存，上下內外均病為本病的病機特點。因其病機關鍵在於「不通則痛」，故治療當以「通利」為大法，包括清熱利溼、活血化瘀、健脾益氣、疏肝利膽、溫陽行氣等法。

臨證精選

楊金環應用烏梅丸加減治療 69 例慢性膽囊炎患者，其中男性 21 例，女性 48 例，男女比例為 1 : 2.2；年齡最小 15 歲，最大 79 歲，平均為 52 歲；病程最短 1 年，最長 20 年，平均為 10.5 年。69 例中 57 例為膽囊取石術後慢性膽囊炎患者（83%），非結石性慢性膽囊炎患者 12 例（17%）。全

第三章　臨床實例與病證解析

部病例均根據臨床症狀、腹部超音波檢查及膽功能測定診斷。其中合併高血壓病6例，冠心病2例，糖尿病2例，腦血管疾病1例，胃大部切除手術史1例，多發性神經根炎1例。方用烏梅丸加減。

處方：烏梅30g，細辛3g，乾薑5g，桂枝5g，製附子5g，川花椒5g，黃連15g，黃柏10g，黨參30g，當歸10g。

加減：若腹脹者加大腹皮10g、紫蘇梗10g；胃納差加焦穀芽10g、山楂15g、神曲10g；熱盛而便祕者加大黃10g（後下）、全瓜蔞15g；噁心嘔吐者加竹茹15g、半夏10g；痛重加延胡索15g、川楝子15g；脅脹加柴胡15g、鬱金10g。每日1劑，每劑煎2次，共煎300ml，每日2次，溫開水對服。10天為1個療程。

臨床治癒：臨床症狀消失，膽囊壁厚度3mm，壁較光滑，超音波或膽囊造影顯示脂餐後1小時膽囊排空功能較理想（35%），隨訪1年以上未再反覆。顯效：臨床症狀好轉，膽囊壁厚度3～4mm，壁稍毛糙，超音波或膽囊造影顯示脂餐後1小時膽囊排空功能較理想（21%～49%），隨訪1年以上療效不穩定者。無效：經過3個療程以上的治療，臨床症狀未見好轉，膽囊壁厚度＞4mm，壁毛糙，超音波或膽囊造影顯示脂餐後1小時膽囊排空功能差（20%）。治療結果：所有患者經治療後每6～12個月隨訪複檢1次，透過超音波檢測膽囊收縮排空功能，按規定的療效標準確定膽囊健康狀況，臨床治癒51例，顯效13例，無效5例，有效率為92.8%。

按烏梅丸的主要功效在於溫臟祛寒，養血通脈，調和陰陽。據臨證觀察及近代著名老中醫啟示：「外邪陷入厥陰，七情傷及厥陰，雖臨床表現不一，遵守病機，皆可用烏梅丸或循其法而達到異病同治。」此方治療寒熱錯雜、正氣虛弱的慢性膽囊炎最為適宜。方中重用味酸之烏梅

為君藥斂肝之真氣，臣以製附子、桂枝、乾薑、川花椒、細辛溫陽而理氣，疏木達鬱，遵從《黃帝內經》「肝欲散，急食辛以散之，用辛補之，酸瀉之」的治療主旨，佐以人參（以黨參代之）、當歸之甘味溫益脾胃，調和氣血，培土榮木。黃連、黃柏清利溼熱，又能緩和方中諸藥之過於溫熱，以防傷陰之弊。方中黃連、黃柏用量之和要大於製附子、桂枝、乾薑、川花椒、細辛用量之總和，療效才佳。

（四）慢性萎縮性胃炎

慢性萎縮性胃炎（CAG）是以胃黏膜上皮和腺體萎縮，黏膜變薄，黏膜肌層增厚及伴有腸上皮化生、不典型增生為特徵的慢性胃病，是慢性胃炎的一個類型，在臨床上大多伴胃酸缺乏，胃酸缺乏則對食物的消化吸收、消毒殺菌作用降低。故出現以胃黏膜萎縮變薄，胃腺減少引起上腹部脹飽或鈍痛，食慾減退，噁心噯氣，甚或消瘦、貧血、脆甲等一系列臨床症狀。特別是伴腸上皮化生或有不典型增生者，胃癌發生率比普通人群高，已引起醫學界的高度重視。其病因根據現代臨床流行病學研究結果提示，認為其發生與幽門螺旋桿菌（Hp）感染、遺傳、不良飲食習慣、膽汁逆流、免疫等因素有關。

該病屬於中醫學「胃脘病」、「痞滿」、「嘈雜」、「腹脹」、「噯氣」等範疇，病位在胃。中醫認為其與飲食、情志、感受邪氣、脾胃虛弱等因素反覆作用，致脾失健運、胃失和降而發病。病變初起以溼熱阻滯、氣機不暢為主；久則脾胃氣陰受損，或脾氣虛弱，或胃陰損傷；進一步發展，可因氣不行血，或陰不榮絡，致胃絡血瘀、痰溼瘀血互結而成毒。其演變加重過程可概括為由實至虛，由虛至熱，由熱至瘀，由瘀至毒。其病機與脾虛、寒溼、溼熱、陰虧、氣滯、血瘀緊密相關。西醫對CAG常缺乏理想的治療方法，而中醫藥對CAG的治療具有明顯的優勢，累積了豐富的經

第三章　臨床實例與病證解析

驗。目前認為，在中醫辨證論治的基礎上，結合西醫辨病，加用現代臨床研究證實有較好療效的中藥，可以提高 CAG 的臨床療效和治癒率。

臨證精選

（1）朱玲以烏梅丸治療 36 例慢性萎縮性胃炎患者。治療組用烏梅丸加減。

處方：烏梅 20g，川花椒 3g，乾薑、桂枝各 6g，製附子 6g，黃連 2g，黃柏 8g，當歸、黨參各 15g，細辛 10g。水煎服，日 1 劑。

加減：偏脾胃虛弱者加太子參、白朮、黃耆；兼胃熱者加蒲公英、白花蛇舌草、半枝蓮、連翹；血瘀者加赤芍、川芎、紅花、延胡索；兼食積氣滯者加雞內金、山楂、穀芽、麥芽、砂仁、枳殼；兼肝鬱氣滯者加柴胡、鬱金、川楝子。停用其他治療胃病的藥物。

對照組：胃復春片，4 片，每餐前 30 分口服。兩組療程均為 3 個月。治療結果：治療 3 個月後統計療效，治療組 36 例中，治癒 6 例，顯效 11 例，好轉 10 例，無效 9 例，總有效率 75％；對照組 22 例中，治癒 2 例，顯效 5 例，好轉 4 例，無效 11 例，總有效率 50％。兩組總有效率比較差異有顯著性意義（$P < 0.05$）。

（2）李雙以加減烏梅湯治療慢性萎縮性胃炎 46 例臨床觀察。共觀察 89 例患者均為慢性萎縮性胃炎，其中住院患者 49 例，門診患者 40 例。隨機分為兩組。治療組 46 例中，男性 24 例，女性 22 例；平均年齡 42 歲，年齡最大者 56 歲，年齡最小者 37 歲；平均病程 6.2 年；輕度萎縮性胃炎者 18 例，中度者 24 例，重度者 4 例。對照組 43 例，其中男性 29 例，女性 14 例；平均年齡 42.5 歲，年齡最大者 54 歲，年齡最小者 34 歲；平均病程 6.2 年；輕度萎縮性胃炎者 22 例，中度者 18 例，重度者 3 例。兩組經統計學處理 $P > 0.05$，具有可比性。治療組用烏梅丸加減。

處方：烏梅20g，細辛4g，乾薑10g，黃連10g，白荳蔻10g，當歸10g，製附子10g，川花椒10g，桂枝10g，黨參30g，黃柏10g。

隨症加減：食慾不振者加麥芽10g、雞內金（研末沖服）10g；貧血嚴重者加黃耆60g；燒灼感明顯者加石斛10g；噁心嘔吐明顯者改乾薑為生薑，烏梅減量為10g。上藥以水浸泡30分，加熱煎煮2次混合，分2次早、晚熱服。對照組均用胃蛋白酶100mg，每日3次；黃連素100mg，每日3次；維生素B，20mg，每日3次；並採取支持治療，間斷性靜脈注射10%葡萄糖500ml加三磷酸腺苷40mg、維生素B 6100mg、維生素C 1.0g，每日1次；胃脹不適加用多潘立酮15mg，每日2次。兩組病例連續用藥60天為1個療程，一般4～5個療程，療程結束後根據用藥前後炎症、伴隨症狀及胃鏡檢查與胃黏膜病理切片的情況以判斷療效。治療結果：治療組臨床治癒率為26.04%，顯效率為52.08%，總有效率為86.8%；對照組臨床治癒率為8.64%，顯效率為13.02%，總有效率為26.10%。透過治療組與對照組的效果統計，差異具有非常顯著性意義（P＜0.01）。

（3）楊擴美以烏梅丸加減治療慢性萎縮性胃炎78例。本組78例，經胃鏡和病理檢查，明確診斷。男性42例，女性36例；年齡26～78歲；病程1～16年。病位在胃竇部65例，在胃竇－胃體部5例，在胃體部8例。病變程度：淺表萎縮（Ⅰ～Ⅱ度）不等者71例，重度萎縮（Ⅳ度）7例；伴有不典型增生13例，腸上皮化生（＋）～（＋＋＋）31例，幽門螺旋桿菌檢出陽性者31例。中醫辨證屬虛寒型49例，寒熱夾雜型29例。虛寒型：本組共49例，主症胃脘脹悶隱痛，噯氣或噁心，泛吐清涎，納差，食後脹悶加重，神疲肢軟，脈細或緩，苔薄白、舌質淡紅。方用烏梅丸加減。

處方：黨參18g，當歸身、桂枝各10g，烏梅15g，川花椒、細辛各3g，川黃連1g，乾薑、甘草各8g，附子、枳殼各12g。

寒熱夾雜型：本組共29例，主症胃脘脹痛明顯，口乾，口苦或泛酸，胃脘灼熱，納差無味，神疲乏力，舌質稍紅、苔黃，脈細數。方用烏梅丸加減。

處方：黨參18g，當歸身10g，烏梅15g，桂枝5g，川花椒2g，乾薑、川黃連各3g，黃柏8g，甘草、枳殼各12g。

上述方藥每日1劑，水煎2次共600ml，分早、晚2次服完。服用3個月為1個療程。治療期間停用其他治療胃病藥物。

治療結果：78例經1個療程治療後，顯效32例，有效38例，無效8例，總有效率89.7%。屬虛寒型顯效20例，有效24例，無效5例；屬寒熱夾雜型顯效12例，有效14例，無效3例。本組無一例有惡變趨勢。

醫案精選

◎案

鄭某，男，40歲。2005年7月20日初診。反覆上腹部脹痛3年，加劇伴泛酸、噯氣、納差2個月，痛處按之減輕，溫之亦能減輕，時見軟便，乏力，體重漸減，面色萎黃，舌質淡、苔薄白膩，脈細。血液常規：血紅素（HB）97g/L，白血球（WBC）4.2×109/L，嗜中性白血球百分比（NE%）75%，血小板（PLT）150×109/L。心電圖：竇性心律，正常心電圖。電子胃鏡：慢性淺表性胃炎伴萎縮，十二指腸球炎伴潰瘍。病理切片：腺體萎縮（胃竇部），中度腸上皮化生。中醫診斷為胃脘痛。辨證為脾胃虛寒。方用烏梅丸加減。

處方：烏梅丸加焦白朮 15g、茯苓 20g。7 劑，日 1 劑，水煎服。

二診：服上藥 7 劑後，上腹脹痛緩解；繼服 15 天後症狀消失。原方加減共治療 3 個月後胃鏡複檢：慢性淺表性胃炎、十二指腸球炎，Hp（－），病理切片示炎症性改變。追訪 1 年未復發。

按 CAG 多屬頑症痼疾，病程長久，屬中醫「痞症」、「胃脘痛」範疇，以虛寒多見。烏梅丸出自《傷寒論》，以烏梅為主藥，取其酸澀斂精開胃之性，《本草逢原》稱「烏梅酸收，益精開胃」。現代藥理研究亦證實，烏梅的有效成分檸檬酸能促進胃酸分泌，對侵入胃腸道的細菌、黴菌，特別是幽門螺旋桿菌，均有很強的殺滅作用；製附子、乾薑、川花椒、細辛、桂枝溫中散寒助運；黃連、黃柏苦辛通降；當歸、黨參補氣血，助正氣；焦白朮、茯苓健脾。全方寒熱並用，邪正兼顧，虛實並治，酸辛苦甘，攻補兼施，剛柔相濟，故而奏效。

◎案

舒某，男，37 歲，農民。2001 年 8 月 10 日初診。患者訴 1995 年 10 月起感上腹疼痛，時有燒灼感，伴泛酸，在當地衛生所診斷為急性胃炎，口服 Cimetidine 0.2g，每日 4 次，Sucralfate 0.9g，每日 3 次。間斷用藥，症狀時有緩解，近 2 年來症狀加重，經常感上腹不適，食慾不振，無規律性隱痛，噯氣，伴四肢疲軟無力，伴頭暈，而來醫院檢查。體格檢查：神志清楚，表情痛苦，面色白，甲床蒼白，全身未觸及淋巴結腫大，心肺檢查未見異常，上腹胃脘部輕壓痛，舌質紅、少津，脈細數。化驗血液常規：HB 80g/L，WBC 4.8×10^9/L，LY 40×10^9/L，PLT 100×10^9/L。超音波檢查肝脾正常，電子胃鏡檢查胃黏膜呈灰黃色，黏膜萎縮，皺襞變淺，呈紅黃相間的斑塊狀分布，胃鏡下取胃組織病理切片見固有腺體萎縮 3 分之 2，胃肌層稍增厚。西醫診斷為中度萎縮性胃炎。中醫診斷為胃脘痛。辨證胃陰不足兼氣血虧損。方用烏梅丸加減。

連續服藥3個療程，諸症消失，達到痊癒標準出院。隨訪半年未復發。

按本病屬於中醫「胃脘痛」範疇。因多種因素引起，最後導致胃氣失和，氣機不利，胃失濡養，一旦發生經久難癒。本病主要是胃的腺體萎縮，胃蛋白酶分泌減少，胃的固有膜炎症三大主要病理改變，最後因攝取的食物不能靠脾胃的化津輸布於全身，而出現一派氣血虧虛的病理改變。針對這一主要病因病機，採用加減烏梅丸治療本病，清熱解毒，溫胃消食。其作用機制主要是促進胃的腺體分泌增多，方中烏梅為主藥，細辛、附子、乾薑為臣藥，溫胃消食，二者配伍，使用效彰；川花椒協助烏梅增加胃酸分泌，桂枝通經；白荳蔻理氣；黃連清熱、解毒；黨參、當歸健脾生血。綜觀全方，溫補兼施，寒熱並舉，標本兼顧，共奏其效。

(五) 十二指腸壅積症

十二指腸壅積症是指各種原因引起的十二指腸梗阻，以致十二指腸梗阻部位的近端擴張、食糜塞積而產生的臨床症候群。引起本症原因很多，以腸繫膜上動脈壓迫十二指腸形成塞積者居多（占50%），其他原因有先天異常、腫瘤、十二指腸遠端或近端空腸浸潤性疾病和炎症、膽囊和胃手術後發生黏連牽拉十二指腸及其他先天性畸形。患者以女性（成年無力型）或長期臥床者為多。以慢性間歇性發作居多。呃逆、噁心和嘔吐是常見的消化不良症狀，飽餐後1～4小時有中上腹重壓感，仰臥時更明顯，如斜倚位或俯臥位可使疼痛減輕或緩解。也有突然起病，表現為餐後噴射狀嘔吐，吐出宿食和膽汁。

該病屬於中醫學之「嘔吐」、「反胃」等病，採用理氣和胃、消食導滯、降逆止嘔等方法治療療效較好。

醫案精選

◎案

王某，女，42歲。2002年3月10日初診。患者多年胃下垂，雙側腎下垂。半年來上腹經常隱痛，食後不適，有噁心感，2～3小時即嘔吐食物，多於疲勞或惱怒後誘發。數天前因家庭糾紛而誘發，舌體胖、苔薄黃，邊有齒痕，脈右關尺沉弱、左關細弦。行X光鋇劑攝影提示十二指腸塞積症。中醫辨證為脾胃陽虛，兼肝氣鬱結。厥陰陽明同病，非苓桂朮甘湯證及大半夏湯證。治以苦辛酸以泄肝，甘辛熱以安胃，稍佐止嘔。方用烏梅丸加減。

處方：黨參15g，烏梅10g，黃連3g，半夏10g，乾薑9g，吳茱萸3g，桂枝10g，製附子5g，川花椒3g，代赭石30g（先煎），木香2g。3劑，日1劑，水煎服。

二診：服上藥3劑後，嘔吐見輕。原方去吳茱萸，加茯苓15g，續服5劑。嘔吐已除，唯食後尚有噁心感，神疲乏力，脾胃陽虛久矣，再以溫補逐飲藥以善後。

按十二指腸壅積症臨床多從嘔吐或反胃論治。細審本案嘔吐，實為肝氣鬱結，胃失和降。烏梅丸酸、苦、辛合用瀉肝疏肝，酸、甘、辛相佐溫胃祛寒，從而使肝氣得斂，脾陽得溫，諸症得解。

（六）滴蟲性腸炎

滴蟲性腸炎是由人毛滴蟲引起的腸道感染，有極高的傳染性與致病性，在農村較為常見。其腹瀉、腹痛等多急性起病，反覆發作，且經久不癒。對原因不明的長期腹脹、腹痛、腸鳴、腹瀉的患者，應及時鏡檢大便腸滴蟲，即可診斷。

第三章　臨床實例與病證解析

該病屬於中醫學「泄瀉」、「下利」的範疇，尤其與脾虛泄瀉極為相似。一般認為，本病因脾胃虛弱，復由寒熱溼邪蘊於大腸，邪滯腸胃，食積難化，久之生蟲，擾亂腑氣，大腸傳化失司所致。中醫藥治療多以健脾燥溼、清利溼熱為主，顯示良好的效果。

臨證精選

魏世超用烏梅丸治療滴蟲性腸炎 96 例。治療組（96 例）和 Metronidazole 對照組（80 例），根據本病有寒熱錯雜、虛實兼見的臨床特點，以寒與熱、虛與實的孰輕孰重將烏梅湯組分為 3 型，按證型選用烏梅湯中藥物溫清、補瀉的功效而增減各味藥物的分量組成。每日 1 劑，2 次煎服，早、晚各 1 次。

腸熱偏重型（26 例）：主症見腹瀉、腹痛時而加劇，瀉下黃褐而臭，或肛門灼熱，口苦而乾，舌紅、苔黃膩，脈濡或帶數。方用烏梅丸加減。

處方：烏梅 10g，黨參 10g，乾薑 3g，細辛 2g，當歸 10g，製附子 3g，桂枝 3g，黃柏 2g，黃連 10g，川花椒 10g。

中焦虛寒型（40 例）：腹瀉溏薄日久，腹痛隱隱或腸鳴交作，形寒肢冷，神疲納少，口淡不渴，舌淡、苔白膩，脈細弱或沉。方用烏梅丸加減。

處方：烏梅 10g，黨參 15g，乾薑 10g，細辛 6g，當歸 10g，桂枝 10g，黃柏 5g，黃連 2g，川花椒 3g。

寒熱並重型（30 例）：腹瀉糞稀有黏液，腹痛隱隱，尿赤，口不渴，舌淡紅、苔薄黃，脈濡。方用烏梅丸加減。

處方：烏梅 15g，黨參 15g，乾薑 5g，細辛 3g，當歸 10g，製附子 6g，桂枝 3g。

Metronidazole 組：成人予 Metronidazole 每次 0.5g，每日 3 次口服；兒童按每日 25ml/kg，分 3 次飯後口服。治療結果：兩組療效都比較肯定，經統計學處理，兩組療效無顯著性差異（$P > 0.05$）。烏梅湯治療組的療程和 Metronidazole 對照組療程，兩組比較平均療程無差別（$P > 0.05$）。同時在治療觀察中發現，烏梅湯治療組病例均無毒副反應出現，而 Metronidazole 對照組中，出現噁心或嘔吐 5 例，頭暈 16 例。治療後兩組大便情況：大便成形時間與止瀉時間，烏梅湯組明顯優於 Metronidazole 組（$P < 0.01$），而治療後糞便檢查滴蟲消失時間兩組間無顯著差異（$P > 0.05$）。以上結果顯示，烏梅湯不僅能夠調節腸道功能，還可提高機體抗病力，並有殺滅腸道滴蟲的作用。

按烏梅湯治療滴蟲性腸炎是從《傷寒論》中「蛔厥者，烏梅丸主之，又主久利」得到啟發，把「蟲」與「利」作為滴蟲性腸炎的病機、病症，按其寒熱虛實的孰輕孰重，加以辨證分型，又根據烏梅丸組方上有寒熱並用、氣血兼補、驅蟲扶正的功效特點，因此隨症調整方中各味藥物的重量而組成方劑以辨證論治，既突出了專方治專病，又展現了辨證施治的中醫特色。在兩組治療對比觀察中，烏梅湯治療滴蟲性腸炎療效確切，與 Metronidazole 療效相比無顯著差別，同時未曾發現有任何毒副反應，能被體弱、孕婦及哺乳期婦女所接受。此外，烏梅湯在治療後的大便成形時間與止瀉時間較 Metronidazole 有明顯的優勢，而對殺滅腸道中滴蟲時間與 Metronidazole 相似，此說明烏梅湯能調節腸道功能，並殺滅腸道滴蟲以達到治療效應。

(七) 克隆氏症

克隆氏症又稱局限性腸炎、節段性腸炎或肉芽腫性小腸結腸炎，是一種病因未明的胃腸道慢性炎性肉芽腫性疾病，與潰瘍性結腸炎統稱為炎症性腸病病變多見於末段迴腸和臨近結腸，呈節段性或跳躍式分布，但從口腔至肛門各段消化道均可受累，其病因現代醫學尚未完全明確。

該病屬於中醫學「腹痛」、「泄瀉」、「積聚」、「便血」、「休息痢」、「虛勞」等範疇。《素問》中說：「食飲不節，起居不時者，陰受之……陰受之則入五臟……入五臟則䐜滿閉塞，下為飧泄，久為腸澼。」又說：「少陰之勝……腹滿痛，溏泄，傳為赤沃。」這些病因和症狀的描述與本病頗為相似。本病病位在中焦，與肝脾腎等臟腑密切相關。病性多為虛實夾雜，虛者脾虛運化失職，腎虛溫煦無能，水火不化精微，溼濁內生，混雜而下，發生泄瀉；實者因飲食所傷，滋生溼熱，蘊結腸中，氣血阻滯，傳導失司，腸絡攣急則裏急後重或腹痛陣作；溼熱熏蒸，氣血瘀滯則發熱或大便黏膩帶血。由於本病的發病機制尚未完全闡明，西藥的治療也僅僅是全身支持與緩解症狀，尚無特效治療藥物，但中醫學的辨證論治對於本病的治療也有不少寶貴經驗，在西醫治療尚乏良效之時，運用中西醫結合的方法治療本病不失為一種選擇。治療原則宜虛實兼顧、溫澀固下以治其虛，清腸毒以除其實。

臨證精選

曹鍾東烏梅丸加味治療克隆氏症 21 例。烏梅丸合白頭翁湯化裁。

處方：烏梅 30～45g，細辛 6～10g，乾薑 10～15g，炒黃連 10～15g，炒黃柏 9～12g，製附子 10～15g，炒當歸 12～24g，肉桂 6～10g，紅參 10g，川花椒 6～10g，白頭翁 15～20g，秦皮 9g，大棗 10g，炙甘草 10g。每日 1 劑，水煎分 2 次溫服。

脾腎虛寒證明顯者白頭翁、黃連、黃柏、秦皮用小劑量，其他藥用大劑量；發熱或上焦有熱者，白頭翁湯用大劑量，其他藥用小劑量；腹中有積塊者加三稜、莪朮各 10g，15 劑為 1 個療程。

治療結果：療效標準參考《泄瀉療效評定標準》。痊癒：臨床症狀消失，腸鏡檢查及（或）鋇劑灌腸攝影檢查正常者；好轉：症狀基本消失或明顯減輕，腸鏡及（或）鋇劑灌腸攝影顯示病變減輕；無效：症狀無明顯改善，腸鏡及（或）鋇劑灌腸攝影顯示病變無改善。本組 21 例在用藥 3 個療程後（含不足 3 個療程痊癒者）進行療效評定，結果痊癒 16 例（占 76.20%），好轉 4 例（19.05%），無效 1 例（占 4.76%），總有效率為 95.2%。臨床獲得滿意療效。

醫案精選

◎案

史某，男，28 歲。1990 年 3 月 27 日初診。有家族性腹瀉病史。患者反覆腹瀉、腹痛、低熱 3 年餘，臍右側腫塊半年。1 週前無誘因又出現腹瀉，大便呈黏液樣血便，一日 10 餘次，裏急後重，右腹部劇痛陣作，發熱。入院後用西藥抗生素靜脈注射和口服消炎、止瀉、止痛治療 1 週，效果不明顯。遂赴某醫院進一步診治，經纖維結腸鏡檢查診斷為克隆氏症（局限性結腸炎），又在該院用西藥靜脈注射並口服治療 10 天，病情改善仍不明顯，繼回本地求服中藥。查患者舌淡，邊有齒痕，苔中後部黃膩，脈細無力略數。中醫辨證為脾腎兩虛、大腸溼熱。方用烏梅丸合白頭翁湯加減。

處方：用曾鍾東烏梅丸加味方，白頭翁湯大劑量，餘藥小劑量，加三稜、莪朮各 10g。7 劑，日 1 劑，水煎服。

二診：服上藥 7 劑後，腹瀉腹痛明顯減輕。續以白頭翁湯小劑量，餘藥大劑量調理，3 個療程後，腹瀉、腹痛諸症悉癒，纖維結腸鏡複檢報告，腸黏膜病變基本恢復正常，隨訪至今未復發。

按本病屬虛實夾雜之症候，故在治療時宜虛實兼顧，溫澀固下以治其虛，清腸毒以除其實。烏梅丸方中製附子、肉桂、乾薑、細辛、川花椒等溫補脾腎；紅參、當歸、大棗、炙甘草健脾益氣養血；此二組藥物能夠調整胃腸運動功能，增強機體免疫力。白頭翁燥溼清熱解毒，擅治溼熱痢疾，現代藥理研究證明具有明顯的抗腸道炎症作用；烏梅重用可泄木安土，澀腸止泄，現代藥理研究其對大腸桿菌、痢疾桿菌有一定抑制作用。諸藥共奏溫補脾腎、益氣養血、澀腸止瀉、清腸解毒之功效。因藥證相符，標本兼治，切中病機，故收效滿意。

(八) 膽道蛔蟲病

膽道蛔蟲病是一種常見、多發病。膽石症的發病率逐年上升，嚴重地影響著人們的工作及生活，膽石症的發病原因雖然與膽囊因素、脂類代謝等諸多因素有關，但是很多膽囊結石及膽總管結石則是由於膽道蛔蟲而引起的。據抽樣調查報告，80％膽總管結石內都含有蛔蟲卵及蛔蟲殘體。膽囊及膽總管結石的發生與膽道蛔蟲症有很大關係，在廣大農村尤為如此。而在膽道蛔蟲症的治療上，經止痛、消炎、抗感染治療後症狀體徵緩解，停止了繼續治療，而此時大部分患者蛔蟲或殘體仍在膽道內未被排出，以後這些蛔蟲殘體將成為結石的核心，因此，治療膽道蛔蟲病是預防膽囊及膽總管結石的一項重要方式，治療一定要徹底。

該病屬於中醫學「蛔厥」範疇。蛔蟲有喜鑽竄和扭結成團的特性，故大量蛔蟲寄生在腸內時，可壅積腸中，聚集成團，阻塞腸道，氣機不能暢達，而見劇烈腹痛，胃氣上逆則伴噁心、嘔吐等症；有蛔蟲病史的患

者，如遇寒熱不調，飲食不節，造成臟寒肝熱，蛔蟲不能適應體內環境時，迫使蛔上入肝，動擾亂竄，穿腸入膽，即可發生蛔厥證。起病多突然，症見上腹部疼痛，有「鑽頂樣」感覺，痛劇難忍，輾轉反側，煩躁不安，多伴噁心嘔吐，或吐出蛔蟲，甚者四肢厥冷，汗出涔涔，發作為陣發性，乍作乍止，痛止一如常人。故其基本病機是上熱下寒，本虛標實，寒熱錯雜，蛔蟲竄擾。在治療方面以清上溫下、安蛔止痛為大法。《素問‧至真要大論》曰「必伏其所主，而先其所因」，根據蛔蟲怕酸、怕苦、怕辛的特性，羅美《古今名醫方論》總結出「蛔得酸則靜，得辛則伏，得苦則下，信為化蟲佳劑」的經驗，證之臨床，屢試而爽。

臨證精選

（1）劉選民用烏梅丸化裁治療膽道蛔蟲病48例。其中，男性22例，女性26例；年齡18～20歲5例，21～30歲12例，31～40歲19例，41～50歲12例。其主要症狀為右上腹陣發性劇烈攣痛，並向右肩及腰背部放射，痛時坐臥不寧，彎腰弓背，以拳頂按，伴有噁心嘔吐或四肢厥冷，有吐蛔蟲或大便排出蛔蟲史，大便查蛔蟲卵陽性。所有病例均經超音波確診。方用烏梅丸加減。

處方：烏梅、苦楝皮、檳榔各15g，黃連、木香各6g，川花椒、乾薑、大黃、黃柏各10g，川楝子、使君子各15g，細辛3g。素體虛弱者，加黨參、當歸、白芍各12g；肢厥、冷汗者加製附子、桂枝各9g；兼鬱熱黃疸者加金錢草、茵陳各30g，梔子10g。日1劑，水煎分2次早、晚服。

治癒：臨床症狀消失，超音波複檢正常，隨訪半年未復發43例；好轉：臨床症狀消失，半年內症狀復發5例；均服藥6劑。

（2）夏明清應用中西醫結合治療膽道蛔蟲病42例。男性28例，女

性14例，年齡5～45歲，平均20歲。診斷標準參照《實用內科雜誌》擬定即陣發性右上腹絞痛，有鑽頂感，嘔吐或嘔吐蛔蟲；超音波可在膽道探及平行光帶。中藥用烏梅丸加味。

處方：烏梅30g，黃連、黃柏、川花椒、白芍、大黃各10g，當歸、製附子各6g，細辛3g。四肢厥冷者加桂枝10g，發熱明顯者減製附子。製附子先煎30分，餘藥再煎；大黃後下，分早、晚2次溫服。

西藥根據病情需求，可給予抗生素、補液、糾正水與電解質平衡，解痙鎮痛；腹痛緩解即給予Levamisole，1次足量驅蟲。臨床痊癒：腹痛完全緩解，超音波複檢，膽道無平行光帶；顯效：腹痛緩解，超音波複檢，蛔蟲未退出或已死亡；無效：腹痛無減輕，轉其他治療。治療結果：臨床痊癒30例，顯效10例，無效2例；總有效率為95.2%。腹痛緩解時間1天內23例，2～3天14例，3天以上3例。

醫案精選

◎案

孫某，女，15歲。1998年10月17日初診。右上腹陣發性絞痛4天，嘔吐蛔蟲1條，精神差，煩躁不安，右上腹劇烈絞痛，有鑽頂感。查體溫37.5℃，呼吸20次／分，HR 96次／分，BP 90/60mmHg。急性病容，被動體位，四肢冷，右上腹明顯壓痛，牟菲氏病徵弱陽性，無肌衛及反跳痛，腸鳴活躍。超音波探查膽管擴張，內可見平行光帶，可見蠕動，不伴身影。血液常規：HB 120g/L，WBC 1.1×10^9/L，NE 7×10^9/L，LY% 29%，BA% 10%。診斷為膽道蛔蟲病，即給予Ampicillin抗炎，補液，阿托品解痙及鹽酸哌替啶5mg鎮痛等治療後，一般情況好轉，但腹痛仍未控制。方用烏梅丸加減。

處方：烏梅丸原方加大黃，1劑，分早、晚服，脘腹疼痛緩解。翌日晨給予Levamisole 150mg頓服，第3日腹痛完全緩解，並下蛔蟲2條，複檢超音波示膽管無擴張，無平行光帶，痊癒出院。

按《傷寒論》謂「蛔上入其膈，故煩，須臾復止，得食而嘔，又煩者，蛔聞食臭出，其人常自吐蛔。蛔厥者，烏梅丸主之」。臨床應用中觀察發現，烏梅丸治療膽道蛔蟲病止痛效果較慢，驅蟲效果不明顯，故將烏梅丸化裁加大黃，可明顯提高緩解疼痛效果。及時應用西藥Levamisole驅蟲，可迅速緩解腹部疼痛、縮短病程，減少併發症，將蛔蟲驅出膽道和排出體外。應當指出，膽道蛔蟲病屬中醫「蛔厥證」，而《傷寒論》指出本證屬寒熱錯雜，如誤用苦寒攻下，則上熱不去，更損脾陽，下寒反而更重，可能造成下利不止的變證，因此，明確告誡「下之，利不止」。加大黃是寒熱並用，在安蛔止痛的基礎上進行緩下，並非單純苦寒攻下。也是宗張仲景之法，在烏梅丸中配合了大黃附子湯，溫陽而緩下，則無「利不止」之慮。膽道蛔蟲病患者大多有大便不通，常見1～2天未大便，故加用大黃是合適的，只要無明顯腹瀉，即可應用。

◎案

王某，女，34歲。1999年4月12日初診。患者訴胃脘及右脅下陣發性劇痛半天，嘔吐苦水，吐蛔蟲1條，大便3天未行，在當地醫院經抗炎、止痛等治療無效，遂轉來我院。入院時患者胃脘及右脅下劇痛，痛引背心及右肩，輾轉不安，嘔吐苦水，舌紅、苔黃厚而乾，脈弦數。體溫38.2°C，腹軟，劍突下及右上腹壓痛明顯，無反跳痛。血液常規：WBC 15.2×109/L，NE% 82%，LY% 17%；超音波示總膽管擴張（0.8cm），可見雙管徵。西醫診斷為膽道蛔蟲病合併感染。中醫診斷為蛔厥證。辨證為胃腸積熱、蛔蟲上擾。治以瀉胃腸積熱，安蛔止痛，驅除蛔蟲。方用烏梅丸加減。

處方：烏梅 30g，黃連 6g，川楝子 12g，檳榔 15g，苦楝皮 10g，大黃 12g（後下），芒硝 15g（沖服），枳殼 10g，黃柏 9g。1 劑，水煎服。

二診：服上藥 1 劑即痛止，予阿苯達唑（腸蟲清）400mg，空腹 1 次頓服，同時予頭孢他啶 6.0g 肌內注射，必要時予鹽酸哌替啶 20mg 肌內注射；症狀緩解後予阿苯達唑 400mg 空腹 1 次頓服；合併感染者可選擇適當的抗生素加入 5％葡萄糖中靜脈注射抗感染。翌日守上方再進 1 劑，大便通暢，解出蛔蟲 23 條，告癒。

按柯琴對烏梅丸治蛔蟲作用概括為「蛔得酸則靜，得辛則伏，得苦則下」。方中重用烏梅，其味酸能制蛔，先安其動擾；檳榔、苦楝皮味辛能驅蛔；黃連、黃柏味苦能下蛔。辨其寒熱虛實，以本方加減治之。同時根據病情發展輔以西藥治療。病初時蛔蟲從腸道鑽入膽道後，導致膽道括約肌痙攣，引起劇烈疼痛，予阿托品皮下或肌內注射可解除膽道括約肌痙攣，緩解疼痛。重者予鹽酸哌替啶肌內注射，鎮痛效果顯著。此外因蛔蟲將細菌帶進膽道，容易使膽道發生化膿性感染，可使用適當的抗生素治療，控制感染。本病症狀緩解後應及時口服驅蟲藥，可予阿苯達唑 400mg，空腹 1 次頓服。

(九) 慢性腹瀉

腹瀉是指排便次數多於平時，且糞便量增加，水量增加，糞便變稀，並且可含有異常成分，如未經消化的食物、黏液、膿血及脫落的腸黏膜等。正常人排便次數因人而異，隔日或 2～3 日 1 次或每日 2～3 次不等，但排出的水量每日不應超過 200ml，糞便成形，不含有異常成分。慢性腹瀉是指持續性腹瀉病程超過 3～8 週或者腹瀉反覆發作。慢性腹瀉是一個症狀，而不是一個獨立的疾病，必須結合病史、體徵、化驗、結腸鏡與 X 光檢查結果進行全面綜合分析，方能做出明確的診斷。

根據慢性腹瀉較長時間有大便次數增多、糞質稀薄如水樣，或兼有黏液的特點，屬於中醫學之「泄瀉」、「久瀉」範疇。《景岳全書·泄瀉》中說：「泄瀉之本，無不由於脾胃。」又說：「久瀉無火，多因脾腎之虛寒也。」因此治療慢性泄瀉，多從脾虛溼蘊、脾腎虛寒論治。但因慢性腹瀉病情複雜，病程纏綿，虛實夾雜，寒熱錯雜，病位涉及脾、肝、腎三臟，因此單純應用苦寒燥溼、甘淡滲溼、「疏肝解鬱、辛熱助陽之品往往難以奏效，而須苦甘酸辛合用，肝脾腎同治方能奏效。」

臨證精選

(1) 胡玲玲治療頑固性腹瀉 3 例，療效顯著。

①慢性腸炎，烏梅丸加味。

處方：烏梅 10g，細辛、製附子各 3g，川花椒、肉桂、黃連各 3g，黃柏 6g，當歸、黨參、白朮各 10g，乾薑、甘草各 10g。10 劑，日 1 劑，水煎服。

②脂肪瀉，烏梅丸加味。

處方：烏梅 10g，細辛、肉桂各 3g，黨參 10g，當歸 6g，川花椒、乾薑、肉桂、黃連各 3g，黃柏 6g，山楂炭 12g。14 劑，日 1 劑，水煎服。

③潰瘍性結腸炎，烏梅丸加減。

處方：烏梅 10g，細辛、肉桂各 3g，黨參 12g，白朮 10g，川花椒、附子、乾薑各 3g，黃連 5g，黃柏 10g，當歸 6g，白芍 10g。共服 30 餘劑，諸症皆除。

(2) 陳滌平善用古方治療久瀉，他認為現代人的稟賦體質、飲食習慣、社會環境及自然環境與古人所處時代已大不相同，加之現今所用藥物多為人工栽培，藥效不如天然野生藥材也是不爭事實。因此，運用古

方治療久瀉，要著重領會古方之組方意圖，靈活辨證化裁，遵古而不泥古，繼承不忘創新，如此才能發揮出中醫藥治療久瀉之特色，獲得較好臨床療效。陳滌平應用烏梅丸加減方治療慢性腹瀉 36 例，獲得了較滿意的療效。全部病例均採用烏梅丸加減方治療。

處方：烏梅 5g，黨參 10g，黃連 5g，炮薑 5g，製附子 6g，肉桂 3g（後下），煨肉荳蔻 3g，砂仁 3g，生山楂 15g，焦白朮 10g，吳茱萸 3g，炒薏仁 15g。水煎服，日 1 劑，分 2 次服。

痊癒：大便正常，其他症狀消失，臨床檢驗正常；好轉：大便次數明顯減；無效：治療 60 天以上症狀無改善。治療結果：36 例中痊癒 24 例（66.67%），好轉 9 例（25.00%），有效率為 91.67%。療程在 7 天以內者 3 例，無效 3 例（8.33%）；總有效 8～15 天者 11 例，16～30 天者 16 例，31～60 天者 3 例，60 天以上者 3 例。

醫案精選

◎案

曹某，男，39 歲。1997 年 11 月 3 日初診。10 年前因飲食不潔引起細菌性痢疾，遷延形成慢性泄瀉。輾轉多處，服多種中西藥物無效。每於晨起時腹痛欲瀉，瀉後痛減，大便稀薄，每日 2～5 次，常夾不消化食物，腹脹不顯，腹有冷感，受涼則腹痛腹瀉，近年來性慾淡漠，舉而不堅，四肢清冷，口乾，舌質紅、苔薄白膩，脈細濡。中醫辨證為脾腎兩虛、寒熱夾雜、溼阻氣滯。治以苦辛酸甘法，健脾溫腎、化溼行氣。方用烏梅丸加減。

處方：烏梅、黃連、炮乾薑各 5g，黨參、焦白朮各 10g，山楂、炒薏仁各 15g，製附子 6g，肉桂（後下）、煨肉荳蔻、砂仁各 3g。7 劑，日 1 劑，水煎服。

二診：服上藥 7 劑後，腹瀉減少至每日 1～2 次；繼服 7 劑後，腹瀉基本控制，唯覺胃脘時有嘈雜感。宗原方加吳茱萸，合黃連取左金丸清肝和胃之義，繼服 7 劑。

三診：服上藥 7 劑後，諸症基本消失；改服參苓白朮丸 6g，每日 2 次，以鞏固療效。

按烏梅丸出自《傷寒論》，主治胃熱腸寒的蛔厥證，具有較好的治療效果，原方「又主久利」，可見，從張仲景始即應用烏梅丸治療久瀉之症。烏梅丸一方中，有君藥烏梅酸以入肝，既能柔肝緩肝，治療肝鬱克脾，又有酸澀收斂之性；有甘淡之人蔘（黨參代）益氣健脾以補中治本；有黃連苦寒燥溼；有性溫之乾薑、附子能溫臟驅寒，故用於久瀉尤宜。烏梅丸組方特點是苦甘酸辛合法，因此，必須掌握好其臨床適應證，用於治療久瀉應符合寒熱錯雜、虛實互見的症候特徵，並需根據患者寒熱虛實的輕重不同，靈活加減用藥。烏梅丸中原有細辛、川花椒、黃柏、當歸均於慢性泄瀉病機不合，故宜去之。原方桂枝當易肉桂，並加肉荳蔻，仿四神丸之義，以增溫腎暖土之力。須加焦白朮、炒薏仁以協助黨參健脾滲溼，以助脾之運化功能；砂仁芳香醒脾，行氣以消腹脹；寒熱錯雜型泄瀉常見食慾不減、口乾、舌質紅等肝胃鬱熱症候，當加吳茱萸，清肝和胃。泄瀉每因食油葷而引起，故當加生山楂以助消化「肉積」。

(十) 蟲鼓

鼓脹病是歷代中醫「中風」、「肺癆」、「鼓脹」、「噎膈」四大疑難症之一，現代醫學的肝硬化腹水、晚期血吸蟲病形成的腹水等都屬該病範圍。目前西醫對該病尚無較滿意的治療方法，而中醫對該病的治療方法較多，辨證與辨病相結合，外治與內治同用，並結合西醫的一些療法，使該病的療效進一步提高。中醫學認為情志鬱結而傷肝，飲食不節而傷

第三章　臨床實例與病證解析

脾，肝脾俱虛；脾胃運化失職，遷延日久，進而累及於腎；腎虛不能溫煦脾土，又不能滋養肝木，則使肝脾更虛，形成惡性循環。所以肝、脾、腎三臟失調導致氣滯、血瘀、水停，氣血水內阻又反過來損傷三臟。古人雖有「氣臌」、「血臌」、「水臌」之分，但三者膠結為患，只是偏重不同而已。

醫案精選

◎案

陳某，男，61歲。1997年3月21日初診。訴2個月前覺右上腹內有一硬塊，且腹脹，雙下肢浮腫，在某醫院行CT檢查，以「血吸蟲病肝硬化惡變伴腹水」收入院，1週後因療效不顯而出院。症見：腹脹拒按，青筋顯露，飲食不納，面色黑黃，短氣乏力，行走困難，形寒肢冷，口渴心煩，雙下肢浮腫，且按之凹陷不復，小便短少，大便5日未行，舌紅而滑、伴有青紫瘀斑，脈沉細緩。超音波：肝切面形態、大小失常，右葉內見9.6cm×8.4cm的一個強光團回聲，邊界不有序，脾切面前後徑5.2cm，側腹見6.0cm液性暗區。中醫診斷為肝積。辨證為感染疫水，瘀毒凝積於肝，上熱下寒並見。治以疏肝理氣、活血散瘀、清上溫下。方用烏梅丸合血府逐瘀湯加減。

處方：烏梅、當歸、熟地黃、枳實、赤芍、柴胡、黨參、三稜、莪朮各20g，桃仁、紅花、牛膝、麥芽、黃連、黃柏、川芎各10g，細辛、川花椒、乾薑、製附子各3g，桂枝5g，大黃40g（後下）。1劑，水煎分2日服。

二診：大便已通，腹脹得減，且能進少量飲食，效不更方，守上方21劑，58天後症消停藥。1998年8月4日行超音波檢查，示：肝內原有腫塊及腹水全消。追訪3年，未見復發。

按感染疫水，蟲毒內生，流入肝絡，氣滯血阻，瘀毒凝積成腫；蟲毒日久傷肝損脾及腎，致使臨床出現寒熱夾雜之象。故以血腑逐瘀湯合烏梅丸加減治之，方中烏梅、黃連、黃柏、附子、細辛、川花椒、乾薑、桂枝清上溫下，理厥治蟲；熟地黃、黨參、當歸、麥芽益氣補血，培土健胃；枳實、赤芍、三稜、莪朮、川芎、桃仁、紅花、牛膝疏肝理氣，活血散結，引瘀下行；大黃疏通腸腑，瀉出瘀毒。藥中病機，瘀毒凝積得散，血活腹水自消，諸症皆除。

◎案

劉某，男，62歲。1997年3月27日初診。患晚期血吸蟲病，經治無好轉。現腹脹如鼓，臥床月餘。症見：腹脹如鼓，青筋顯露，飲食難進，面晦消瘦，短氣懶言，乏力難行，形寒肢冷，心煩口渴，雙下肢浮腫，按之凹陷不復，大便6日未行，小便短少，舌體胖滑、質紅、邊有齒印瘀斑，脈沉弦。超音波示：血吸蟲病肝硬化腹水。中醫診斷為鼓脹。辨證為蟲毒內積，脈絡癖阻，肝脾受損，寒熱失調，水運失常。治以除蟲逐瘀。疏肝健脾。方用烏梅丸合血府逐瘀湯加減。

處方：烏梅、柴胡、黨參、枳實、青皮、白朮、山楂、麥芽、熟地黃、當歸各20g，大黃30g（後下），芒硝30g（分沖），黃連、黃柏、水蛭、土鱉蟲、桃仁、紅花各10g，細辛、川花椒、乾薑各3g，桂枝、製附子各3g。2劑，水煎服，2日1劑，盡劑複診。

二診：服上藥2劑後，排出硬便及黏液樣便，腹脹得減，能進少量食物。守上方增減14劑，諸症緩解。隨訪3年，未見復發。

按「蟲鼓」一症多因感染疫水，蟲毒積結於內，脈絡癖阻，肝脾受損，寒熱失調，水運失常所致。方中烏梅、黃連、黃柏、川花椒、乾薑、細辛、桂枝、製附子寒熱並施，理厥除蟲；枳實、青皮、水蛭、土鱉蟲、桃仁、紅花行瘀消積；大黃、芒硝通腸瀉毒；黨參、當歸、柴胡、

白朮、山楂、麥芽、熟地黃益氣補血，疏肝健脾。全方能使氣行血活，痰積消散，水循常道，病遂痊癒。

（十一）吞酸

吞酸是指胃內容物逆流入食道、咽喉或口腔，患者感覺酸水上泛的病症，由胃酸過多引起。「酸」之為病，有吐酸、吞酸之別。若不嚥下而吐出者，稱吐酸；若隨即嚥下或酸水在胃、食道間吐之不出、咯之不上者，稱為吞酸。常見於胃食道逆流病、逆流性食道炎、慢性消化不良、潰瘍病和慢性胃炎等患者。吞酸，最早見於隋代巢元方《諸病源候論・噫醋候》，稱吞酸為噫醋。宋代陳無擇《三因極一病症方論》又將吞酸稱為咽酸。《醫林繩墨・吞酸吐酸》中則曰：「吞酸者，胃口酸水攻激於上，以致咽隘之間，不及吐出而嚥下，酸味刺心（此處心指胃脘），有若吞酸之狀也。」古代對吞酸基本概念的認識，是患者自身感受到酸水逆流到喉口不吐出反嚥下的症狀。結合臨床現代研究證實，酸來自胃液除逆流喉口隨即嚥下引起不適者外，尚有部分患者酸逆流不一定每次均達口腔咽喉，胃液只逆行到食道而同樣可以引起食道黏膜損害，出現食道炎性胸痛、食道燒灼感、燒心、吞嚥困難等。

醫案精選

◎案

劉月敏用烏梅丸加減，治癒 2 例吞酸頑症，療效良好。

處方：烏梅 20g，桂枝、細辛各 6g，黃連、附子（先煎）各 4g，當歸 15g，乾薑、川花椒、人參各 10g，黃柏 10g。2 劑，水煎服，日 1 劑。又隨症加減 4～5 劑，基本痊癒。

◎案

楊某，女，60歲。2000年3月2日初診。吞酸反覆發作30年，曾服中藥多劑，西藥多種（具體藥物不詳），於1998年在大型醫院做纖維胃鏡示：逆流性食道炎，胃竇炎。因聞1例患者治癒，特前來就診。吞酸、燒心、食道部灼熱疼痛、口乾、口苦、胃脘畏寒、四肢乏力，食後氣短，平素倦怠、嗜臥、汗出較多，大便溏、溺赤，舌暗紅、苔薄白，脈沉弱。辨證為脾虛中寒、肝經有熱、寒熱互結。方用烏梅丸加減。

處方：烏梅20g，細辛3g，黃連2g，乾薑、桂枝、當歸、川花椒、人蔘各10g，製附子（先煎）、黃柏、吳茱萸各10g。4劑，日1劑，水煎服。

二診：2000年3月6日，吞酸、燒心、食道灼熱疼痛已減大半，口苦、口乾基本消失。體力及精神也較前大有好轉，大便成形。繼上方4劑。

三診：2000年3月11日，諸症繼續明顯減輕，舌淡紅、苔薄白，脈較前有力。上方減川花椒，加黃耆20g、白朮10g，5劑，日1劑，水煎服。

2012年10月隨訪患者，自訴偶發吞酸，但症極輕微，可自行緩解，餘無不適。

按烏梅湯由烏梅丸變為湯劑而成。烏梅丸出自《傷寒論》，主治蛔厥證，其作用為溫臟安蛔。吞酸一症臨床多見肝經有熱所致，正如《素問玄機原病式·六氣為病·吞酸》：「酸者肝木之味也，由火盛制金不能平木，則肝木自甚，故為酸也。如飲食熱則易於酸矣。」然上述兩案既用過清肝之左金丸，也用過溫中之劑理中湯加減，均療效甚微，經反覆斟

酌，辨證為肝經有火，脾經有寒，寒熱互結，故單用清肝或溫中之劑均未獲得明顯效果。烏梅湯由烏梅、細辛、乾薑、黃連、當歸、附子、川花椒、桂枝、黃柏、人參組成，原為治療蛔厥證，屬寒熱錯雜而正氣虛者設，辛苦酸味俱備，既清肝熱，又溫中補虛，用本方治療藥切病機，多年頑症竟癒。吞酸證，現代醫學認為由胃酸分泌過多引起，而烏梅味酸，一般認為其能使胃酸分泌增加，因此治療吞酸一症多避開烏梅。而上述兩案，用烏梅20g，不但未使胃酸增加，病情加重，反而很快病癒。實踐再次證明了中醫學辨證論治的科學性。

(十二) 胃脘痛

胃痛又稱胃脘痛，是以胃脘近心窩處常發生疼痛為主的疾患。歷代文獻中所稱的「心痛」、「心下痛」，多指胃痛而言。如《素問·六元正紀大論》說：「民病胃脘當心而痛」。《醫學正傳》說：「古方九種心痛……詳其所由，皆在胃脘，而實不在於心。」

胃痛是臨床上常見的一個症狀，多見急、慢性胃炎，胃潰瘍、十二指腸潰瘍病，胃神經官能症。也見於胃黏膜脫垂、胃下垂、胰腺炎、膽囊炎及膽石症等病。本證中西醫治療藥物頗多，患者或治療心切，頻繁更醫，或掉以輕心，漸成痼疾，這也是臨床寒熱錯雜證多見的一個重要原因。

臨證精選

(1) 郭沈旺根據木乘土多胃脘痛的機制運用烏梅丸法治療此病。

處方：烏梅10g，炒白芍15g，黃連、川花椒各10g，薑半夏10g，桂枝10g，乾薑3g，當歸10g，延胡索、川楝子各15g，黃柏10g，細辛3g。3劑，日1劑，水煎服。

二診：烏梅10g，川花椒3g，川楝子、延胡索各10g，黃連6g，炒黨參、薑半夏各10g，陳皮6g，厚樸10g，炒枳實10g。7劑後痊癒。

(2) 余俊運用烏梅丸治療胃脘痛62例。其中男性28例，女性34例；年齡25～65歲，其中25～45歲35例，46～60歲25例，60歲以上2例；病程均在5年以上，其中最長一例病程近30年。發病原因多數均為飲食不節，情志內傷，寒溫失調，過度勞累等。經纖維胃鏡診斷，淺表性胃炎48例，胃潰瘍及十二指腸球部潰瘍14例。診斷標準：參照《中醫內外婦兒科病症診斷療效標準》。病例選擇：辨證分型主要以寒熱錯雜為主，症見胃脘灼痛或冷痛，嘈雜或吞酸，或晨起泛涎，或乾嘔食嗅，大便不調，舌質淡、苔黃膩，脈沉遲而弦。治療方法：全部病例均以《傷寒論》烏梅丸原方為主，並加入海螵蛸及浙貝母粉沖服。

處方：烏梅15g，細辛6g，乾薑15g，黃連6g，黃柏6g，當歸15g，製附子9g，川花椒6g，桂枝10g，黨參15g，海螵蛸15g（沖服），浙貝母15g（沖服）。煎服法：每2日1劑，每日2次，開水煮30分，飯後服，服2劑痛減後，續服1個月。

痊癒：胃脘痛止，其他症狀消失，隨訪半年無復發；好轉：胃痛緩解，次數減少，其他症狀好轉；無效：胃脘痛反覆發作。治療結果：痊癒12例（19.4%），好轉47例（75.8%），無效3例（4.8%）；總有效率為95.2%。

按胃脘痛是臨床較為常見的一個病症，臨床以寒熱錯雜證為多見。在寒溫並用、扶正祛邪指導臨床頗有心得的同時，留心到關於清熱解毒、扶正、制酸中藥對導致胃炎及潰瘍的幽門螺旋桿菌有較好的殺滅作用的報導，受此啟發，辨病與辨證相結合，將張仲景用治蛔厥及厥陰下利的烏梅丸用於治療本病，因而獲得了較為滿意的療效。值得一提的是，多數患者在症狀消除或緩解後，都不願複檢胃鏡，為科學的評定療效及治療方法的推廣帶來了一定的難度。

(十三) 糖尿病性胃輕癱

糖尿病胃輕癱（DGP），又稱糖尿病胃麻痺或糖尿病胃瀦留，是指繼發於糖尿病基礎上因胃自主神經病變引起的以胃動力低下為特點的臨床症候群，如胃脘脹滿、食後脹增、早飽、厭食、吸氣、噁心嘔吐、吞酸等，銀劑檢查或胃鏡檢查顯示胃蠕動減弱、排空遲緩；不伴有消化性潰瘍、幽門梗阻、腫瘤等其他疾病。它的發生嚴重地影響了食物、藥物的吸收利用以及血糖的控制，加重了糖尿病患者繼發嚴重的代謝失常和心、腦、腎等重要器官的損害，為糖尿病常見的慢性併發症之一。病情較輕者生活品質降低，血糖也難以控制；重者病死率增加。自 1958 年首次提出 DGP 概念以來，患者的數量隨著糖尿病發病率的上升而增多，50% 以上糖尿病患者伴有 DGP 由於其發病機制尚未完全闡明，目前仍缺乏理想的治療藥物。

該病屬中醫學「痞滿」、「嘔吐」範疇。基本病機以消渴日久陰損耗氣，致中氣虛弱、脾胃升降失調為主，脾氣虛弱、運化無力為本，氣滯、血瘀、溼阻、痰濁、食積、溼熱等引起胃失和降為標，為虛實夾雜之證，臨床運用中醫中藥治療 DGP，獲得較為滿意的療效。

臨證精選

鄒世昌治療糖尿病性胃輕癱 40 例，療效滿意。80 例均屬 2 型糖尿病患者，均符合 1985 年 WHO 提出的糖尿病診斷標準，並符合 DGP 診斷標準。80 例 DGP 患者隨機分為兩組。治療組 40 例，男 18 例，女 22 例；年齡 42～77 歲，平均（52.5±5.8）歲；病程 7～18 年，平均（11.2～12.1）年；空腹血糖（9.9～13.7）mmol/L，治療前症狀積分 58.9～11.9。對照組 40 例，男 19 例，女 21 例；年齡 41～76 歲，

平均（52.9±6.2）歲；病程 7～17 年，平均（11.3±2.2）年；空腹血糖（9.8±4.2）mmol/L，治療前症狀積分 59.1±11.80 兩組病例資料具有可比性。治療組採用烏梅丸加減。

處方：黨參 18g，當歸、桂枝、烏梅、黃柏各 10g，川花椒、黃連各 4g，乾薑、細辛各 6g，附子 12g（先煎）。

每日 1 劑，水煎 2 次取汁 400ml，分 2 次飯前服。隨症加減：舌紅、苔黃、口苦者加大黃連用量；舌淡、苔白者加大乾薑用量；大便稀軟、苔厚膩者加半夏 10g；腹脹者加枳殼 12g。每日 1 劑，水煎 2 次共 400ml，分 2 次餐前服。

對照組口服多潘立酮，每日 3 次，每次 20mg，餐前 30 分服用。兩組病例均給予胰島素強化治療，使空腹血糖控制在 7.8mmol/L 以下，餐後 2 小時血糖控制在 10.0mmol/L 以下。兩組療程均為 4 週，1 個療程結束後評定療效及副作用發生情況，並隨訪 6 個月。兩組比較差異無顯著性。

按本病屬中醫的「痞滿」範疇，其病機是以脾胃氣虛為本，寒熱錯雜為標，致使脾氣當升不升，胃氣當降不降，中焦運化之權失司，遂出現以上諸症。烏梅丸方中的細辛、乾薑、附子、川花椒、桂枝等辛溫之品以溫中散寒，與黃連、黃柏等苦寒之品以清熱燥溼，共同組成辛開苦降之法，使脾胃升降之機得以恢復；黨參、當歸補氣養血以扶正，使脾胃之氣得以旺盛，以治其本；烏梅取其有健胃作用。此外，細辛、乾薑、川花椒、桂枝的辛溫結合當歸的養血活血使胃腸氣血流暢，能改善胃黏膜的微循環，有利於胃腸運動功能的恢復。透過臨床療效觀察及胃排空功能的測定，說明烏梅丸有促進胃排空作用，用以治療糖尿病性胃輕癱可收到滿意效果，而且不良反應少，療效持久，不易復發。

第三章　臨床實例與病證解析

(十四) 腹脹

腹脹作為一個臨床症狀，多見於胃腸神經官能症，以頑固性上腹脹滿、厭食、噯氣、焦慮、失眠、便祕或腹瀉，檢查無器質性改變為特點，嚴重影響著患者的工作和生活。

腹脹在中醫學中是症候名稱，出自《素問・玉機真藏論》。主要由於胃腸道過量氣體的存在，故以腹部脹滿不適為主訴症狀，其病因有食、氣、痰、虛四端，肝脾不和、脾胃升降失司是其基本病機。中醫藥治療各種腹脹療效確切，副作用小。

醫案精選

◎案

牟某，女，48 歲。1992 年 10 月 20 日初診。患者腹脹入夜加重，輾轉難寐；或雖昏昏似睡，但每在凌晨 2～3 點許，臍部兩側腹壁脹急而鼓起。因脹滿難忍，患者必披衣而坐，自行輕揉良久，脹滿稍輕，方能漸漸入眠。如是者已歷年餘，曾經驗血、超音波、X 光、腸鏡等多項檢查，均未發現病灶，經中西藥物治療乏效。症見：面帶病容，略呈青黃色，口苦咽乾，納差，大便不成形，排出不暢，月經先後無定期，舌質偏紅、苔薄黃，脈弦略數，不任重按。檢視曾服方藥，有用柴胡疏肝散、厚樸三物湯、厚樸生薑半夏人蔘湯等疏肝行氣破氣者，有用香砂六君子湯合保和丸半補半消者，有用補中益氣湯塞因塞用者，均乏效。熟思良久，乃詳析之：腹脹在臍部兩側，應屬肝經病位；凌晨 2～3 點為丑時，屬肝，其腹脹特甚者，肝氣旺於主令之時而乘勢凌脾也；面呈青黃色，口苦咽乾者，肝氣旺則膽火鬱遏，必逆而炎上也；納差，大便不成形、排出不暢者，中土因木乘而呈虛寒之象也。若此肝氣旺、膽火

鬱、中土虛之綜合症候，非用整體性調節木土不和之複方——烏梅丸不可。乃按烏梅丸原方各藥味間之比例擬方。

處方：烏梅40g，細辛9g，乾薑15g，黃連6g，製附子9g（先煎），當歸6g，焦黃柏9g，桂枝9g，紅參9g，川花椒9g。3劑，日1劑，水煎服。

當夜僅服頭煎，至凌晨臍部兩側未再脹急而鼓起，翌晨自覺腹脹大減。服完3劑，腹脹消無芥蒂。隨訪，已歷4年未復發。

按烏梅丸治療腹脹，古無明訓。似因腹脹一症，其脹急而腹壁鼓起者，必有滯氣塞於內，是以行氣破氣為正治。然則烏梅丸中並無一味行氣破氣之藥，何以治療腹脹效如桴鼓。《素問》云「厥陰氣至為腹脹」；又云「濁氣在上，則生䐜」。合而論之，厥陰肝旺，夾少陽相火侵凌陽明中土，致土虛而失卻升清降濁之職，則腹濁氣上逆而生䐜，則脹。若此寒熱虛實混處一身的木土失調症候，泛泛行氣破氣，或半補半消，或塞因塞用，焉能中病。而烏梅丸一方，重用烏梅，取其至酸之味，至柔之性，直入肝經以斂肝泄肝（肝以散為補、以斂為泄）；又以川花椒、細辛、乾薑、附子、桂枝之辛溫剛燥，配黃連、黃柏之苦寒，則寒熱剛柔並用，能泄厥陰而和少陽。紅參、當歸甘溫補陽明。合而觀之，烏梅丸為從整體上綜合調節木土失和症候之最佳複方。故治療本例之臍兩側頑固性腹脹，取效迅速而出人意料。尤有可議者，烏梅一藥，現代將其歸入收澀藥類，僅載其斂肺、澀腸、生津、安蛔之效，而諱言其開通暢達之功。治療脘腹脹、脅脹、小腹脹、肩背痛脹等氣機壅塞之症時，即使不用烏梅丸，亦必於當用方中，重加烏梅30～60g，屢收捷效。考諸古籍，《神農本草經》謂烏梅能「下氣」；《肘後備急方》謂烏梅可救治「心腹脹痛」；《本草綱目》引「龔氏經驗方」謂烏梅治「梅核膈氣」。凡此種種功效，非開通暢達而何所以臨床運用烏梅丸治療木土失調之腹脹時，非重用烏梅以開通暢達不可。

(十五) 十二指腸球部潰瘍

十二指腸球部潰瘍是一種常見的慢性病，以反覆發作和不規律的上腹部痛為主要特徵，現代醫學認為，消化性潰瘍的發生是由於胃黏膜的防禦功能和攻擊因子之間的平衡受到破壞而引起的胃黏膜局部和全身的免疫反應，攻擊因子主要指胃酸及胃蛋白酶的消化作用以及 Hp 感染，其中 Hp 是重要的致病因子。目前治療以消除 Hp、抗酸分泌、保護胃黏膜、促進潰瘍癒合為主要方法。西藥的短期療效確切，但副作用較大，患者難以長期耐受。同時，多數患者的體質較差，伴有胃腸功能紊亂，單純西藥治療難以獲得理想的療效。

十二指腸球部潰瘍屬中醫學「胃脘痛」、「肝胃氣痛」等範疇。其病因常見寒邪客胃、飲食傷胃、肝氣犯胃、脾胃虛弱等。有寒凝而痛，食積而痛，氣滯而痛，火鬱而痛，血瘀而痛，陽虛胃失溫養而痛，陰虛胃失濡養而痛。胃痛的病因種種不同，但其發病機制確有共同之處，即所謂「不通則痛」，而胃為多氣多血之腑，氣病較輕，血病較重，胃痛初起，多在氣分，遷延日久，則深入血分，所以久痛胃絡受傷形成潰瘍，則多見嘔血，或便血，有規律的上腹部痛等。因其發病總以脾胃為中心，脾胃虛寒，氣陰兩虧，溼熱充斥，氣滯血瘀是形成潰瘍的關鍵。故治以虛實兼顧、寒溫並調、清化溼熱、行氣化瘀。

醫案精選

◎案

史某，男，工人。1993 年 2 月初診。患者素有脘腹疼痛 10 餘年，時發時止，每於空腹發作，得食則緩，按之則舒，伴噯氣泛酸，納差，大便時溏時祕。胃鏡檢查示：十二指腸球部潰瘍。前醫投黃耆建中湯，

症狀時輕或重。症見：面色蒼白，形體消瘦，語聲低微，上腹偏右壓痛明顯，口苦而乾，心煩失眠，形寒畏冷，短氣乏力，胃納不佳，脈弦細而弱、尺候不足，舌苔白膩。中醫辨證為肝胃不和、寒熱虛實錯雜。方用烏梅丸加減。

處方：烏梅10g，黃連6g，黃芩10g，細辛3g，當歸10g，高良薑10g，黨參15g，肉桂6g，乾薑6g，製附子6g（先煎），澤蘭15g，三稜、莪朮各10g，炮穿山甲10g。5劑，日1劑，水煎服。

二診：服上藥5劑後，疼痛大減，泛酸消失，飲食增進。效不更方，守原方50劑，諸症告除，複檢胃鏡示：十二指腸球部潰瘍痊癒。

按此證乃肝強胃弱，肝胃不和，寒熱夾雜。章虛谷曰：木邪肆橫，中土必因。故以辛熱甘溫助脾胃之陽，而重用酸以平肝，佐以苦寒瀉火，因肝木中有相火故也。方中烏梅味酸入肝，以養肝陰；黃連、黃芩清泄肝膽之熱；細辛、高良薑、肉桂、乾薑、製附子溫運脾陽；黨參、當歸補其氣血；澤蘭、三稜、莪朮、炮穿山甲活血祛瘀通絡。酸苦辛甘合用之，可和胃補虛，以收扶土抑木之功，佐以活血通絡之品，以祛其瘀滯。

（十六）上消化道出血

消化道出血以屈氏韌帶（又稱「Treitz韌帶」）為界分為上消化道出血和下消化道出血，根據出血量和速度分為急性出血、顯性出血和隱性出血。上消化道出血是指屈氏韌帶以上的消化道疾病引起的出血，包括胰管或膽管的出血及胃空腸吻合術後吻合口附近疾病引起的出血，發病率為50%，病死率為7%～10%。上消化道出血是消化內科常見的急症，病因繁多，在臨床上以消化性潰瘍（胃潰瘍、十二指腸潰瘍、複合性潰瘍）、胃食道靜脈曲張、急性胃黏膜病變、賁門撕裂症、惡性腫瘤等疾病為上消化道出血最常見的原因，但在不同年齡組上消化道出血的病因分

布有所不同。

上消化道出血屬於中醫學「血症」之「嘔血」、「吐血」範疇，其病因多為胃中積熱，或肝鬱化火，脈絡瘀滯，逆乘於胃，陽絡損傷所致。病機為火熱熏灼、迫血妄行及氣虛不攝、血溢脈外，出血後阻滯脈絡，瘀血不去則出血不止，二新血難生。實熱迫血型病機為胃病日久不癒，久病入絡，瘀血阻絡，血溢脈外；飲食不節，嗜酒辛辣，內生燥火或溼熱，溼熱燥火動血而致出血；五志化火，迫血妄行亦致出血。血溢胃中，上則嘔血，下則便血，故常以清胃瀉火、涼血止血為法；若為脾胃虛弱，統攝失權，血不循經，血溢腸道而致便血者，則宜益氣健脾、養血止血。

醫案精選

◎案

楊某，男，43 歲。1994 年 6 月 7 日初診。患者有胃潰瘍病史 5 年餘。本次因酒後吐血，黑便 2 天於 1994 年 6 月 1 日入院。診斷為胃潰瘍合併出血。經西醫用止血、補液、抗炎、輸血等治療 5 天，症狀未見緩解，請中醫會診。症見：BP 90/60mmHg，HR 108 次／分，面色白，神疲乏力，語聲低微，起則頭暈，心慌氣短，四肢厥冷，時有噁心、嘔吐，嘔吐物為鮮血夾有暗紅色血塊，大便每日 5～6 次，呈柏油樣，口乾，尿少，舌質淡、苔黃，脈細數。查 HB 54g/L，大便潛血（＋＋＋＋），胃鏡檢查報告胃竇部潰瘍並出血。中醫診斷為吐血、便血。辨證為陽虛之體，嗜飲辛熱，助火劫陰，迫血妄行。治以溫陽斂陰、調補肝脾、清熱瀉火、益氣止血。方用烏梅丸加減。

處方：烏梅 30g，製附子 9g，紅參 9g（另煎對服），炮薑炭 9g，黃連 6g，生大黃 4.5g（後下），黃柏 9g，白芍 30g，當歸 9g，桂枝 9g，白及 9g，仙鶴草 30g。每日 2 劑，水煎分 4 次溫服。

二診：服上藥後，吐血停止，黑便次數減少至一日 2 次，頭暈、心慌等症均減。上方加地榆 30g，又服 4 劑後，出血停止。觀察治療 20 餘天後，痊癒出院。

(十七) 便血

屈氏韌帶以下的消化道（包括空腸、迴腸、結腸與直腸）稱下消化道。上述部位的病變引起的出血稱便血，即下消化道出血，表現為血液由肛門排出，或者血液與糞便一同排出，血色多呈鮮紅或暗紅。如病變在空腸、迴腸或右半結腸，加之出血的量較少，出血速率較慢，則可排出黑便（柏油樣便），此種情況易與上消化道病變所致的出血相混淆。此外，當上消化道病變出血時，如出血量大，速度快，血液在腸腔停留時間短時，也可表現為肛門排出暗紅，甚至鮮紅色血便，此種情況也易與下消化道病變出血相混淆，以上二種情況必須加以鑑別。

該病屬於中醫學的「腸風」、「臟毒」、「結陰」等範疇。或先血後便，或先便後血，或單純下血。《金匱要略》有遠血、近血之分。《景岳全書》進一步闡明遠血者，或在小腸，或在胃；近血者，或在大腸，或在肛門。《證治要訣》以血色清而鮮者為腸風，濁而暗者為臟毒。《聖濟總錄》謂陰氣內結者為結陰，痔疾亦包括在內。大凡便血，致病原因有二：一是脾虛不能統血，二是溼熱下注傷損大腸陰絡。

醫案精選

◎案

李某，女，48 歲，農民。患者以大便鮮血反覆發作 15 年入院。入院時體檢脾腫大，重度貧血，住醫院外科行脾臟切除術，術後 3 天大便又見鮮血，請肛腸科會診，診斷為混合痔，再轉肛腸科手術治療，術後仍

便鮮血，前後 3 次請某醫院血液科、消化科專家會診，進行各種檢查，包括腸鏡檢查，未能明確診斷。症見：形體消瘦，面色萎黃，語言有力，出汗多，胃納可，小便正常。大便解鮮血特點是：自覺肛門部有收縮墜脹之感即有便意，便解鮮血，每次量 15～30ml 不等，有時純鮮血，有時血後大便出，大便成形，質不硬不薄，便後無膿液。大便解鮮血時間，每晚 8 點為甚。苔薄舌紅，脈細小弦滑。中醫辨證為久病虛實寒熱互見。方用烏梅丸加減。

處方：烏梅 30g，白芍 20g，黨參 10g，甘草 5g，黃連 2g，黃柏 10g，炮薑 2g，肉桂 1g，蜈蚣 1 條。3 劑，日 1 劑，水煎，日服 3 次。另：白及 20g、地榆炭 30g、大黃炭 10g，10 劑，水煎灌腸。

二診：服上藥 2 劑後，肛門收縮墜脹感明顯減輕，晚間出血減少，3 劑後基本不出血，汗止，精神振，已見效，囑繼續灌腸，原方 5 劑。

三診：服上藥 5 劑後，未見便血，出院，繼續服原方加當歸 5g，口服及灌腸藥各 10 劑。追訪 2 個月未見復發。

按本案為 2 次手術病例，一旦病程時間長，診斷不明確，中醫屬血證（近血）範疇，但治療效果不佳。辨證從厥陰肝經論治，重用烏梅丸為君，酸以平肝，配白芍、甘草為臣，有緩急之用；黃連清腸道淫熱以止血；黨參扶正；炮薑、肉桂意在反佐，仍含烏梅丸剛柔並用之意，且炮薑、肉桂亦有止血之功；重用黃柏以清下焦淫熱；蜈蚣平肝息風。綜觀全方，既按烏梅丸方意配伍，又不照搬原方，每味藥各司其屬，故能獲得滿意的療效。可見運用經方關鍵是思其意而化裁，有創意而不離法度。

（十八）肝癌疼痛

肝癌是常見的惡性腫瘤之一，且病情重、預後差，尤其是中晚期肝癌患者，肝區疼痛難忍，成為嚴重危害患者生存品質的主症。目前對於

肝癌伴發癌痛的治療多採用 WHO 三階梯治療，但三階梯治療藥物在臨床使用中存在誘發出血、便祕、藥物依賴等不良反應，這些不良反應的存在在一定程度上影響了患者的生活品質及進一步治療。臨床一般均應用嗎啡類藥物鎮痛，但易成癮，長期服用有耐藥性，鎮痛時間越來越短，不良反應大，易引起呼吸抑制，加重肝昏迷。因此，如何解除和緩解肝癌疼痛是廣大臨床工作者探討的重要課題。

該病屬於中醫學「脅痛」範疇，晚期肝癌患者之癌性疼痛多表現脹痛和（或）刺痛，且固定不移。一般認為是氣滯血瘀、痰溼聚積、絡脈痹阻所致。肝氣鬱結是其基本病理變化，氣滯、痰凝、血瘀是主要病理因素。按此病機治療，常可獲得一定的止痛效果。中醫藥因其緩解肝癌疼痛有一定的療效，且可減輕西藥的不良反應及減少對西藥止痛的依賴性，正成為臨床研究的一個熱門焦點。目前中醫在肝癌疼痛的治療上獲得了一定的進展，治療方式多樣，尤其是中醫外治法在臨床上得到了廣泛的應用，且中醫藥具有價格低廉、不良反應少等優點，說明中醫在治療癌痛方面有著廣闊的前景。

醫案精選

◎案

陳某，女，58歲。1993年8月4日初診。右脅部持續性絞痛1個月。經 CT、超音波、剖腹探查及病理檢查確診為原發性肝癌（膽管細胞型）。症見：右脅部持續性絞痛、劇烈難忍，低熱，身目俱黃，心中煩熱，痛甚則四肢逆冷，口苦納呆，形瘦神疲，頭暈乏力，舌淡紅、苔薄膩，脈弦。家屬顧慮麻醉性鎮痛藥物不良反應大，且不易購到，求診中醫。因其寒熱錯雜，遂予烏梅丸加味。

處方：烏梅30g，黃連10g，黃柏10g，細辛6g，川花椒10g，乾薑10g，桂枝10g，製附子10g，黨參10g，延胡索15g，白芍30g，川楝子15g。3劑，日1劑，水煎，分多次口服。

二診：藥後脅痛未發作，上方去川楝子、白芍、延胡索，繼服5劑，諸症好轉，病情改善。

守方服用半月，後又囑服湯劑之間加用烏梅丸，每服1丸，每日2次。服藥期間患者未脅痛，後於4月22日因急性上消化道出血搶救無效死亡。

按烏梅丸寒熱並用，氣血平調，邪正兼顧。臨床凡見寒熱錯雜，正氣虧虛的各種病症皆可選用。各種內科雜病，只要病機相同，即可異病同治。

(十九) 過敏性結腸症候群

過敏性結腸症候群典型病例有三聯症狀：下腹痛，便後緩解；便祕與腹瀉交替出現；在腹部症狀較重時，糞便變細。在農村發病率較高。

該病屬於中醫學「腹痛」、「泄瀉」等範疇，主要病因病機是飲食不節、寒熱失調、氣鬱不舒、肝脾不和，治以調和肝脾、理氣行滯為原則。

醫案精選

◎案

周某，女，35歲。1986年5月12日初診。腹部疼痛2個月餘，時輕時重；劇痛時直不起腰，需以手按壓方能忍受，每日發作2～3次，每次3～5分。胃腸鋇劑攝影、肝膽超音波、纖維結腸鏡等檢查均未發現陽性體徵，大便反覆多次檢查，未發現蟲卵，自服驅蟲藥亦未見蟲體

排出，血液檢查中白血球計數在正常範圍，嗜酸性粒細胞數增高。據此診斷為結腸過敏。但抗過敏治療時劇痛不發生，停藥依然如此，而反覆抗過敏治療患者感頭暈腦漲，精神恍惚，轉請中醫治療。切診腹部未見壓痛，無腫塊，腹肌不緊繃，痛疼部位在臍中偏左。問診中發現患者自覺生氣後加重，發作比平時頻繁，平時怕冷，遇寒亦加重，大便時乾時溏、次數不多，不過劇痛時有要臨廁之感覺，得矢氣後疼痛即緩解，脈沉弦，舌苔正常。細思之既有肝木乘脾之象，又有寒邪氣滯於中之象。治以平肝緩肝健脾、溫中理氣。方用烏梅丸加減。

處方：烏梅 50g，桂枝 15g，黨參 15g，當歸 10g，細辛 6g，川花椒 5g，製附子 6g，白芍 30g，藿香、紫蘇梗各 10g，甘草 10g，大棗 5 枚。3 劑，日 1 劑，水煎服。

二診：服上藥 3 劑後，腹痛未大發作，以上方加枳殼 10g、陳皮 10g。續服 5 劑。

1 個月後追訪，腹痛從未發作、食慾大增，精神大振。

按過敏性結腸症候群之患者，素體腎陽虛衰，或年老體衰，陽氣不足，脾失溫煦，運化失常，飲食稍有不慎而致腹痛、大便乾稀不調。病程日久，寒熱虛實夾雜。治以寒溫並用、扶正祛邪，選用烏梅丸加減，方證對應，故可收效。

（二十）小腸功能紊亂

小腸功能紊亂屬於功能性胃腸紊亂（FGID）範疇，FGID 包括有胃食道逆流病、功能性消化不良、大腸激躁症、大腸排便紊亂等。FGID 的發病率近來有不斷上升趨勢，發病率增高可能與社會環境因素，食物品種改善，工作環境緊張以及人們對自身健康的重視等有關。其發病機制目前還無確切定論，可能與內臟神經系統的傳入、傳出纖維功能異常，內

第三章　臨床實例與病證解析

臟感覺、胃腸道的激素分泌以及精神異常有關。小腸功能紊亂臨床以上腹或臍周持續隱痛不適，或腹脹、腸鳴、腹瀉，或便祕。實驗室檢查：鋇劑通過小腸過快，分布連貫性差，呈分節狀，腸黏膜皺襞增寬、紊亂、呈雪片狀樣。

該病屬於中醫學「泄瀉」、「腹痛」、「便祕」等範疇，其病因主要可歸結為情志失調和飲食不節。情志不遂則肝鬱乘脾，飲食不節可損傷脾胃，此二者均可導致脾失健運，氣機不暢，升降失調，傳導失職，而引起腹痛、腹瀉、便祕等症。對本病的治療，現代醫學以對症治療、抗憂鬱及心理治療為主，但效果不甚理想，常使病情反覆。從中醫學的病因病理出發，小腸功能紊亂的中藥治療當從調理肝脾入手，針對本病的病因及發病機制，以疏肝理氣、通便止痛、健脾和胃、升清止瀉等方法，達到改善腹痛、腹脹、腹瀉、便祕，從而達到治療本病的目的。

另外，治療期間醫務人員必須與患者建立密切連繫，在藥物治療的同時，進行耐心解釋和心理開導，以解除其內心顧慮，樹立治癒疾病的信心，同時養成合理的飲食習慣，以提高治療效果。

臨證精選

鄭開東用烏梅丸治療小腸功能紊亂86例。其中男50例，女36例；年齡在30～66歲，30～45歲19例，45～55歲61例，55歲以上者6例；病程均在1年以上，最長者3～5年。發病原因多數為飲食不節或過食油膩或情志內傷、過度勞倦、寒溫失調等。86例病例均經X光鋇劑檢查診斷為依據。影像學診斷標準：鋇劑通過小腸過快，分布連貫性差，呈分節狀，腸黏膜皺襞增寬、紊亂，呈雪片狀樣。臨床表現主要以寒熱錯雜為主，患者以上腹或臍周持續隱痛不適，或腹脹、腸鳴、腹瀉，或便祕，腰痠乏力，形寒肢冷，舌質偏紅、舌苔白而兼滑膩，脈細數無力

或沉細而遲。

治療方法：全部病例均以烏梅丸為主，1次1丸溫開水送服，早、晚各服1次，30天為1個療程。

若症見黎明腸鳴而瀉，腰痠，形寒肢冷，舌質暗，邊有齒印，苔白膩，脈沉細者，同時加服金匱腎氣丸1丸；若症見腹痛而瀉，神疲倦怠，舌質淡，苔薄白、脈細弱者，加服補中益氣丸。

療效標準：①痊癒。腹痛止，其他症狀消失，隨訪1年無復發。②好轉。腹痛緩解，腸鳴、腹瀉、便祕減輕。③無效。腹痛、腸鳴、腹瀉、便祕等無明顯改善。治療結果：痊癒44例，好轉28例，無效14例，總有效率為84％。

(二十一) 急性出血性壞死性腸炎

急性出血性壞死性腸炎的真正病因尚不清楚，多數人認為細菌感染和機體的變態反應兩種因素相結合是本病的主要原因。病原菌如梭狀桿菌、C型產氣莢膜桿菌、沙門桿菌以及某種痢疾桿菌、綠膿桿菌等確可引起腸道出血和腸壁壞死等改變。一旦腸壁有供血不足或缺血現象，致腸黏膜抵抗力下降，細菌便可侵入腸壁，輕者引起黏膜急性炎症，重者可致腸壁的全層壞死。有的學者認為，出血或壞死病變，可能是由於一種變態反應引起的腸壁的小動脈痙攣缺血壞死，也可能是因蛔蟲毒素引起腸壁的過敏反應，在此基礎上腸壁血運障礙，再繼發感染，最終引起腸壁黏膜或全層壞死。

本病的特點是便血，因此屬中醫學之「便血」範疇，其病因病機為溼熱內蘊，邪毒內結，氣血瘀滯，腸絡受損，再加飲食不潔而誘發。治以清熱解毒、通腑泄濁、祛瘀止血為原則。

第三章　臨床實例與病證解析

醫案精選

◎案

王某，女，26歲。1994年2月3日初診。曾因食「麻辣燙」後，致發熱、腹痛7天，果醬樣便3天，於1994年1月29日住院。入院診斷為急性出血性壞死性腸炎。經用激素、抗生素聯合治療5天，熱勢雖減，但餘症依舊，故請中醫會診。症見：面白神疲，胸悶氣短，腹痛喜溫喜按，納呆，噁心，腹瀉，大便呈果醬樣、腥穢異常，每日7～10次，舌質淡、苔黃微膩，脈沉而數。查HB 115g/L；WBC 15×109/L，NE% 78%，LY% 22%；大便潛血（＋＋＋），膿細胞（＋＋＋）。中醫診斷為便血。方用烏梅丸加減。

處方：烏梅18g，製附子9g，乾薑6g，白芍30g，當歸9g，川花椒6g，桂枝9g，黃連9g，黃柏9g，生大黃3g（後下），黨參12g，仙鶴草30g。2劑，每日1劑，水煎分3次溫服。

二診：腹痛大減，果醬便消失，又予前方再服3劑。服後諸症消失，複檢血液及大便常規正常，病告痊癒。

按本案患者，綜觀脈證，屬陽虛復感淫熱，氣機阻滯，血絡損傷。治以溫陽清熱祛淫、理氣止痛、寧血止血並施，故選寒熱、虛實同治的烏梅丸，方藥對證，則顯療效。

（二十二）肝腎症候群

肝腎症候群（HRS）又稱功能性腎功能衰竭，是失代償性肝硬化、重症肝炎及其他嚴重肝病患者的常見併發症，也是此類疾病致死的重要原因之一。肝腎症候群患者突出的症狀為尿量減少，常伴有厭食、噁心、嘔吐、嗜睡、乏力以及血中尿素氮、肌酐上升等。

該病屬於中醫學「關格」的範疇。其中小便不通名曰關，嘔吐不止名曰格，小便不通與嘔吐不止並見名曰關格。其病機有二：一是肝病日久，則肝病傳脾，使脾陽不振，陽不化溼；二則肝腎同源，肝虧必致腎虛，腎陽衰微，氣化不利，溼濁之邪塞滯三焦，正虛邪戀，水道不通故出現少尿、噁心、嘔吐以及乏力、納差等症狀。臨床治療 HRS 的方法較多，療效各異。中醫治療抓住脾腎陽虛之病機，以健脾補腎為主，配合通腑泄濁多能獲效。

醫案精選

◎案

鍾某，女，76 歲。患膽囊炎、膽石症 20 多年，因上腹疼痛陣發性加重 5 天，伴發熱、黃疸、尿少、噁心嘔吐，繼發昏迷於 1983 年 7 月 30 日以「急性阻塞性化膿性膽管炎」住入某醫院。經消炎、抗休克、擴容及支持療法治療，至 8 月 3 日昏迷加深，24 小時液體輸入量 2,800ml，導尿排出量 150ml，血性大便 300ml，WBC 18.6×109/L，NE％ 90％，LY％ 10％，大便潛血試驗（＋＋），尿蛋白（＋＋），顆粒管型（＋），黃疸指數 30U，ALT 166U；BUN40iu/L，Gr 166μmol/L，BP 80/60mmHg。超音波示：肝肋下及，密集齒狀波，膽囊 3.5cm×4cm×4cm。8 月 4 日自動出院。出院診斷：①急性阻塞性化膿性膽管炎。②膽汁性肝硬化併發肝昏迷、門靜脈高壓、消化道出血，繼發肝腎症候群。翌日家屬邀中醫診治。症見：神志不清，昏睡狀，膚色晦黃，腹隆，小便不通，大便暗紅，呼吸微弱，時停息，鏡面舌，脈細微而促。急以吉林生晒參 30g 蒸汁，與西瓜汁、綠豆煎湯分別頻飼。連用 3 日後，神志清，便血止。元氣始回，繼以扶正祛邪並進。方用烏梅丸加減。

處方：生晒參20g（另煎頻服），烏梅、茵陳、金錢草各30g,當歸、黃柏、柴胡、木香、延胡索、鬱金各10g，枳實15g，黃連6g，乾薑3g。水煎分服。綠豆粥代食，西瓜汁代水。

其後據上方稍作加減，服藥20劑病癒，能操持日常家務。於1995年1月88歲壽終正寢。

按本案患者年歲已高，正氣本虛，濁毒鬱熱阻滯膽道日久，耗氣傷津，致心、肝、腎三臟衰敗。辨證以津氣耗亡為主，而補氣生津首推人參，患者共用吉林生晒參500g；配西瓜汁、綠豆湯生津清熱解毒、利小便，祛邪而不傷正。候正氣復，即重用烏梅生津利膽；茵陳、金錢草清熱利溼退黃；黃柏、黃連清熱解毒；少佐乾薑以制苦寒；柴胡、枳實、木香、延胡索、鬱金疏肝利膽；當歸養血培本。諸藥共用，使正氣復，濁毒鬱熱得清，故轉危為安。

(二十三) 慢性痢疾

慢性痢疾中最多見的是慢性細菌性痢疾，是常見的腸道感染性疾病之一，是由痢疾桿菌引起的病程超過2個月的炎症性腸道傳染病，病變部位以直腸及乙狀結腸多見。

該病屬於中醫學「休息痢」範疇，臨床多表現本虛標實，虛實相兼，寒熱錯雜。其病因為飲食無度，宿食內停或喜食膏粱厚味，呆胃滯脾，或情志失調，憂思惱怒，精神緊張，以致肝氣鬱結，疏泄失職，脾胃受損，運化失司，穀反為滯，水反為溼，使腸之絡脈受損，氣血與病邪相搏結，化而為膿，則腹痛、裏急後重、痢下赤白膿血等諸症叢生，故治以清熱解毒、抑肝理脾、消滯祛溼、行氣活血為根本大法。慢性痢疾臨床多現寒熱虛實夾雜症候，因此在治療上虛實兼顧、寒熱並調多能收到良好效果。

醫案精選

◎案

陳英明用烏梅丸加減治療慢性痢疾1例。

處方：烏梅50g，製附子（先煎）、肉桂各10g，細辛6g，黃連、黃柏各10g，黨參、蒼朮、白朮各15g，訶子10g，罌粟殼6g。

4劑，日1劑，水煎服。另以荔枝草（乾品）10g，地榆20g，加水300ml濃煎，得100ml，加三七粉10g，分2次灌腸治療。

二診：上方加肉荳蔻、五味子、補骨脂、木香等連續服藥半個月。諸症悉除。

◎案

張某，男，38歲。1992年10月17日初診。患慢性痢疾纏綿不癒已6年，曾經中西醫治療而不效，邀中醫診治。症見：腹痛隱隱，腸鳴轆轆，裏急後重，每日瀉黏液便2～5次不等，間有紅脈，口苦口乾，舌淡、苔厚中間黃，脈沉細。中醫診斷為久利。辨證為寒熱錯雜。方用寒熱並投、標本兼顧的烏梅湯加減。

處方：烏梅30g，製附子、黃連各10g，乾薑6g，黃柏10g，黨參15g，細辛4.5g，當歸、木香各10g，肉桂3g，川花椒3g。4劑，日1劑，水煎服。

二診：服上藥4劑後，服後裏急後重減輕，大便次數減少，守方續進10劑，諸症基本控制，然後以參苓白朮散加砂仁、雞內金，又續進10劑調理脾胃功能以善後。1年後隨訪病未復發。

按難治性久痢為久治難癒之證，此案患者脈證多表現為寒熱錯雜、本虛標實之象，投以大酸大澀、寒熱並治、標本兼治的烏梅湯，藥證相符，故能獲效。

第三章　臨床實例與病證解析

▌(二十四) 呃逆

呃逆，現代醫學稱為膈肌痙攣，中醫則認為胃氣上逆而引起胃失和降所致。呃逆呈連續狀態，嚴重者晝夜不停，持續數日，或有間歇性發作數月者，甚至數年者稱為頑固性呃逆，多影響患者生活，加重原來的疾病。呃逆既是較常見的疾病，也是其他疾病（如胃腸神經官能症、胃炎、胃擴張、肝硬化等）的一個症狀。

呃逆一症，中醫學認為係胃氣上逆動膈所致，臨床故根據病因的不同，可分為寒呃、熱呃、氣呃、痰呃、瘀呃、虛呃6種。除胃氣上逆動腸，肺失肅降也是本病的致病因素。手太陰肺經之脈還循胃口上膈，以致胃、膈、肺三臟緊密相連。膈位於肺胃之間，若肺失肅降或胃氣上逆，皆可使其氣機不暢，逆氣動膈出喉間，發生呃呃之聲。《靈樞》中也有「肺主為噦」之說。故本病病位在膈，病變關鍵在肺和胃，治以降逆和胃、寬胸理氣為原則。

醫案精選

◎案

常先前用烏梅丸化裁治療呃逆1例。

處方：烏梅10g，細辛15g，附子5g，桂枝5g，川黃連3g，炒黨參15g，當歸15g，川花椒1g，炮薑1g。3劑，日1劑，水煎服。

二診：服上藥3劑後，呃逆減少，繼服3劑。

三診：服上藥3劑後，呃逆已止，後又佐以柔肝理氣之品5劑，病遂痊癒。

◎案

陳愛芝用烏梅丸加減治療頑固性呃逆1例。

處方：烏梅 20g，細辛 3g，附子 5g，桂枝 5g，黃連 3g，黨參 15g，當歸 15g，川花椒 2g，乾薑 2g。2 劑，日 1 劑，水煎服。

2 劑後明顯減輕，又守原方 3 劑，症狀消失無復發。

◎案

某，女，28 歲。2004 年 10 月 12 日初診。呃逆不止近半年，伴煩渴、肢冷、便溏。患者半年前患甲狀腺功能亢進症後性格改變，多疑多慮，情緒憂鬱。一次與人爭吵後自覺食道有梗阻感，胸悶痞滿，呃逆不止，呃逆聲洪亮、連續不斷，影響進食及睡眠。初疑為甲狀腺功能亢進症治療藥物所致，停用後仍呃逆不止；多方求醫並住院治療，多項檢查未見異常。西醫用鎮靜、解痙之法，中醫服用柴胡疏肝散、旋覆代赭石湯、丁香柿蒂湯等加減，並配合針灸治療，呃逆稍減，服用鎮靜藥能入睡，但醒後呃逆又作，尤其情緒激動則呃逆頻作，飲食難進，痛苦難言，幾欲尋短見，遂求診中醫。症見：呃逆不止，呃聲洪亮，心悸心煩，口渴欲飲，不思飲食，大便稀溏，四肢不溫，舌淡、苔少，脈弦細。中醫診斷為呃逆。辨證為肝木乘胃、胃氣上逆。但病久寒熱錯雜，虛實並見，治以寒熱並用、辛開苦降。方用烏梅丸加減。

處方：烏梅 15g，細辛 3g，製附子 5g（先煎），桂枝 5g，黃連 10g，川花椒 5g，黨參 15g，乾薑 5g，當歸 10g。4 劑，日 1 劑，水煎服。

二診：服上藥 4 劑後，呃逆次數減半。藥證合拍，原方再進 3 劑，呃逆止，但胃脘仍有不適，口仍渴，心煩，心悸，舌質轉紅而苔少，脈細。揣度疊進辛辣之劑，胃陰已傷，改以養胃陰、和胃絡，佐以柔肝理氣之品調理 2 週而癒。

按烏梅丸在《傷寒論》中既治寒熱錯雜的蛔厥證，又主胃熱腸寒之久利，故其具有清上溫下、辛開苦降之功。此例症狀雖與《傷寒論》之蛔

厥證、久利症狀不盡相同，但患者為情志所傷，肝氣鬱結，鬱久化熱，橫逆犯胃，致胃氣上逆而呃逆。病位雖在胃，但病原在肝。以致脾胃虧虛，故既有心煩口渴、呃逆聲響之肝熱犯胃之候，又有便溏、納呆、舌淡、苔少之中焦虛寒之症，正合烏梅丸證病機。患者初用疏肝降逆不應，改用烏梅丸酸甘斂陰、辛開苦降而獲效。正如清末浙江名醫胡寶書所說「肝鬱宜疏，疏之不應則宜柔，柔之不應功當用斂」，而葉天士也曾有對肝木乘胃、氣升至咽者隨方加烏梅之先例。

四、泌尿系統疾病

（一）泌尿連結石

泌尿連結石是泌尿系統常見疾病之一。臨床主要表現為腎絞痛，尿線中斷，或尿頻、尿急、尿痛，甚至出現小便帶血。現代醫學認為尿路結石成因複雜，是由於某些自然環境、社會環境，以及這種環境影響下的食物生產和分配等外界因素，透過某些生理異常因素作用，形成尿中晶體物質濃度升高或溶解度降低，呈過飽和狀態，析出固體沉澱成核，然後在局部生長，聚集成為結石。有研究發現結石中的化學成分以草酸鈣和磷酸鈣最多，占80%～84%，其次為尿酸結石和感染性結石、胱氨酸結石等。

本病屬於中醫「石淋」、「血淋」、「熱淋」等範疇。中醫學認為尿路結石乃外感溼熱或過食膏粱厚味、辛辣炙烤、肥甘酒熱之品，損傷脾胃，致運化失常，溼熱內生，流注下焦，尿液受其煎熬，日久濃縮成為沙石，沙石不能隨尿排出而形成。正如華佗《中藏經》所述：「虛傷真氣，邪熱漸強，結聚而成砂。又如以水煮鹽，火大水少，鹽漸成石。」又說：「非一時而作也，蓋遠久乃成，成即五歲，敗即三年，壯人五載，禍必至也。」說明中西醫學在結石的形成認識上有著驚人的一致性。現代醫學治

療本病方法較多，如溶石、碎石、手術及輸尿管鏡取石等各有其長處，但也存在各種限制及不足。中藥清熱利尿、通淋排石、溶石化石有獨到的作用，如配合擴張輸尿管藥物（黃體酮、Phentolamine 等），中西藥合用互資其長，優勢互補，協同奏效，可縮短治療時間，加快排石速度。

臨證精選

鄭芳忠用烏梅丸加味治療泌尿連結石 36 例。3 例患者均經超音波或 X 光片確診。其中男性 22 例，女性 14 例；年齡最大 5 歲，最小 18 歲，平均 41 歲；單純腎結石 8 例，腎結石合併輸尿管結石 20 例，膀胱結石 8 例；結石最大為 12mm×9mm，最小為 5mm×6mm；結石最多者 5 個，最少者 1 個；36 例中合併腎積水者 18 例，且均有不同程度輸尿管擴張。治療方法均採用烏梅丸加減治療。

處方：烏梅 15g，黃柏 10g，黃連 5g，黨參 15g，製附子 10g，川花椒 5g，當歸 10g，桂枝 5g，金錢草 30g，威靈仙 15g，芒硝 5g（化），大黃 10g，甘草 5g。

加減：腎積水嚴重者加石韋 10g、澤瀉 10g、車前子 20g；合併血尿者加三七 10g、蒲黃 10g、琥珀 5g；結石較大者加莪朮 10g、牡蠣 30g、皂角刺 15g；疼痛明顯者加白芍 15g、延胡索 10g。

上藥加水 1,500ml，煎汁約 800ml，於每日上午 9 點、下午 4 點分 2 次服用，並多飲水，適度運動，每日 1 劑，10 劑為 1 個療程。服藥期間禁房事。

痊癒：經超音波或 X 光片檢查結石消失，臨床症狀消失；有效：經上述檢查結石變小，臨床症狀減輕；無效：治療前後檢查結石無變化，臨床症狀無改善。結果：痊癒 26 例，占 72.2%；有效 7 例，占 19.4%；無效 3 例，占 8.3%；總治癒率為 72%，有效率為 91.7%。

第三章　臨床實例與病證解析

醫案精選

◎案

田某，男，46歲。2005年3月12日初診。患者於上午8點突發腎絞痛，急來醫院就診。超音波示：左腎結石8mm×9mm大小，左側輸尿管中段結石5mm×4mm大小，且有輕度腎積水。尿液常規檢查：見鏡下血尿（＋＋＋）。診斷為腎合併輸尿管結石伴腎積水，經西藥抗菌止血、解痙止痛治療，於當晚腎絞痛緩解，後在入院治療期間服用八正散合石韋散治療半個月，超音波示結石無變化。患者腰部脹痛不適，陰囊睪丸部位發涼，全身乏力，小便清長，舌質紅、苔黃白相兼，脈沉緩，慮其過服苦寒攻下利水之品傷及腎氣，導致虛實夾雜，寒熱互生，故選用烏梅丸加味治療。

服藥1週後，上述症狀減輕，且小便漸見渾濁伴有沙石樣物排出。服藥28劑後超音波複檢，結石完全消失，痊癒出院，半年後複檢未見復發。

按烏梅丸為《傷寒論》治療蛔厥之主方，後世醫家也多以其治療蛔厥臟寒之證。全方寒熱並用，邪正兼顧，方中桂枝、製附子、川花椒具溫臟祛寒之效，與黨參、當歸補氣養血之藥共奏溫補下焦虛寒、養血通脈、調和陰陽之功。泌尿連結石的治療多數醫生視攻下利水排石為定法，有效者眾，乏效者亦不少。該病多屬上熱下寒、虛實相兼之證，其機制是久服攻下利水排石之品克伐腎氣，致寒熱內生，腎氣虧損，排石無力，結石久久不下。遵清代羅美《古今名醫方論》「久利則虛，調其寒熱」之旨，故選烏梅丸加味調其寒熱，扶正祛邪，藉附子、川花椒、桂枝溫陽通經而助氣化，從而推動結石排出。當代中醫名家顏德馨對該方也倍為推崇。現代藥理研究亦認為，烏梅丸是一組既可增強機體免疫功能，又可控制感染；既可安蛔利膽，又可增強內臟平滑肌收縮功能的有效方劑。

(二) 慢性腎功能衰竭

慢性腎功能衰竭（CRF）是多種慢性疾病引起腎臟進行性損害，造成腎單位減少，使機體在排泄代謝產物，調節水、電解質，酸鹼平衡等方面出現紊亂的臨床症候群。CRF 早期大多數患者沒有症狀，血液生化學異常也不明顯，只表現為高血壓、蛋白尿和血清尿酸水平的輕度升高，如 CRF 繼續進展，即可引起各個系統的病理改變，包括：水、電解質紊亂，代謝性酸中毒，心血管系統、神經肌肉系統、消化系統、呼吸系統、代謝系統的改變，甚至造成腎性骨營養不良、免疫功能下降、內分泌功能紊亂、感染、微量元素過量或缺乏。慢性腎功能衰竭是一個進行性發展的疾病，具有不可逆性，預後不良。近年來理論上和實踐中，被許多學者所證實，並推測殘餘單位有一逐漸損害的穩定速度，而且不論其原因如何，都有一個不斷惡化的過程。慢性腎功能衰竭是慢性腎臟疾病的終末階段，近幾十年來，由於透析和腎移植技術的進步，療效已有顯著提高，但因費用昂貴、移植條件受限，尋找有效的非透析方式、藥物仍是研究的焦點和重點。中醫中藥在緩解症狀、保護殘餘腎功能、延緩病程進展、推遲必須透析和腎移植時間等方面獲得了很好的成就，大大提高了慢性腎功能衰竭患者的生活品質。

中醫無慢性腎功能衰竭病名記載，但據臨床不同階段，分別可屬中醫的「水腫」、「癃閉」、「溺毒」、「關格」、「虛勞」等範疇。多數醫家認為脾腎虛損，以致衰敗，氣化失司，濁毒滯留，壅塞三焦，臟腑失衡，元氣虧損為其基本病機。在疾病的不同階段，可分別表現為脾腎氣虛、肝腎陰虛、脾腎陽虛、陰陽兩虛。正虛同時，夾有溼、濁、毒、瘀之邪，病機錯綜複雜，治療頗為棘手，單純一種療法難以奏效。CRF 病情遷延，纏綿難癒，單一途徑給藥難以奏效，需內服、灌腸、外敷、靜脈等

第三章 臨床實例與病證解析

多途徑給藥，綜合治療方能取效。中藥外敷及靜脈用藥的目的在於改善腎臟循環、降低尿蛋白排泄、提高腎小球濾過功能、保護健存腎單位。多途徑聯合給藥，局部與整體治療相結合，既扶正固本，又除溼降濁，化瘀解毒，發揮最佳療效。

臨證精選

楊擴美運用烏梅丸加減治療慢性腎功能衰竭71例，142例隨機分為治療組71例；對照組71例。治療組中男性30例，女性41例；年齡20～79歲，平均（47.31±3.89）歲；治療前Cr（277～998）μmol/L，平均496.52μmol/L。對照組中男性29例，女性42例；年齡19～76歲，平均（45.27±4.12）歲；治療前Cr（181～979）μmol/L，平均485.76μmol/L/L。兩組一般資料對比差異無顯著性（P＞0.05），具有可比性。治療方法：142例均給予優質低蛋白、低磷、高鈣飲食，並針對病情給予控制血壓、抗感染、糾正酸中毒及電解質紊亂等措施治療，緩解各種誘發及加重腎功能衰竭的因素。治療組同時服用烏梅丸加減。

處方：黨參18g，當歸身10g，烏梅10g，乾薑10g，黃柏6g，大黃10g，枳殼12g，茯苓12g，澤瀉12g，甘草12g。

1劑，水煎2次，共500ml，分2次服。1個月為1個療程，觀察3個療程。

對照組給予尿毒清（每袋5g），每次2袋，每日3次，療程同治療組。觀察指標：①觀察治療前後症狀、體徵。②檢測治療前後Cr、內生肌酐清除率（CCR）、尿素氮（B）、磷（P）、鈣（Ca）、血紅素（HB）、紅血球（RBC），24小時尿蛋白、總膽固醇（TC）、三酸甘油酯（TG）、高密度脂蛋白膽固醇（HDL-C）、低密度脂蛋白膽固醇（LDL-C）等指標。

療效標準參照《中藥新藥臨床研究指導原則》進行評定。顯效：症狀減輕或消失，SCR 值下降 30％。有效：症狀減輕或消失，SCR 值下降 20％。無效：SCR 值及臨床症狀無改善或加重。兩組整體療效比較：治療組顯效 39 例（54.9％），有效 22 例（31.0％），無效 10 例（14.1％），有效率為 85.9％；對照組顯效 22 例（31.0％），有效 32 例（45.1％），無效 17 例（23.9％），有效率為 76.1％。兩組顯效率比較，差異有顯著性（$P < 0.05$）。兩組臨床症狀、體徵療效比較：兩組治療後乏力、胸悶、噁心、嘔吐、納差、水腫、骨痛、出血傾向、皮膚搔癢均有改善；治療組在改善水腫、骨痛、出血傾向方面優於對照組；對照組在改善皮膚搔癢方面優於治療組。

按慢性腎功能衰竭其病機為機體陰陽失調、脾胃虛損、氣血衰敗，而致溼瘀內阻、濁毒上逆。烏梅丸加減能健脾益胃、補氣散寒、化溼清熱、調和中焦、升清降濁。方中黨參健脾益氣；乾薑溫中；茯苓、澤瀉利溼；黃柏清熱；大黃瀉濁；乾薑與黃柏、大黃配伍調和腸胃，升清降濁；當歸身養血活血；枳殼行氣寬中；炙甘草調和諸藥。全方共奏健脾益胃、清熱利溼、升清降濁之功。

（三）慢性腎炎

慢性腎炎即慢性腎小球腎炎的簡稱，係指各種原因引起的不同病理類型的雙側腎小球瀰漫性或局灶性炎症改變的一組原發性腎小球疾病的總稱。是以蛋白尿、血尿、水腫、高血壓及腎功能減退為基本臨床特徵。慢性腎炎病情遷延，病變緩慢進展，最終將發展成為慢性腎功能衰竭。在治療上，西醫多以防止或延緩腎功能進行性減退為主要目的，效果往往不盡如人意。

該病屬於中醫學「水腫」、「虛勞」、「腰痛」、「血尿」等範疇。《黃

第三章 臨床實例與病證解析

帝內經》時期就提出了「水腫」的治療原則，經過 2,000 多年的發展，對於該病的認識和治療累積了寶貴的經驗。中醫藥工作者在長期的臨床實踐和大量病案累積總結中，發現本病的綜合治療即中西醫藥物治療、飲食調控、攝生調養、心理調節等，是提高臨床療效的最佳途徑。中醫治療慢性腎炎近幾十年有了很大的進展。這些成績的獲得，得益於中醫辨證的整體性，就是不孤立地治療腎病，將其視作機體陰陽失調的一種反應，從整體上掌握陰陽虛實的變化，抓住具體病機，有所針對地治療，這是中醫治療的特點，也是收效的關鍵所在。中醫藥治療慢性腎炎的臨床研究很多，中醫藥在治療慢性腎炎上已經顯示出很大的優勢性，它不但對於疾病本身具有不可替代的作用，而且配合西藥治療，降低西藥副作用方面也療效顯著，明顯彌補了西藥治療該病的不足，具有極大的發展前景。

醫案精選

◎案

蔣某，男，42 歲，農民。1992 年 12 月 10 日初診。自訴 2 年前因患腎炎，在當地醫院進行住院治療，病情基本得到控制，出院後未繼續治療，病情反覆而成慢性腎炎。每感外邪則痛疾易於誘發。今冬因受涼致病情再度復發，且較前更重。症見：面目及下肢浮腫，按之凹陷；伴惡寒重，發熱輕，稍動則冷汗出，面色蒼白，神衰氣怯，胃納不佳，口乾思飲，但不多飲，小便黃澀而少，脈浮緊，舌體瘦、舌質深紅而有瘀斑、苔白滑。體格檢查：腎區叩擊痛。尿常規：尿蛋白（＋＋＋），紅血球、白血球少許，顆粒管型（＋＋＋）。中醫辨證為脾腎陽虛、寒熱錯雜、氣血阻滯。治以清上溫下。方用烏梅丸加減。

處方：烏梅6g，細辛3g，乾薑15g，黃連6g，黃柏6g，山藥30g，製附子20g，黨參10g，當歸10g，桂枝6g，茵陳15g（先煎），茯苓10g，川花椒6g。囑試進1劑，並禁食鹽。

第二日複診，得知尿量雖不多，但已不甚黃，精神好轉，身體輕快，食稀粥，外感症狀消失，但下肢仍腫，繼以上方去黃連之苦寒傷陽，重用黨參至15g，山藥至50g，加黃耆30g、益母草30g，以增強益氣活血之功。此方服13劑後，小便化驗正常，諸症消失。

按《素問‧經脈別論》云「飲入於胃，游溢精氣，上輸於脾，脾氣散精，上歸於肺，通調水道，下輸膀胱，水精四布，五經並行」，「腎者主水」。水液的正常代謝需賴脾、肺、腎三臟之輸布、宣肅、調節，其運化水液功能的正常與否又與人體陽氣的盛衰有著密切的關係，因脾胃為後天之本，氣血生化之源，腎又為元陰元陽之居。治療水腫當以補脾腎為主，因脾胃為水液升降出入之門戶，故又應側重補脾胃以培土制水。脾胃位居中央，以灌四旁，凡水腫之病多由於中宮土敗。其布散水液功能失調而停聚於體內，致肺失宣肅，腎無以開合，廢液不得正常排泄所致。該患者因素體脾腎陽虛，復為外邪所誘發，故方中以黃連之苦寒燥溼，當歸之甘潤順脾胃喜燥喜潤之性以復其升降；黨參、茯苓、茵陳、山藥、桂枝、川花椒健脾益氣而化氣降逆利水；除恢復脾之健運外，尚伍辛熱之製附子、乾薑、細辛以同溫脾腎而補火生土；烏梅少量，取其酸澀之性收斂浮散之陽氣；製附子、黃柏同入腎以濟水火，助其生生之用。外邪去後，氣虛為本，故再伍黃耆、益母草增強益氣活血固表之功，使脾腎陽復，三焦通調，則其腫自平。

◎案

某，男，19歲，學生。面目及雙下肢反覆浮腫伴腰痠1年餘。西醫診為慢性腎炎，迭進中西藥物，病情仍時輕時重，不能緩解。症見：面

第三章　臨床實例與病證解析

目及雙下肢浮腫，按之凹陷，四肢不溫，食少便溏，遺精頻作，咽乾咽痛，舌淡、苔白，脈沉細。查尿蛋白（＋＋），腎功能正常。中醫辨證為脾腎兩虛、餘邪未清。治以扶正祛邪、溫腎固澀。方用烏梅丸加減。

處方：烏梅18g，細辛3g，桂枝6g，黨參15g，製附子10g（先煎），乾薑6g，黃連6g，黃柏10g，當歸15g，丹參20g。

服藥20餘劑，尿蛋白盡消，浮腫諸症悉除。囑其出院後繼續服藥2個月，以鞏固療效。1年後來院複檢，一切正常。

按該方重用烏梅酸澀固精，以消除蛋白尿，與溫腎健脾、活血化瘀等藥配合相得益彰。

(四) 尿路感染

尿路感染是指尿路內有微生物停留、繁殖並導致炎症反應發生而出現的一組臨床症候群。根據感染的部位可將尿路感染分為上尿路感染和下尿路感染，上尿路感染又稱腎盂腎炎，下尿路感染則包括膀胱炎及尿道炎。此外，根據有無尿路功能上或解剖上的異常，以及是否存在全身性疾病，又可將尿路感染分為複雜性及非複雜性兩大類。前者是指伴有尿路梗阻、結石、先天性尿路畸形或膀胱輸尿管逆流等解剖或功能異常，以及合併存在糖尿病、可導致全身免疫功能異常的疾病，如全身性紅斑狼瘡、愛滋病等系統性疾病，或在慢性腎臟實質疾病基礎上發生的尿路感染。患者可表現出尿路系統症狀及輕重不等的全身症狀。尿路系統症狀包括膀胱刺激症狀，如尿頻、尿急、尿痛，從排尿時輕度燒灼感到尿道和（或）小腹明顯疼痛；亦可表現為腰區不適、痠痛乃至腰區劇痛，重者可出現肉眼血尿。全身症狀可由於尿路感染的部位不同而呈現出不同的表現，如下尿路感染患者可出現低熱，常低於38.5℃、乏力症狀；而上尿路感染則可出現周身無力、寒戰、高熱，通常高於38.5℃；

發展為敗血症者則可以出現相關的全身中毒症狀。抗生素的使用是泌尿系感染治療的基本方式，近年來由於抗生素的廣泛使用，尤其是無指徵濫用抗生素，是臨床上耐藥菌株產生的主要原因，而且這種現象越來越嚴重。

該病屬於中醫學「淋證」範疇，其病機主要是溼熱蘊結下焦，導致膀胱氣化不利。病在膀胱和腎，且與肝脾有關，若病延日久，熱鬱傷陰，溼遏陽氣，或陰傷及氣，可導致脾腎兩虛，膀胱氣化無權，則病症從實轉虛，而且虛實夾雜。應治以清熱解毒、利尿通淋，或滋陰涼血活血。西醫選用敏感抗生素仍是治療該病的有效方法，但存在易產生耐藥性、復發率高的問題。中西醫結合療法對予縮短病程、提高療效、防止復發以及恢復體力、改善症狀具有明顯優勢。

臨證精選

王紅用烏梅丸治療寒熱錯雜型尿頻尿痛 1 例。

處方：烏梅、黃連、當歸、桂枝、人蔘、川花椒、白鮮皮各 10g，細辛、製附子、黃柏各 6g，乾薑 5g。

每日 1 劑，水煎 3 次，前 2 煎取汁 200ml，分 2 次服；第三煎棄渣取汁，泡洗外陰。

治療 1 週，小便通暢，尿急緩解，小腹冷痛拘急明顯減輕，大便成形。原方再進 5 劑，前方去川花椒、白鮮皮、細辛，加用車前子、茯苓、陳皮各 10g。繼服 10 劑後諸症悉除。

（五）糖尿病神經源性膀胱炎

糖尿病神經源性膀胱炎是糖尿病常見慢性併發症之一，表現為各種類型的排尿功能異常，主要有膀胱殘餘尿增多、尿瀦留、充盈性尿失禁等。據報導糖尿病神經源性膀胱炎在糖尿病患者中的患病率高達 27%～

85％。膀胱由腦髓 2、3、4 中 3 條副交感神經及胸髓第 11、12 神經與腰髓 1、2 對神經中 4 條交感神經調節支配，糖尿病神經病變影響上述神經，尤其是感覺神經部分，則引起排尿反射異常；由於副交感神經損害而致膀胱收縮力減弱，交感神經損害影響三角肌及內括約肌，以致尿瀦留，膀胱漸充盈脹大，當膀胱脹大其容量一超過 1,000ml 以上時，漸出現尿失禁，尿淋漓不盡，由於長期殘餘尿增加而導致本症。其臨床表現多樣，發病機制複雜，診斷尚無統一標準，目前西醫尚無更有效的治療方式，尚無治療該病理想的藥物，有研究提出膀胱減容重建術能提高神經源性膀胱尿道功能障礙患者的排尿效果，但遠期療效尚無定論。近年來在西藥控制血糖治療的基礎上，中醫藥治療糖尿病神經源性膀胱炎獲得一些成績，顯示出一定的優勢。

該病屬於中醫學「癃閉」、「遺溺」等範疇，《黃帝內經》責之「膀胱不利」、「膀胱不約」。主要病機是腎氣受損，陽氣虛弱，陽不化陰，膀胱氣化無權而致。中醫藥治療糖尿病神經源性膀胱炎獲得了一定進展。採用中藥清利溼熱、利尿通淋，配合針灸治療，對該病有較好的療效。

醫案精選

◎案

沈某，女，69 歲。2001 年 4 月初診。排尿困難 2 年，解小便困難，淋漓不盡，無尿痛、尿血，口乾喜熱飲，腰痠，胃寒，雙下肢冷麻，大便可，舌淡紅、苔白，脈細弱。尿液常規檢查尿糖 6mmol/L，餘無異常。當時查空腹血糖為 10.4mmol/L，診斷為糖尿病，糖尿病性膀胱炎。曾求治於多名專家教授，予溫陽補腎、化氣行水等治療，症狀未見明顯改善。症見：排尿困難，淋漓不盡，下腹脹痛，小便時有重墜感，易汗

出，雙下肢冷麻，心煩，口乾喜熱飲，舌暗紅，苔薄黃，脈細滑。辨證為寒熱錯雜、膀胱氣化不利。方用烏梅丸加減。

處方：烏梅10g，細辛3g，桂枝10g，太子參30g，製附子15g（先煎），川花椒10g，阿膠15g，黃連、當歸各10g，懷牛膝、茯苓、豬苓各15g，澤瀉10g，黃耆30g，乾薑10g。7劑，日1劑，水煎服。

二診：排尿較前順暢，心煩、口乾喜熱飲基本消除，下腹墜脹、易汗出、雙下肢冷麻較前有所改善，尿糖陰性，空腹血糖8.2mmol/L，上方去黃連、阿膠，加白芍、王不留行各15g，雞血藤30g，改當歸為當歸尾12g，水煎服，日1劑，繼服7劑。

三診：諸症大減，空腹血糖6.1mmol/L，故又守原方繼服7劑，諸症消失，病告痊癒。

按本病當屬清陽下陷證之一，即肝脾腎三虛不能升清，導致清陽下陷。具體而言，脾虛不升，不能制水；腎虛不升，二陰失司；肝虛不升，木鬱化火，熱灼傷陰從而形成上熱下寒、虛實夾雜之症。故本病實屬三陰同病，以厥陰肝木為主。清代醫家黃坤載曰「消渴者，是厥陰之病也」。鄭欽安亦曾提出「消症生於厥陰風木主氣，蓋以厥陰下水而生火，風火相煽，故生消渴主症。」因而選用寒熱並調之烏梅丸治療本病而獲良效。

（六）乳糜尿

乳糜尿是一種頑固而難治的慢性疾病，由於胸導管、乳糜池及其所連繫的淋巴系統發生病變，引起淋巴回流發生障礙，淋巴管內壓力增高，淋巴側支循環代償失調，形成腎盂區淋巴炎，致使乳糜液透過淋巴道進入尿路而發生乳糜尿。現代醫學認為班氏絲蟲感染為最常見病因，

此外腹內結核、腫瘤、胸腹部創傷或手術、先天性淋巴管畸形等也可引起淋巴管阻塞，出現乳糜尿。西醫治療乳糜尿主要有外科手術、腎盂藥物灌注及殺滅絲蟲等方法，但療效不確切，容易復發。中醫藥在長期的臨床實踐中對乳糜尿的治療累積了豐富的經驗。

該病屬於中醫學「膏淋」、「尿濁」等範疇，臨床分為溼熱內蘊、脾虛氣陷、腎氣虧虛三型。治療方法各地很多，整體而言，一派主張用「補氣法」治療，而另一派則主張用「清熱利溼法」治療，有「南補北瀉」的說法。本病常為本虛標實之證，多見氣虛兼溼熱、瘀血證；日久不癒，溼熱久蘊，耗氣傷陰，則演變為氣陰兩虛兼血瘀證，故採用益氣養陰、清利溼熱、分清別濁、涼血化瘀之法多能獲效。

醫案精選

◎案

劉某，女，49 歲。1993 年 7 月 20 日初診。患乳糜尿 10 餘年，近年來反覆發作，經多方治療，病情時輕時重，近來日趨加重。患者頭昏乏力，面色萎黃，食納不下，腰膝酸楚，時伴小腹疼痛，舌體胖大，苔白厚膩，脈細弱。尿液常規檢查：乳糜定性陽性，尿蛋白（＋＋＋），白血球（±），紅血球（±）。方用烏梅丸加減。

處方：烏梅、蒼朮、法半夏各 10g，黨參、黃耆各 12g，當歸、乾薑、製附子各 10g，川花椒 5g，黃連、細辛各 3g。日 1 劑，水煎服。

上方共服 28 劑，前述諸症逐漸消失，尿液常規檢查：乳糜定性陰性，尿蛋白陰性。

第一節　內科疾病

五、神經精神系統疾病

（一）心血管精神官能症

心血管精神官能症是以心血管疾病的相關症狀為主要表現，伴有精神官能症狀的臨床症候群，是精神官能症的一種特殊類型。大多發生在中青年，以 20～50 歲較多見，女性多於男性，尤其是更年期的婦女，約占具有心血管症狀患者的 10%。本病客觀檢查無疾病證據，病理上無器質性心臟病依據、心電圖常見竇性心動過速，部分患者可見 ST-T 改變，但主要局限於 II、III、aVF 導聯，Propranolol 試驗（＋）或冠狀動脈造影正常，發病過程中有神經和內分泌系統症狀，尤其是自主神經功能失調。臨床表現為心悸、胸痛、氣短、乏力、失眠多夢等症。常因過勞、精神創傷或情緒激動時加重，病情時好時壞，遷延不癒，對患者帶來很大痛苦。而現代醫學在明確診斷後尚無理想治療方法。本病預後良好，但長期症狀嚴重的患者可明顯影響正常生活和工作。

該病屬於中醫學「心悸」、「胸痛」、「鬱症」等範疇。隨著工作節奏加快，生活壓力增加，特別是婦女面臨著生理、心理、工作上的問題，容易被情志所傷，導致本病的發生。故本病與情志關係最為密切，或因情志不暢，憂鬱過度，肝氣鬱結，氣血不和；或因思慮過度，勞傷心脾；或因肝鬱化火，擾動心神；或因煩勞苦讀，損傷心陰，心神失養而發病。正如《丹溪心法‧六鬱》云：「氣血沖和，百病不生，一有怫鬱，諸病生焉。故人身諸病，多生於鬱。」中醫學認為「心藏神」、「心主血脈」。患者多由平素心虛膽怯、情志不暢、暴驚暴恐損傷心氣，擾亂心神，或因心脾氣虛不能養心，或因腎陰不足、心火內動，或因心陽不振、心氣虛弱而致病。「心主神明」、「心者，精神之所舍」，故悲、哀、愁、憂則心

動。心動則五臟六腑皆搖，心動就是心臟血管功能發生紊亂。中醫在治療心血管精神官能症上有明顯的優勢，以疏肝理氣、解鬱安神、補養心脾、滋陰降火等法治療，臨床效果顯著。

臨證精選

郝憲恩用烏梅丸治療心血管精神官能症 50 例。

處方：烏梅 6g，桂枝 10g，黃柏、川花椒、細辛、乾薑各 5g，當歸、黨參、製附子（先煎）各 12g，黃連 9g。

加減：心悸明顯者加生龍骨、生牡蠣、磁石各 18g（先煎）；胸痛明顯者加丹參 18g、蒲黃 12g（包煎）；焦慮失眠者加酸棗仁 40g、合歡花 15g、遠志 10g；氣短乏力明顯者加黃耆 12g；納呆、便溏者加茯苓 12g、白荳蔻 8g（後下）。日 1 劑，14 天為 1 個療程。

顯效：原有症狀完全消失；有效：原有症狀明顯好轉；無效：原有症狀無變化。治療結果：服用中藥 21 劑，顯效 32 例，有效 14 例，無效 4 例；總有效率為 92%。

醫案精選

◎案

王某，女，35 歲。2002 年 4 月 2 日初診。患者身體消瘦，自訴 1 年來常因工作緊張出現胸悶、胸痛，氣短乏力，心煩不安，失眠易驚，精神不佳，頭昏，記憶力減退，納少，口服多種西藥如穀維素、維生素等，未見好轉。查舌質淡、苔白膩，脈弦按之減。心電圖檢查未見 ST-T 改變，心臟超音波正常。診斷為心血管精神官能症。中醫辨證為肝木虛寒、疏泄不利。方用烏梅丸加減。

處方：烏梅 6g，製附子（先煎）、蒲黃（包煎）、當歸、黨參各 12g，桂枝 10g，川花椒、細辛、黃柏、乾薑各 5g，黃連 9g，酸棗仁 40g，丹參 18g，黃耆 15g。7 劑，日 1 劑，水煎服。

二診：服上方 7 劑後，症狀大為改善，偶感寐差，上方加遠志 10g，繼服 14 劑，諸症皆癒。

按本案患者為肝木虛寒，肝失疏泄。《素問・生氣通天論》曰「陽氣者，精則養神，柔則養筋」，陽氣旺，則輕捷矯健。肝應春，主春生之氣，肝之少陽之氣升，方有春生、夏長、秋收、冬藏。故《讀醫隨筆》曰「肝者貫陰陽，統氣血，握升降之樞」。「肝為心之母，肝氣通則心氣和」（《明醫雜著・醫論》），若肝陽餒弱，肝失疏泄，「母病及子」，上則影響到心，「肝氣滯則心氣乏」（《明醫雜著・醫論》）。對心臟功能的影響主要表現在精神、意識和思考活動等諸多方面，表現各有不同，主要有心中懊憹，焦慮緊張，心神不寧，心悸，胸痛，氣短，乏力，失眠多夢，記憶力減退等症狀；「子盜母氣」氣下則影響到腎。「精血同源」，肝與腎生理上相互滋生，病理上又相互影響，盛則同盛，虛則同虛。肝失疏泄，日久傷及腎精，腎精不足，表現出頭暈目眩，耳鳴健忘，腰膝痠軟，易驚恐，男子可有陽痿、遺精、早洩，女子可表現出月經不調等一系列症狀，嚴重影響正常的工作和生活，更重要的是帶來了極大的精神、心理壓力。烏梅丸方中用桂枝、細辛、川花椒、乾薑、製附子等眾多辛熱之品，共扶肝陽，意在強肝助陽，以使春升之氣得以升發；黃連、黃柏化其陽鬱之熱，寒熱並用，調理陰陽；黨參補肝之氣；當歸補肝之體；烏梅斂肝之真氣。諸藥合用以使肝得以升發，舒啟春升之氣得以升發 —— 人猶沐春風。

(二) 帕金森氏症

帕金森氏症是中老年人常見的中樞神經系統變性疾病，臨床主要表現為靜止性震顫、肌張力增高、運動遲緩、姿勢反射障礙及自主神經

功能紊亂等症狀。隨著高齡化過程的加速，該病發病率有逐年增高的趨勢。

中醫學將帕金森氏症歸入「震顫」範疇，對其認識最早可追溯到《黃帝內經》時代。《素問》云「諸風掉眩，皆屬於肝」，指出顫證發生與肝有關。《赤水玄珠》認為震顫乃木火上盛，腎陰不充，下虛上實，實為痰火，虛則腎虛，進一步明確了肝腎明虛是本病的病理基礎。《醫宗必讀》提出肝腎同治原則，曰：「然木既無虛，又言補肝者，肝氣不可犯，肝血當自養也，血不足者濡之，水之屬也，壯水之源，木賴以榮。」故補益肝腎、息風定顫是本病的基本治則。

醫案精選

◎案

劉某，男，60歲。2004年7月初診。下顎骨及雙手震顫，逐年加重，影響工作和生活，曾在某醫院住院診治，確診為帕金森氏症。予「Benzhexol」、「Amantadine」治療，效果不顯，出院後病情仍呈進行性加重，生活自理能力差，四方尋醫治療。症見：神清，疲乏，頭暈，畏風寒，四肢動作笨拙、步履艱難，心煩，口苦，咽乾，小便頻數，入夜尤甚，大便祕結，1週1次，睡眠不安。體格檢查：下顎骨及雙手震顫，手指節律性震顫，狀如「搓丸樣」，四肢肌肉強直，肌張力增高，以雙上肢為甚，表情呆板，行走呈慌張步態，舌質淡暗、舌苔薄白，脈細。中醫診斷為震顫。辨證為寒熱錯雜、厥陰風動。治以養血濡筋。方用烏梅丸加減。

處方：烏梅10g，黃連3g，桂枝6g，黨參10g，當歸10g，川芎6g，石菖蒲6g，炙甘草3g。日1劑，水煎服。

2個月後複診：患者精神轉佳，震顫幅度變小、程度變輕，寫字前後對照明顯好轉，行走較有力，訴大便仍然祕結不通，眠差，舌質淡紅、舌苔薄黃，脈弱，針對上述脈症的反映，上方黃連改為9g，加用炒酸棗仁20g、火麻仁20g，繼服數月餘。

三診：精神良好，諸症見輕，生活自理能力較前改善，病情不再進展，且有好轉的趨勢。

按此病屬中醫「震顫」範疇，以肢體顫抖和肌肉抖動為主要表現，其病機涉及肝氣，肌肉拘緊或肝疏泄太過，肝風內動，或肝血不足，筋失濡養。六經中厥陰是以肝和心包的臟腑經絡氣化為基礎的，凡肝之病，無不和厥陰的功能失常有關，可見此病的這兩大主症均是厥陰病重要病機的集中表現，因此錐曉東教授獨創以六經厥陰病理論辨證治療此病認為，以六經辨證而言，病在厥陰，故選用厥陰病主方烏梅丸加減治療此病。首先，清代醫家柯琴在《傷寒來蘇集》中提出「六經百病」，云：「原夫仲景之六經，為百病立法，不專為傷寒一科。」其次，明確了烏梅丸不只是一個簡單的驅蟲止利方，實為厥陰病之主方。後世諸多方書均載其方，漸漸將其視為驅蛔殺蟲的專劑。柯琴從分析厥陰病症治規律入手，從全新的角度闡釋了烏梅丸的組方配伍，首先提出了「烏梅丸為厥陰主方，非只為蛔厥之劑」的觀點。至今，烏梅丸實為厥陰病主方在中醫學術界中已達成共識。再次，帕金森氏症以肢體顫抖和肌肉拘緊為主要表現，其病機涉及肝氣、肝血。肝體陰而用陽，體陰者，指肝主藏血，以血為體；用陽者，指肝以氣為用，性喜條達，功善疏泄。肝為風木之臟，主疏泄，疏泄太過，肝風內動發為顫病；肝主藏血，濡養筋脈，肝血不足，筋失濡養則筋脈拘緊。選用烏梅丸加減與之相應，散寒清熱、斂肝熄風、養血濡筋則是其治療大法。

劉英峰認為，厥陰生理為由陰出陽，陰陽協調，和風以生；厥陰病

理為陰陽出入之機不相順接，陰陽不和，和風也一轉而為賊風，乘機妄動於內。因此，厥陰主證以陰陽錯雜為基礎，以肝風內動為主導，厥陰主方自當謹守此病機而立法。烏梅丸集酸苦辛甘、大寒大熱於一身，酸收斂肝，護體制用，虛實兩顧而無攻補之過，再佐苦辛，收中有散而無寒熱升降之偏，使得動盪之勢於陰陽燮理之間歸復於平和。並且強調烏梅丸獨重大酸之烏梅，與葉天士語「厥陰肝風振動內起，酸以制肝」正相契合，即酸屬木味，其先入肝，其性收斂，與風屬陽邪而疏散動搖相合。由此可見，烏梅丸這種獨特的斂肝息風的功能，絕非其他息風之劑所能取代。臨床上神經系統疾病中凡見震顫、抽搐者，如帕金森氏症、肝豆狀核變性、小舞蹈症、抽動－穢語症候群等，可考慮用烏梅丸化裁加以調治。

(三) 偏頭痛

偏頭痛是一類有家族發病傾向、週期性發作的偏側搏動性頭痛，是臨床上常見的症狀之一，嚴重影響患者的生活品質。

該病屬於中醫學的「頭風病」、「厥頭痛」、「夾腦風」等範疇。目前普遍認為偏頭痛的病機不外乎風、火、痰、瘀、虛等五端，但對各因素在發病中所占地位有不同的認識。瘀血其重要的病理因素，瘀血形成的原因與患者情志有關，情志憂鬱必致氣結，氣結必致血瘀，瘀則不通而致痛。因此應以祛風散邪、息風通絡、燥溼化痰、活血化瘀、補益肝腎或補益氣血為原則。傳統中醫藥治療本病經驗豐富，療效確切，具有進一步發掘與提高的潛力。

臨證精選

于立民以烏梅丸加麻黃為方治療偏頭痛 1 例。

處方：烏梅 15g，黃連、黃柏、當歸、黨參、川花椒、桂枝、麻黃各 10g，製附子 12g（先煎），乾薑、細辛各 6g，白芍 30g。

水煎服，1劑痛止，頓覺頭腦清爽，精神為之一振，再劑去麻黃，加法半夏，諸症消失。

醫案精選

◎案

陳某，女，42歲，農民。1998年6月12日初診。患者頭痛10餘年，近年來發作次數較頻，昨天發作，頭痛如裂，以巔頂為甚，伴見心煩失眠，噁心嘔吐，頭昏脹滿，四肢發涼，舌質淡、苔薄白，脈沉細。中醫診斷為厥陰頭痛。辨證為心肝失調，寒熱錯雜，虛實並見。治以寒熱並用，攻補兼施。方用烏梅丸加減。

處方：烏梅、黨參、川芎各15g，川花椒、乾薑、黃連、製附子6g，肉桂、細辛、吳茱萸各3g，黃柏、藁本各9g。6劑，日1劑，水煎服。

二診：服上方6劑後，頭痛減輕，睡眠轉佳，舌脈同前，原方繼服7劑，諸症消失。再服3劑以鞏固療效，2年後隨訪未復發。

按本案頭痛，證屬寒熱錯雜、虛實並見、心肝失調之厥陰頭痛。故方選烏梅丸寒熱並用，攻補兼施，調理陰陽。加吳茱萸入厥陰肝經，開鬱散結，當歸易川芎，加藁本取芳香上行之力，藥中病機，服藥10餘劑，使多年病疾霍然而癒。

◎案

董某，女，42歲。2004年2月初診。頭痛3年餘，以巔頂為甚，加重4天。3年前因瑣事與家人爭吵，外出淋雨受涼，回家後即感頭痛，噁心，胸中鬱悶，時作時止，未加介意，此後病情逐漸進展，頭痛陣發，以巔頂為著，多因勞累、生氣、受涼誘發或加重，經顱腦CT及腦電圖檢

第三章　臨床實例與病證解析

查未見異常，曾用中西藥物治療，屢治不效。近日又因與家人生氣而發病，求診中醫。症見：頭痛，巔頂為甚，痛劇時需用手捶頭頂或用布裹頭，痛苦難忍，畏風寒，伴胸悶，心煩失眠，口苦，噁心，納差，月經延期，量少色淡，舌邊尖暗紅、苔薄黃，脈沉細弦。中醫診斷為厥陰頭痛。辨證為肝血不足，巔頂空虛寒邪直中，胸中氣鬱蘊熱，脾胃失調，寒熱錯雜，虛實互見。治以溫經散寒、清解鬱熱、益氣養血。方用烏梅丸加減。

處方：烏梅15g，川花椒9g，黃連6g，乾薑6g，細辛3g，黃柏9g，製附子6g，黨參15g，桂枝9g，藁本12g，當歸9g，甘草6g。7劑，日1劑，分2次水煎服。

二診：患者服藥後諸症減輕，頭痛銳減，納增，舌轉淡紅，脈弦，效不更方，繼服7劑而癒。囑患者避風寒，調飲食，暢情志。

按烏梅丸方中酸甘化陰，辛甘化陽，辛苦通降，酸苦通泄，雖為厥陰病主方，但不僅能治療蛔厥、久利證，而凡在厥陰肝臟及其經絡循行的區域中出現寒熱虛實混雜的症候，都可選用烏梅丸加減治療。本案辨為厥陰頭痛，故用烏梅丸治療獲痊癒。

◎案

某，女，45歲。2003年7月4日初診。主訴：左側頭痛2年餘，時發時止，情緒緊張則發。西醫診斷神經血管性頭痛，服中西藥效差。前日因生氣復發，痛如針灸，時有噁心欲吐，口苦，口渴飲水不多，食少體倦，面色白，二便調，月經量少。舌淡、苔薄，脈弦細。中醫診斷為偏頭痛。辨證為虛實夾雜、陰血不足。方用烏梅丸加減。

處方：烏梅12g，黨參、當歸各15g，黃連、黃柏各6g，細辛、乾薑、桂枝、製附子各3g，白芍12g，甘草6g。7劑，日1劑，水煎服。

二診：服上藥 7 劑後，頭痛減，上方加菊花 6g、丹蔘 15g，再服 5 劑而痛止。

按肝之陰血不足，肝膽之火上延，發為頭痛。表現為虛實夾雜，陰血不足，方中烏梅合芍藥甘草湯以生陰血，黃連、黃柏清上延之火；少用辛散之品，以疏肝通絡；諸藥合用，補瀉兼施、散收並用，共奏調肝、通絡、止痛之功。

(四) 神經性頭痛

神經性頭痛是臨床上常見的內科疾病之一，又稱緊張性頭痛。本病主要是由於神經活動長期處於緊張與疲勞狀態，或強烈的精神刺激引起大腦功能活動紊亂，造成疼痛耐受性的閾值降低與頭部肌肉緊張，從而引起頭痛。神經性頭痛是臨床常見難治性疾病，有療效差、易復發的特點。

中醫認為頭為諸陽之會，足少陰經脈屬腎，與足太陽膀胱經相表裡。由於足少陰腎經陽氣素虛，不能抗邪外出，以致太陽所感之邪，久居頭部經絡，寒凝筋脈，影響氣血運行，故疼痛劇烈；當正氣旺盛之時疼痛略有減輕，正氣虛且復遇寒邪時則疼痛加重。西醫用鎮痛藥治療雖然能夠減輕疼痛、緩解症狀，但卻不能去除病灶，因此藥物一停，症狀即會再發；骨骼肌鬆弛藥（肌鬆藥）對緩解肌肉痙攣，雖然也有一定作用，但也不能解除病灶，像神經營養藥，雖然也常用，但亦未見到明顯治療效果。而中醫藥治療本病累積了豐富的經驗，能顯著提高療效、縮短療程、減少復發率，多以活血化瘀、祛風通絡、平肝息風、化痰通絡、補益肝腎等法治療。

第三章　臨床實例與病證解析

醫案精選

　◎案

　　某，女，29歲，工人。2004年11月5日初診。主訴：巔頂頭痛3年餘，時發時止，中午頭痛較重，甚則嘔吐。曾去某醫院診治，被診斷為神經性頭痛，經中西藥物治療而效果不佳。近幾天因受涼而發作頻繁故來求治。問其頭痛與月經無明顯關係，無發熱惡寒。查其舌質淡紅、舌苔淡黃，脈沉弦。脈證和參，辨證為厥陰頭痛。寒溼之邪侵犯人體，日久入裡，滯留於足厥陰肝經，致使經氣不舒，氣血不通，不通則痛；巔頂為肝經過往之處，故其頭痛以巔頂部位為主；中午為陽氣極盛之時，力欲驅邪外出，正邪交爭激烈，故中午頭痛較重；肝經邪氣較盛，邪氣隨肝氣橫逆犯胃，導致胃氣上逆，故而嘔吐；邪氣入裡日久有化熱之象，故舌質淡紅且苔淡黃。方用烏梅丸加減。

　　處方：烏梅15g，細辛3g，桂枝10g，乾薑6g，黨參12g，製附子3g，當歸10g，川芎10g，白芍15g，天麻10g，黃連6g，黃柏10g。生薑、大棗為引，水煎服，日1劑。

　　服用3劑後疼痛大減，共加減服用13劑而告癒。隨訪2年未復發。

　　按本案患者辨證為寒熱錯雜、肝寒胃熱之厥陰頭痛，治療上當以暖肝散寒、清胃降逆、柔肝和胃、通絡止痛為主。方中溫肝散寒者，製附子、細辛、乾薑、桂枝是也；清胃降逆者，黃連、黃柏、烏梅、黨參是也；柔肝和胃者，烏梅、白芍、當歸、薑、棗是也；通絡止痛者，天麻、川芎、桂枝、細辛是也。諸藥配伍，理法嚴明，切中病機，故獲速效、良效。

(五) 血管神經性頭痛

　　血管神經性頭痛是腦血管痙攣收縮或擴張引起的血流改變和障礙，牽涉痛覺纖維而致。血管神經性頭痛是臨床常見病症，現代醫學認為，

血管神經性頭痛是頭顱血管舒縮功能障礙及大腦皮質功能失調為主要特點的臨床症候群。病程纏綿，治療困難，經久不癒。主要表現為一側頭部搏動性疼痛，多伴有噁心嘔吐，往往反覆發作或兩側交替發作，呈局期性、發作性、劇烈性、搏動性疼痛。

該病屬於中醫學「頭痛」、「腦風」、「偏頭痛」等範疇。中醫學認為痰邪上犯巔頂，阻遏清竅，塞滯不通，亦使清陽不振，而頭痛；痰與溼同時並存，水溼停聚，釀成痰溼，痰溼中阻，上蒙清竅，故見頭痛。臨床上多見的是風、痰、瘀雜之而發病者。唐容川《血證論》曰「須知痰水之壅，由瘀血使然，但去瘀血則痰水自消」，「血積既久亦能化為痰水」。總之，頭痛的原因雖屬多端，不論其病因如何，終為肝風上擾、痰濁蘊結及氣滯（虛）血瘀致清陽不升，濁陰不降，瘀阻脈絡而所致。人體臟腑清陽之氣上注於頭，手足三陽經會於頭，故頭為諸陽之會，清陽之府，又為髓海所在，腎藏精，腎虛精少，不能上承，髓海空虛，腦失所養，痰溼上蒙清竅，清陽不展，脈絡失暢，不通則痛。故據其臨床症狀將本病辨為肝陽上亢、腦絡瘀阻、氣血虧虛、肝腎精虧、痰瘀阻絡等證型，分別採用平肝潛陽、活血化瘀、補氣養血、滋養肝腎、祛痰通絡等法治療，其療效肯定，且復發率低。

醫案精選

◎案

李某，女，42歲。1990年8月12日初診。頭痛反覆發作10年，加重6天。曾用中西藥物治療無效，經顱腦CT及腦電圖檢查未見異常。現症見：頭痛陣發，疼痛甚劇，腦內覺冷，畏風寒，伴心煩失眠，腰背痠痛，時有耳鳴，骨節疼痛，四肢不溫，面色微青晦，嘔吐清水，脈沉弦，舌邊尖暗紅、苔薄白。予當歸四逆湯加活血化瘀藥以溫肝和胃、活

血化瘀止痛服 5 劑無效。細考其症，當屬厥陰病，肝脾不調，寒熱錯雜，虛實互見，改用烏梅丸加減。

處方：烏梅 30g，川花椒 10g，黃連 6g，乾薑 8g，細辛 6g，黃柏 9g，製附子 8g，茯苓 30g，黨參 10g，肉桂 6g，川芎 15g，吳茱萸 9g，白芷 10g，甘草 6g。8 劑，日 1 劑，水煎服。

二診：服上藥 8 劑後，諸症減輕，舌轉淡紅，脈弦，去茯苓，續服 12 劑，病癒。隨訪 2 年無復發。

(六) 憂鬱症

憂鬱症是一種常見的情感性疾病，是危害人類身心健康的常見病、多發病，近年有逐漸上升的趨勢，嚴重影響人們的生活、工作。美國 2000 年調查發現憂鬱症的終生患病率為 16%，其帶來的經濟負擔相當於心血管疾病、癌症等，已成為嚴重危害人類健康的疾病之一。憂鬱症主要靠藥物治療，但西藥擾憂鬱譜窄，毒副作用大且有依賴性。隨著全世界回歸自然、重視傳統醫藥已成為一種潮流，因此中醫藥治療憂鬱症累積了豐富的經驗，獲得了滿意的療效。

該病屬中醫學之「癲證」、「鬱證」等範疇，病因病機多因七情內傷、飲食失節、稟賦不足等導致痰氣鬱結，以致臟氣不平，陰陽失調，閉塞心竅，神機逆亂而發為本病。中藥治療的同時配合移情易性療法，療效較好。

醫案精選

◎案

張某，女，23 歲，農民。患者因婚姻問題，與家人發生分歧，以致情志憂鬱。近 30 天來，患者神情呆滯，反應遲鈍，少言寡語，消極厭世，晝夜不寐，四肢欠溫，舌質暗、苔薄黃，脈弦滑。經醫院精神病

科診斷為憂鬱症。中醫辨證為肝失條達，氣血不和，厥氣上衝，擾其神明。治以泄肝寧神、調和氣血。方用烏梅丸加減。

處方：烏梅、黨參各12g，川花椒、乾薑、製附子各6g，黃連、黃柏各9g，細辛、肉桂各3g，當歸6g，百合8g。6劑，日1劑，水煎服。

二診：服上藥6劑後，神志恢復正常。半年後病又復發，諸症較輕，再服原方3劑而癒，觀察1年，未再復發。

按本病由於精神刺激，損傷厥陰肝與心包，而見虛實寒熱錯雜、氣血陰陽失調之證。故用烏梅丸扶正泄肝，和血寧神，使此難證6劑而癒。正如《醫學從眾錄》云：「以烏梅丸益厥陰之體，厥陰之用，治療癲狂痛等病。」

(七) 精神性煩渴

精神性煩渴，屬中醫「消渴」範疇。多因先天稟賦不足或後天情志失調所致，如長期過度的精神緊張，或情志刺激，鬱怒傷肝，肝氣鬱結，或勞心竭慮，營謀強思等，以致鬱久化火，火熱內灼，消灼肺胃陰津而發為消渴。

醫案精選

◎案

某，女，50歲。2000年8月13日初診。以「煩渴多飲、多尿近半年」為主訴。自訴口乾、飲水較多。日飲水量在5,000ml左右，伴急躁易怒，生氣後加劇，胃中嘈雜，納差，大便稀，小便量多，舌質紅、苔白膩，脈弦細。經化驗血糖、尿糖及鋇劑攝影均未見異常。西醫診斷為精神性煩渴，對症治療無效，故來求診中醫。中醫辨證為上熱下寒。治以清上溫下、寒熱並用。方用烏梅丸加減。

處方：烏梅 30g，細辛 3g，桂枝 6g，乾薑 3g，製附子 3g，黃柏 3g，黃連 9g，當歸 9g，白芍 15g。3 劑，日 1 劑，水煎服。

二診：服上藥 3 劑時，煩渴明顯減輕，又復上方加熟地黃 30g、白朮 10g，繼服 10 劑，諸症消失，食慾增加，舌質轉薄，後未復發。

按精神性煩渴，屬中醫「消渴」範疇。本案為上熱下寒之「消渴」證。其病重在腎水虧虛，水不涵木，心火獨亢，擾及胃腑，故見煩渴引飲。飲後渴不止，同時又見大便稀溏、小便清長之脾陽虛之象，治以清上溫下。方中重用烏梅，配白芍，直取肝腎，化陰柔肝，力挽陰津，以水制火；配黃連清胃熱，黃柏小量微撤腎熱，使熱有退路；製附子、乾薑、細辛、桂枝以溫脾陽治下寒。加熟地黃、白朮以培元固土，扶助正氣，故消渴痊癒。

(八) 奔豚氣

奔豚氣從症候表現看相當於現代醫學的胃腸神經官能症，屬於腸道積氣和蠕動亢進或痙攣狀態。

「奔豚」之名初始見於《靈樞·邪氣臟腑病形》：「腎脈急甚為骨癲疾，微急為沉厥奔豚，足不收，不得前後。」《難經·五十六難》亦有奔豚之名：「腎之積名曰奔豚，發於少腹，上至心下，若豚狀。或上或下無時，久不已，令人喘逆，骨痿，少氣。」張仲景在《金匱要略》中詳細描述了本病的症狀特徵：「奔豚病，從少腹起，上衝咽喉，發作欲死，復還止，皆從驚恐得之。」說明發作時氣上逆、咽喉屏氣如死狀，稍息症狀可自然緩解。又「奔豚氣上衝胸，腹痛，往來寒熱」說明氣上逆、胸腹疼痛。「發汗後，燒針令其汗，針處被寒，核起而赤者，必發奔豚，氣從少腹上至心。」說明氣上逆至心、心慌、心悸。「奔」即患者自覺有氣上衝，「豚」指上衝之氣像小豬一樣奔突亂撞，有此兩種症狀即可考慮為奔

豚氣。可見奔豚氣病的主要症狀有：氣從少腹上衝心下或胸而至咽喉，病發作時疼痛難以忍受，發作後衝氣漸消疼痛解除。本病涉及肝、腎、脾、胃等諸多臟器及衝脈。奔豚湯為治療奔豚氣的典型方劑，其藥物組成以養血藥為主，兼以清熱、生津、降逆。

醫案精選

◎案

李某，男，55歲。1998年5月8日初診。該患者於1個月前因情志不遂而發，即從陰器少腹開始，有一股氣上衝腹部至喉，少腹及胃脘部牽拉樣疼痛，病發痛不可忍，時有昏憒，苦不堪言，得熱稍減，近日發作頻繁，伴有噯氣，大便不爽，腹部喜溫喜按，曾服疏肝理氣、散寒之品，療效無顯。診其脈沉弦，舌質暗、舌苔膩略帶黃。中醫診斷為厥陰病。辨證為寒熱錯雜、肝脾失調、氣血不和。治以調肝和脾。方用烏梅丸合奔豚湯加減。

處方：烏梅15g，川花椒10g，乾薑10g，細辛5g，黃柏10g，製附子5g，當歸9g，黨參15g，吳茱萸15g，桂枝10g，白芍15g。6劑，日1劑，水煎服。

二診：服上藥2劑後，小腹牽拉樣疼痛減輕。6劑後，疼痛發作停止，時有噯氣、腹脹，大便正常，上方加旋覆花15g、柴胡10g，續服2劑，病未再發，告癒，隨訪3年，無復發。

按少腹痛，凡牽拉陰器疼痛者，其病與厥陰最為密切。因「足厥陰肝經之脈，循股陰，入毛中，過陰器，抵小腹」。該患者情志不遂，肝失疏泄，寒滯肝脈，病久寒熱錯雜，氣血失和，氣機逆亂，升降失調，選用烏梅丸寒熱並調，配用奔豚湯祛寒降逆，另加柴胡、旋覆花增強疏肝理氣的作用，使病告癒。

第三章　臨床實例與病證解析

◎案

楊某，男，63歲。奔豚病30餘年，自覺有氣從小腹上攻，攻至腹則腹脹痛，攻至胸則胸中憋悶疼痛，呼吸窒塞，欲死，連及頭頸、後背、兩臂皆脹痛，痛苦殊甚，全身無力，繼則大口頻頻噯氣，氣噴湧如山崩，氣出則諸症稍緩，須臾復作，1日發作二三次或十數次，逐年趨重，情志波動時更重。脈弦大按之減，兩尺沉。西醫診斷為冠心病、胃神經官能症、吞氣症等。中醫診斷為奔豚。辨證為肝腎陽虛、厥氣上逆。方用烏梅丸加減。

處方：烏梅6g，製附子、茯苓各15g，乾薑、川花椒各6g，白朮10g，細辛、沉香、黃柏各4g，黃連8g，黨參、桂枝、當歸各12g。

此方加減，共服2劑，諸症漸減而癒，已2年未再發。

按本案患者久病不癒，證屬肝腎陽虛，厥氣上逆，以烏梅丸加減治療而收功。原方加白朮、茯苓健脾滲濕，沉香降衝氣，合苓桂朮甘湯以溫陽化飲之意，諸藥相合，寒熱並調，疏肝理脾，溫陽降逆，故能奏良效。

(九) 痙證

痙證是以項背強急，四肢抽搐，甚則角弓反張為主要特徵的急性病。《黃帝內經》曾以外邪立論，《金匱要略》又分剛痙、柔痙。《金匱要略‧痙濕暍病脈證治第二》云：「太陽病，發熱無汗，反惡寒者，名曰剛痙。」又云：「病者身熱足寒，頸項強急，惡寒，時頭熱，面赤目赤，獨頭動搖，卒口噤，背反張者，痙病也。」後世醫家結合臨床實踐，又提出內傷致痙理論。其發病原因，外則風、寒、濕、熱之邪，內則臟腑失調、氣血虧虛、痰阻血瘀而筋脈失養。痙證的治療原則是急則舒筋解痙以治其標，緩則扶正益損以治其本。同時，須辨明外感與內傷，虛證與實證，常用潛鎮息風之品以治其標。

醫案精選

◎案

夏某，男，14歲。因上山砍柴，不慎砍傷左踝關節處，當即嚼苦蒿外敷。10日後創口癒合，卻出現牙關緊閉，四肢抽搐，角弓反張等，隨即住院治療。查患者左踝關節內側有一斜行創口癒合，典型苦笑面容，抽搐頻繁，脈象沉細、乍疏乍數，口張不開，舌苔難辨。中醫診斷為痙病。辨證為筋脈失養。方用烏梅丸加減。

處方：烏梅30g，細辛4g，桂枝10g，川花椒6g，黨參10g，當歸6g，乾薑10g，製附子9g，黃連3g，黃柏9g，全蠍6g，蜈蚣3條，葛根15g。水煎，日服1劑，分3次服。6劑後獲癒。

按痙病患者，指、趾不榮，攣急強直，角弓反張等，乃筋脈失養所致。《素問·六節藏象論》：「肝者……其華在爪，其充在筋。」所以，把痙病納於厥陰病的範疇來考慮，用烏梅丸補肝養筋，加全蠍、蜈蚣等息風通絡，因此收到了顯著效果。

（十）癔症

癔症，又稱轉換性障礙，是一種常見的精神障礙。其臨床表現多種多樣，故有人稱其為「疾病模仿家」。由明顯的精神因素，如生活事件、內心衝突或情緒激動、暗示或自我暗示等而引起的一組症候，表現為急起的短暫的精神障礙、身體障礙（包括感覺、運動和自主神經功能紊亂），這些障礙沒有器質性基礎。病因主要是心理因素及遺傳，但如情感豐富、暗示性強、自我中心、富於幻想等具有癔病性格特點的人是癔症的易患因素。

其臨床表現屬中醫「臟躁」、「鬱證」、「奔豚氣」、「梅核氣」、「氣厥」、「百合病」、「失音」、「暴聾」等範疇。其病因病理總以情志所傷、臟氣鬱

第三章　臨床實例與病證解析

結、氣機紊亂、陰相失調、心失所主等。癔症是一種心因性疾病，以生氣動怒、情志怫鬱為因，氣滯肝鬱為果。《素問·陰陽應象大論》曰肝「在志為怒」，「在動為握」，「怒傷肝」，同時與患者的性格和文化素養有關。運用中醫藥治療本病時，只要病機相當，臨症加減，收效甚捷。本病表現複雜，治療各異，治療原則有「疏肝解鬱，安神定魂」、「舒肺達肝，解鬱安神」、「清金瀉肺，制鬱之肝氣」、「肅降太陰，馴逆亂之氣機」等。

醫案精選

◎案

朱某，女，28歲。1996年10月25日初診。主訴：近3個月來，經常頭暈，睡眠差，多噩夢，食納不佳，大便稀溏，小便偶有黃短，月經先後不定期，經前小腹脹痛，經量逐漸減少。自覺咽喉不利，如物所阻。每遇情志不舒時納差、咽喉不利等症加劇。常有壓抑感。因失戀更加少言，不理會人，常自言自語，獨自悲傷。前幾天在家突然昏倒，面色蒼白，四肢厥冷，輕微抽搐，雖神志清楚，但呼之不應。後經某醫院診斷為神經官能症。症見：精神不振，體質瘦弱，苔白稍膩，脈弦細。中醫辨證為厥陰寒熱、風痰上擾。方用烏梅丸加減。

處方：烏梅15g，鉤藤12g，黨參、製附子（先煎）、半夏、石菖蒲、茯苓、川厚樸各10g，乾薑、川花椒各6g，川楝子、黃連各4.5g。5劑，日1劑，水煎服。

二診：納差、頭暈、嘔惡漸癒，大便較前好轉，咽喉較前通暢，精神好轉，繼服上方5劑。

三診：諸症基本消除，上方去川楝子，加遠志、炒酸棗仁各10g，續服5劑，以鞏固療效。追訪半年未復發。

按本病多由七情內傷所致，若傷及厥陰心包與肝，呈現虛實寒熱錯雜、氣血陰陽失調者，可用烏梅丸扶正泄肝、和血寧神。柯琴曰：「仲景此方，本為厥陰立法」，「（厥陰病）厥利發熱諸證，諸條不立方治，當知治法不出此方矣。」

（十一）面神經癱瘓（面癱）

面神經癱瘓，即面神經炎，又稱貝爾氏麻痺，係指莖乳孔以上面神經管內段面神經的一種急性非化膿性炎症。病因可能與感染、病毒、受寒、外傷、腫瘤、中耳炎併發症以及多發性神經炎等有關。常見病因如面部受冷風吹襲後，面神經微血管痙攣，引起局部組織缺血、缺氧所致。近年來也有人認為可能是一種免疫反應。面癱臨床表現為對側表情肌癱瘓，口角下垂且向健側偏斜，流淚或流涎，鼻唇溝變淺，或眼裂增大，額紋消失，或不能皺眉、閉目、露齒、鼓腮、吹口哨等。若久治不癒，本病常因受涼、過勞、精神緊張、心情憂鬱而誘發。治療不當或延誤，可後遺麻痺、同側面肌痙攣或鱷淚症（咀嚼食物時病側淌淚）等。

中醫學歸屬於中風（中經絡），又稱「口僻」，俗稱吊線風。謂之風邪入手足陽明太陽之經，遇風寒則筋急引頰，故使口斜，言語不清，目不能平視。對於其病因病理，《醫林改錯·口眼歪斜辨》就有闡述：「若壯盛之人，無半身不遂，忽然口眼歪斜，乃受風邪阻滯經絡之症。」故此證以風邪為主，風邪可夾熱，亦可夾寒，但總因經絡空虛，屬本虛標實。病機為經絡空虛，風邪入侵面部經脈，致使經氣阻滯，經筋拘急，或縱緩不收而發病。面癱起病急，恢復慢，治療時間越遲，預後越差。單純性口眼斜在多數中醫古籍中未見明顯辨證分型。古人治療本病多以祛風通絡、養血化痰著手。

第三章　臨床實例與病證解析

醫案精選

◎案

王某，男，38歲，電力工人。1998年3月10日初診。自訴口眼斜，語言謇澀，伴耳垂後徹痛10多天。經前醫針灸及中西藥治療乏效而求治。症見惡寒發熱，肢倦微言，食慾不振，時噁心嘔吐，平素大便不實，小便正常，口微渴不欲飲。查舌紅、苔薄白，脈弦細；口、眼、鼻向右斜，鼻唇溝距正中線約0.5cm。據其舌、脈、症，中醫辨證為脾虛失運、痰溼聚滯、風寒外侵、風痰阻絡。治以健脾益氣、祛風化痰通絡。方用烏梅丸加減。

處方：烏梅15g，細辛6g，乾薑15g，黃連5g，白朮10g，桂枝10g，白附子10g，黨參10g，當歸10g，川花椒5g（去目），蔓荊子10g，柴胡12g，僵蠶10g。7劑，日1劑，水煎服。

二診：2劑後患者全身症狀有所減輕，耳垂後徹痛消失。5劑後上述症狀基本消失，唯言語時面部有牽引感，且鼻唇溝略向右斜，餘無不適。續用上方加黃耆15g益氣固表，並助黨參、當歸益氣活血通絡，2劑後諸症消失。

2個月後，曾因偶感外邪復發1次，但病情較前輕微，僅感右頰跳動，有牽引感，又以上方加減2劑煎服，至今未復發。

按面神經癱瘓屬中醫「中風」範疇。《金匱要略》曰：「寸口脈浮而緊，緊則為寒，浮則為虛；寒虛相搏，邪在皮膚；浮者血虛，絡脈空虛；賊邪不瀉，或左或右；邪氣反緩，正氣即急，正氣引邪，僻不遂。」對其病因病機做了較明確的敘述，並提示了扶正祛邪這一根本治則。醫者對本病多以風痰阻絡論治。該病以脾胃虛弱，因虛致實為本，因其脾胃虛，水溼失運聚而為痰；因其虛，氣血失調，衛外不固而易致風寒外淫，風痰阻絡。故治以健脾益氣為主，配以祛風化痰通絡之品。方中以黨參、白朮、乾薑健脾益氣，扶正治本；黃連苦燥脾溼，以消痰溼之源；

桂枝、細辛、柴胡辛溫之品通徹三陽，以解肌祛風；白附子易附子更增祛風痰之力；蔓荊子、僵蠶疏風之品給邪以出路；口眼斜者，《靈樞》認為是「筋急」之故也，肝主筋，故重用烏梅之酸緩經脈之急；更輔以當歸活血養血。二診時加黃耆扶助正氣，助其益氣活血通絡之功，白朮、黃耆合用，固護衛表，免外邪再犯。

(十二) 肋間神經痛

肋間神經痛是一組症狀，指胸神經根（即肋間神經）由於不同原因的損害，如胸椎退變、胸椎結核、胸椎損傷、胸椎硬脊膜炎、腫瘤、強直性脊柱炎等疾病，或肋骨、縱隔、胸膜病變，肋間神經受到上述疾病產生的壓迫、刺激，出現炎性反應，而出現以胸部肋間或腹部呈帶狀疼痛的症候群。肋間神經痛分繼發性和原發性兩種，由胸椎退變、胸椎結核、胸椎損傷、胸椎硬脊膜炎、腫瘤、強直性脊柱炎等疾病可繼發根性的肋間神經痛；肋骨、縱隔或胸膜病變會繼發乾性的肋間神經痛，原發性的肋間神經痛較為少見。

該病屬中醫學「胸痹」、「脅痛」等範疇。其病因病機為感受六淫侵襲，或胸脅筋絡受傷，或肝氣鬱結，或胸陽不足，致津液不能輸布，凝聚為痰，痰阻脈絡，導致氣機阻塞，血行不暢。中醫治療多從肝氣鬱結，氣滯血瘀，肝陰不足等方面分別予以疏肝理氣、活血化瘀、滋陰養血柔肝、暖肝散寒、通陽散結、豁痰開胸等方法辨證施治。

醫案精選

◎案

劉某，女，49歲。胸脅灼痛如刀割，時有心煩不安1年餘，西醫診斷為肋間神經痛。用中西藥物治療6個月，效果不著。目前除有上述症狀外，尚伴有納呆乾嘔，口乾苦不欲飲，小便赤澀，舌體胖、質紅紫，

苔黃膩，脈弦滑。方用烏梅丸加減。

處方：烏梅丸原方加白芍，1劑痛減，10劑而癒。

按本案患者屬寒熱錯雜，乃肝木橫逆侮土而成。上熱中寒，寒熱交結於胸、脅、胃脘部，非辛開苦降無以解此寒熱兼雜之證。故用烏梅丸加白芍，溫中清上，使氣機暢達，氣血調和，諸症皆平。

第二節 外科疾病

（一）脊髓內血吸蟲病術後

血吸蟲病是一種人畜共患寄生蟲病，在某些地區流行已久，且流行範圍廣泛，並嚴重影響著疫區人民的身體健康和生產生活。經過半個世紀的努力防治，血吸蟲防治工作獲得了顯著成效，血吸蟲病患者數和釘螺面積顯著下降。

該病屬中醫學之「蟲㩆」等範疇，中醫藥治療有一定的優勢，尤其對防治相關的併發症療效較好。

醫案精選

◎案

魯某，女，40歲。1995年5月6日初診。訴春節前因下水捕魚後感腰部呈陣發性刺痛，伴尿頻、尿急、尿痛收住入院。入院後行CT等多項檢查，未見異常。7天後因刺痛轉向小腹伴二便不通而轉入某醫學大學附屬醫院。經核磁共振檢查，診斷為脊髓內腫瘤，予手術治療，術後病理診斷為脊髓內血吸蟲病。住院治療2個月療效不佳。症見：形體豐腴，

右下肢及二陰灼熱刺痛，尿道插有導尿管，大便乾結，飲食尚可，四肢厥冷，舌質紅、邊有瘀點，苔薄滑，脈弦滑。中醫辨證為上熱下寒、升降失常、寒凝血瘀氣阻。治以清上溫下、活血化瘀、行氣通腑。方用烏梅丸加減。

處方：烏梅、枳實、牛膝各20g，黃連、黃柏、黨參、當歸、桃仁、紅花各10g，白附子、細辛、川花椒、乾薑各3g，桂枝8g，芒硝40g（分沖），大黃50g（後下）。3劑，日1劑，水煎服。

二診：服上藥3劑後，二陰灼熱刺痛銳減，導尿管已自行拔除，二便努責勉強可出。上方稍加減改2日1劑，12劑後諸症消失。隨訪5年未復發。

按本案衷中參西，辨證乃平素疫水內侵，寒熱失調，升降失常，瘀毒膠結脊髓脈絡，久之成患，因寒引發。手術僅切除眼見之物，殊不知上熱下寒，升降失常，寒凝血瘀氣阻，故不得前後，灼熱刺痛。方中烏梅丸清上溫下，調其升降；牛膝、桃仁、紅花、大黃、芒硝、枳實活血化瘀、行氣通腑。全方標本同治，故能獲良效。

(二) 術後黏連性腸梗阻

黏連性腸梗阻是腸沾黏或腹腔內黏連帶所致的腸梗阻，是腸梗阻中最多見的一種類型，據統計其發病率占各類腸梗阻的20%～40%。黏連性腸梗阻一直是外科領域裡的熱門難點。治療此類疾病多採用單純西醫保守療法如禁食、胃腸減壓、打點滴等方法，效果多不理想；手術多適用於保守治療無效，甚至病情加重或有絞窄性腸梗阻者，但手術後患者還可能再形成新的黏連甚至梗阻，對患者帶來極大的痛苦。

該病屬於中醫學「腸結」、「腹脹」、「關格」等範疇，是外科常見病、

第三章　臨床實例與病證解析

多發病。中醫學認為腸為傳化之腑，瀉而不藏，動而不靜，降而不升，實而不滿，傳化物而不藏，故實而不能滿也，以降為順，以通為用，滯塞不通為逆。由於手術創傷而影響腸道功能，使氣血運行不暢，臟腑功能失調，氣機阻滯不利，而產生痛、脹、吐、閉等症。不通則痛，氣滯則脹，氣逆則吐，同時導致氣血瘀滯、溼邪中阻。基於本病氣滯血瘀造成氣機不暢，上下不通，根據六腑以通為用的原則，以行氣導滯，通腑攻下，輔以理氣、活血化瘀能促進腸蠕動的恢復，預防腸沾黏形成，治療黏連性腸梗阻治癒率高，效果良好。

醫案精選

　　◎案

　　黃某，男，38 歲。1991 年 4 月 10 日初診。訴 2 年前因脾臟被外力擊破，在某醫施以脾臟摘除術，術後繼發黏連性腸梗阻。之後 2 年間住院 9 次，每次半月之久，癒後仍發。症見：腹脹，腹痛陣作徹背，輾轉不寧，伴噁心、嘔吐，呃聲頻作，心熱上衝，四肢厥冷，大便 5 日未行，矢氣少，舌質紅、苔滑，脈弦緊。X 光攝影；左上腹可見 3 個階梯狀液平面及擴張的腸管脹氣影。中醫辨證為氣阻腸結、上熱下寒。治以行氣通腑、清上溫下。方用烏梅丸加減。

　　處方：大黃 50g（後下），芒硝 40g（分沖），厚樸、枳實、烏梅 20g，當歸、黨參、黃連、黃柏、白附子、乾薑、桂枝各 10g，川花椒、細辛各 5g。2 劑，日 1 劑，水煎服。

　　二診：2 劑未盡，便通痛減，予烏梅丸原方改湯煎服，2 日 1 劑，連進 10 劑後諸症消失。隨訪 9 年無復發。

　　按從中醫「寒性收引凝斂」、「溼性重濁瘀滯」、「不通則痛」，可見

該病的發生與寒、溼、瘀密切相關。脾破裂必施手術，手術必致創傷滲出，致氣阻腸結，不通則痛。方中以大承氣湯行氣通腑；烏梅丸清上溫下。腸腑溫暖，凝滯黏連之物得溫則化，從而氣機通暢，諸症得以祛除。

第三節　婦科疾病

(一) 滴蟲性陰道炎

　　滴蟲性陰道炎是由陰道毛滴蟲引起的女性生殖道炎症。陰道毛滴蟲對不同的環境的適應能力很強，而且極易傳染，是最常見的性傳播疾病之一，不僅局限於陰道，常可侵及尿道、尿道旁腺，甚至可上升至膀胱、輸尿管及腎盂而引起炎症，與不孕、胎膜早破、早產等不良圍產結局的發生有關，還可增加子宮頸癌的風險並加速人類免疫缺陷病毒的傳播，是一種難治療的婦科疾病。因此，這一感染性疾病越來越受到重視。

　　該病屬中醫學「帶下病」範疇，以白帶增多且呈黃白色，偶帶黃綠色膿性泡沫，有腥臭味，病變嚴重時會混有血液為特徵，或伴有腰痠、尿頻、尿痛、外陰搔癢、下腹隱痛。中醫認為陰道炎多因局部不潔，房事不講究衛生使溼熱蟲菌侵襲而成。西醫治療以 Metronidazole 為高效殺滅毛滴蟲藥物，並輔以己烯雌酚。己烯雌酚為女性激素，可增加上皮細胞內糖原儲備，加強抵抗力，減少致病菌感染。但由於抗生素的濫用，使 Metronidazole 等抗生素的療效受到影響。中醫治療多以清熱燥溼、瀉火解毒、殺蟲止癢為根本大法，常用藥如黃芩、黃柏、苦參、蛇床子、百

部、川花椒、茵陳、甘草。在內服中藥的同時，中藥坐浴熏洗可以使藥物直接作用於病處，有清除異常白帶、燥溼止癢、殺滅滴蟲的作用。臨床中西藥聯用，內服外用法並舉，取效更捷且療效確切。

醫案精選

◎案

周某，女，35歲。1978年4月5日初診。白帶量多，成塊狀已3年。近日來陰雨綿延，野外作業，衣常著溼，因而白帶更甚，並伴有陰癢。婦科檢查，陰道有泡沫樣白帶，於陰道分泌物中找到滴蟲。曾服健脾利溼殺蟲等藥，未能控制。症見：腰部疼痛，並有冷感，形寒肢倦，大便溏薄，胃納不香，頭昏，心煩，渴不欲飲，舌苔白微膩，脈沉細弦。用烏梅丸加減。

處方：白附子、當歸、煅牡蠣各10g，乾薑、川花椒、黃連各5g，黃柏9g，烏梅12g，黨參15g，桂枝、白芍各6g。

3劑，日1劑，水煎服。兼用外洗方：苦參、蛇床子各30g，百部、川花椒、明礬、芒硝各15g。3劑，日1劑，煎湯熏洗。

二診：內服外洗各3劑後，白帶稀少，陰癢亦輕。後以內服方之量配丸，繼服20劑，每日3次，每次10g，治2個月餘，白帶陰癢均止，滴蟲檢查陰性，大便成形，胃納增進，精神好轉。

按本案帶下兼有腰部疼痛、畏寒、大便溏薄，是腎陽虛弱、不能溫養奇經；陰癢者為肝經溼熱下注胞宮而生蟲。用烏梅丸加減，既能溫陽化溼，又能清熱殺蟲，乃標本兼治之法。帶下病（陰道炎、宮頸炎、盆腔炎）為婦科常見病，用本方投之常奏佳效，特別是老年性陰道炎所致的白帶症。又從本例說明本方不僅治療蛔蟲，而且可消除滴蟲。

(二) 慢性盆腔炎

慢性盆腔炎是婦科常見病、多發病，多局限於盆腔器官。是輸卵管、卵巢、宮旁結締組織及盆腔腹膜發生的炎性改變，致局部神經纖維受到激惹和壓迫而產生的一系列症狀。多因急性盆腔炎治療不徹底、不及時，婦科手術、產後感染、經期不注意衛生或鄰近組織器官的炎症蔓延所致。近年來慢性盆腔炎的發病率呈逐漸成長趨勢，本病遷延難癒，嚴重影響婦女的身心健康。慢性盆腔炎包括慢性子宮內膜炎、子宮肌炎、輸卵管炎、卵巢炎、盆腔腹膜炎、盆腔結締組織炎等，常為急性盆腔炎未能徹底治療或素體虛弱病程遷延等所致，有的繼發於較嚴重的慢性子宮頸炎、陰道炎。臨床表現以反覆下腹疼痛、腰骶痠痛、白帶增多為主，常伴有月經失調、低熱、易感疲倦、盆腔包塊、性交痛等症狀，具有病程久、反覆發作、遷延難癒、復發率高的特點，現代醫學研究顯示：引起慢性盆腔炎的菌群複雜，主要有鏈球菌、葡萄球菌、大腸桿菌、厭氧菌及性傳播的病原體。青黴素及氧氟沙星對上述菌群具有殺滅或抑制作用，但是慢性盆腔炎是由於長期炎症刺激，周圍組織黏連、增厚，抗炎藥物不易進入，所以療效不理想，易於復發。

該病屬於中醫學「少腹痛」、「帶下病」、「痛經」、「症瘕」等範圍，婦女經期、產後或宮腔手術操作失當，患者由於抵抗力差或治療不徹底，胞宮、胞脈感受寒，熱、溼外邪未能清除，溼熱毒邪蘊結下焦，客犯胞宮、盆腔，經絡閉阻，氣血凝滯，營衛失調，影響衝、任、帶脈所致。溼熱下注，帶脈失約，溼熱交蒸則帶下黃稠，氣味臭穢；溼熱瘀積，阻礙氣機，則小腹、腰部疼痛；病程日久，瘀滯胞宮則月經失調，甚則不孕。若積聚不散，則成包塊。正如《婦人大全良方》所云：「婦人月經痞塞不通，或產後餘穢未盡，因而乘風取涼，為風冷所乘，血得冷則成瘀

第三章　臨床實例與病證解析

血也。血瘀在內，則時時體熱面黃，瘀久不消，則為積聚症瘕矣。」故清熱解毒除溼，活血化瘀軟堅，通絡理氣調經，培元固腎，調理衝任是治療盆腔炎的大法。而臨床上有時會表現為寒熱錯雜、虛實並見，這時烏梅丸則實為相宜。

中藥保留灌腸，藥物局部吸收，能很快發揮作用，藥物不用口服，不經肝臟，由靜脈叢直接進入下腔靜脈，直接作用於盆腔，所以有較好的療效。

醫案精選

◎案

許某，女，43 歲，工人。1995 年 6 月 9 日初診。患者經婦科檢查確診為慢性盆腔炎，每逢經期時少腹疼痛明顯，曾多次服用中西藥，但效果不夠理想。近日因帶下量多，經期少腹痛脹明顯而來就診。症見：小腹畏寒明顯，遇冷則脹痛更甚，帶下量多色白、時或色黃，陰部潮溼，心煩，急躁，口舌經常糜爛，咽乾欲飲水而量不多，胸中煩熱，舌略紅、苔薄，脈沉。辨證為下焦有寒、上焦有熱。治以清上溫下。方用烏梅丸加減。

處方：烏梅 12g，黃連 10g，黃柏 9g，當歸 12g，人蔘 9g，製附子 6g，桂枝 6g，細辛 4g，川花椒 4g，乾薑 3g，桃仁 9g，車前子 12g，牡丹皮 12g。6 劑，日 1 劑，水煎分 3 次服。

二診：服上藥 6 劑後，諸症已有明顯減輕，遂以該方加減續服 20 劑，諸症悉除。

按女子患慢性盆腔炎，在治療時大多服用消炎類藥以及中藥清熱利溼劑等，導致寒邪留居於下，陽氣被格拒於上，形成上熱下寒證。治以

烏梅丸易湯清上溫下，使熱從上而清，寒從下而散。又病久易致瘀，故加桃仁以活血化瘀，牡丹皮涼血散瘀，並用車前子滲溼於下。諸藥合用，確收良效。

(三) 帶下病

帶下病有難癒、易復發的特點，西醫尚無系統性的認識，多認為是陰道炎、子宮頸糜爛、內分泌失調引起。俗云「十女九帶」，帶下病是婦科門診最常見的疾病之一，約占婦科門診的 60%。

「帶下」之名，首見於《黃帝內經》，如《素問‧骨空論》說：「任脈為病……女子帶下瘕聚。」「帶下病」又稱「下白物」、「流穢物」。相當於西醫學的陰道炎、子宮頸炎、盆腔炎、婦科腫瘤等疾病引起的帶下增多。有廣義與狹義之分。廣義之帶下，乃泛指女科之經、帶、產諸疾病而言，因這些疾病均發生在束帶以下之部位；狹義之帶下是指婦女陰道內流出的一種黏稠液體，或如涕，或如唾，綿綿不斷，通稱為白帶。帶下病以溼邪為患，故其病纏綿，反覆發作，不易速癒，而且常併發月經不調、閉經、不孕、癥瘕等疾病，是婦科領域中僅次於月經病的常見病。主要病因是溼邪，如《傅青主女科》說：「夫帶下俱是溼症。」溼有內外之別。外溼指外感之溼邪，如經期涉水淋雨，感受寒溼，或產後胞脈空虛，攝生不潔，溼毒邪氣乘虛內侵胞宮，以致任脈損傷，帶脈失約，引起帶下病。內溼的產生與臟腑氣血功能失調有密切的關係。脾虛運化失職，水溼內停，下注任帶脈；腎陽不足，氣化失常，水溼內停，又關門不固，精液下滑；素體陰虛，感受溼熱之邪，傷及任帶脈。總之，帶下病係溼邪為患，而脾腎功能失常又是發病的內在條件；病位主要在前陰、胞宮；任脈損傷，帶脈失約是帶下病的核心機制。《婦人大全良方》中指出：「奇經八脈，有帶在腰，如帶之狀，其病生於帶脈之下。」中醫辨證

施治對帶下病顯示了特別的優勢，尤其對於非炎症所致帶下，中醫確有肯定療效，而西醫卻無從下手。帶下病的臨床常見分型有脾陽虛、腎陽虛、陰虛夾溼、溼熱下注、溼毒蘊結 5 種，故而帶下病的治療原則以健脾、升陽、除溼為主，輔以疏肝固腎；但是溼濁可以從陽化熱而成溼熱，也可以從陰化寒而成寒溼，所以要佐以清熱除溼、清熱解毒、散寒除溼等法。

醫案精選

◎案

張某，女，43 歲。患帶下病 3 年餘，前醫以溫補固澀之品治療，效果不明顯，就診時帶下量多、色淡、質稀，伴有惡寒體倦，腰困腿軟，四肢厥冷，食慾不振，雙下肢時有浮腫，大便稀，小便清長，口乾舌燥，唇色鮮紅，脈沉細。中醫辨證為脾腎陽虛，虛不固澀，久服溫熱之品致內生燥熱。方用烏梅丸加減。

處方：烏梅 12g，乾薑 10g，製附子 15g，當歸 20g，桂枝 15g，人參 20g，柴胡 15g，黃連 15g，黃柏 10g，炒白朮 15g。5 劑，日 1 劑，水煎服。

二診：服上藥 5 劑後，帶下量明顯減少，四肢轉溫，據此方稍加增減，服用近 20 劑，症狀全消。後以此方治類似之病均有佳效。

按本案患者，幾年來在治療上一直以溫補固澀為法而效果不顯著，細推敲此案之帶下病，非純屬虛寒所致，其中夾雜實熱之邪，故非單純溫補、固澀而收效。

(四) 痛經

痛經是婦科臨床常見病、多發病之一，可分為原發性痛經和繼發性痛經兩種。原發性痛經是指生殖器官無明顯器質性病變而發生的經期腹

痛症，現代醫學認為子宮內膜和經血中前列腺素含量增高，可引起本病。痛經在年輕婦女中尤為多見，開始來潮後逐漸減輕，臨床表現為腹痛，多在經前 1～2 天，也有部分病例來潮後能逐漸消失，疼痛多在下腹部，也有放射至腰骶部呈墜脹痛者，常伴有頭痛、乳房脹痛及噁心等。現代醫學主要採取對因、對症治療，即用前列腺素合成酶抑制劑減少前列腺素釋放，防止子宮過度收縮、痙攣來減輕疼痛，嚴重者必須用止痛劑臨時止痛，西醫強調止痛、鎮靜，雖起效快，但不良反應大，療效難以持久，復發率也較高；而麻醉性止痛藥物，易產生抗藥性及成癮性。

中醫學認為痛經的發生與情志所傷、起居不慎、六淫致病關係最為密切，經期感受致病邪氣，導致衝任瘀阻或寒邪凝滯經脈，使氣血運行不暢，胞宮經血流通受阻，故產生疼痛，也有因衝任胞脈失於濡養，「不榮則痛」，故使痛經發作。該病病位在衝任、胞宮，病理變化在氣血。臨床表現以月經週期伴有痙攣性的下腹痛為主症。常見的分型有腎氣虧損、氣血虛弱、氣滯血瘀、寒凝血瘀和濕熱蘊結。中醫藥治療痛經有獨到的優勢，採取西醫診斷、中藥治療是一種明智而科學的最佳方案，其治療大法以通調氣血為主。研究顯示，以理氣活血、化瘀止痛為主的中藥，在治療痛經同時，還可改善血液流變性，揭示其在痛經的症狀改善及遠期療效方面有明顯的優勢。

醫案精選

◎案

周某，23 歲，未婚。2005 年 4 月 2 日初診。痛經 5 年餘未癒。腹痛拒按，經量多而色紅夾塊，伴噁心，大便頻數，每次經期均需臥床休息，月經週期延後 5～20 天。帶下量多，色白時黃，質稠，無異味。末

次月經 2 月 19 日來潮。舌淡紅、苔薄白，脈細。治以溫經散寒、清熱調衝。方用烏梅丸加減。

處方：烏梅 9g，細辛、乾薑、黃連、製附子、川花椒、桂枝各 3g，當歸 6g，黨參 10g，炒黃柏 5g，益母草 30g。7 劑，日 1 劑，水煎服。

二診：4 月 9 日，4 月 2 日月經來潮，痛經明顯減輕，已經可以上班，經期大便也正常。當天經水已淨。舌脈如上，守上方去益母草，續進 3 劑。

三診：4 月 25 日，舌脈如上，守 4 月 2 日方，益母草改為 15g，繼服 5 劑。

四診：4 月 30 日，月經尚未行，舌脈如上，守上方續進 7 劑。

五診：5 月 9 日，末次月經 5 月 2 日來潮，無痛經，今已淨，舌脈如上。守 4 月 2 日方去益母草，繼服 7 劑，隔日 1 劑。

按烏梅丸是治療蛔厥的方劑，很少有人用治痛經，或以為兩者風馬牛不相及。其實，在痛經之中，如果患者並非屬於器質性病變（如子宮內膜異位症等），又因寒熱夾雜者，即可投用烏梅丸治療。而寒熱藥物的劑量，則可根據患者的具體情況融會變通。

◎案

吳某，女，20 歲。1997 年 8 月 11 日初診。主訴：連續 3 個月經前、經初小腹脹痛，甚則牽引會陰及腰部，情緒不好時疼痛加劇。經量逐月減少，色紫暗，夾有少許血塊，末次月經稍推後。平時心煩欲嘔，咽乾，口微苦，頭昏，乏力，經前及經初 1～2 日較明顯。症見：四肢偏涼，舌淡、苔薄白，脈沉弦。中醫辨證為肝氣不舒、氣血不和、寒熱內鬱。方用烏梅丸加減。

處方：延胡索 12g，製附子、乾薑、製香附各 10g，黃連、黃柏各 4g，黨參、當歸、益母草、烏梅各 15g，艾葉 6g，炙甘草 6g。

囑其在下次月經前 1 週開始服藥，連服 5 劑，如在服藥期間月經來潮，亦不必停藥。5 劑藥剛服完月經來潮，僅只有輕微不適，經量、經色基本正常。此後月經如常。

◎案

嚴某，女，18 歲。1987 年 4 月 25 日初診。月經 15 歲初潮以來，每次來經前都發生痛經，呈牽扯樣疼痛，自經來後疼痛緩解。現離經期 8 天，心中緊張。細詢之，知經期後錯，經色紫暗、初夾血塊，脈沉弦，舌淡、苔白。中醫辨證為腎氣不足、寒凝氣滯、肝旺脾弱。治以補腎緩肝、溫陽祛寒、理氣活血。方用烏梅丸加減。

處方：烏梅 30g，肉桂 10g，製川烏 10g（先煎），川花椒 10g，當歸 15g，黨參 15g，細辛 6g，黃柏 10g，炙甘草 6g，桃仁 10g，紅花 10g，川芎 10g。3 劑，日 1 劑，水煎服。

後以此方為基礎，曾加減用赤芍、延胡索、熟地黃、生蒲黃等藥，連續用藥 3 個月，每月於經前 10 天開始服 3 劑，月經基本正常，痛經未再發生。

（五）功能失調性子宮出血

功能失調性子宮出血，簡稱功血，是由於調節生殖的神經內分泌機制失常引起的異常子宮出血，而全身及內外生殖器官並無器質性病變存在。功血是婦科常見病、多發病，可發生於月經初潮至更年期間的任何年齡，但 90% 見於青春期和更年期婦女。臨床上可分為有排卵性和無排卵性兩類，無排卵者占 80% 以上。

第三章　臨床實例與病證解析

中醫學認為此病為「崩漏」，對其治療經驗豐富。《濟生方》曰：「崩漏之疾，本乎一症，輕者謂之漏下，甚者謂之崩中。」由此可見，漏者崩之漸，崩者漏之甚，二者互為因果，互相轉化，實屬同病異證。崩漏的主要病機是衝任損傷，不能制約經血。引起衝任不固的常見原因有腎虛、脾虛、血熱、血瘀。先天腎氣不足，少女腎氣稚弱，更年期腎氣漸衰，或早婚多產，房事不節，損傷腎氣，若耗傷精血，則腎陰虛損，陰虛內熱，熱伏衝任，迫血妄行，以致經血非時而下；或命門火衰，腎陽虛損，封藏失職，衝任不固，不能制約經血，亦致經血非時而下，遂成崩漏。治療應根據病情的緩急輕重、出血的久暫，採用「急則治其標，緩則治其本」的原則，靈活運用塞流、澄源、復舊三法。崩漏是由多種原因引起的，針對引起崩漏的具體原因，採用補腎、健脾、清熱、理氣、化瘀等法，使崩漏得到根本上的治療。西醫常給予小劑量的雌、孕激素對青春期及生育期的患者以促進卵巢功能恢復，建立正常月經週期；對圍停經期患者給予雌激素、孕激素，可避免出血過頻、過多。若中西藥同時服用，可減少單純用性激素的量和時間及服藥的副作用，也避免了單純服中藥起效慢的弊端。

臨證精選

(1) 李蘇蘇應用烏梅丸加減治療崩漏 15 例，頗有效驗。

處方：烏梅 10～15g，細辛、乾薑各 3g，黃連、黃柏、桂枝、川花椒、製附子各 6g，人參、當歸各 15g。每日 1 劑，水煎服，日服 2 次。

臨證加減：量多無血塊者加海螵蛸、煅龍骨、煅牡蠣；夾有瘀血塊者加蒲黃炭、三七粉；小腹脹痛、氣滯者加製香附、延胡索；腎虛腰痛者加續斷；納差、乏力者加神曲、炒白朮。結果痊癒 10 例，有效 4 例，無效 1 例。

（2）韓梅英等以烏梅丸加減治療崩漏患者 18 例。其中年齡最小 20 歲，最大 52 歲；已婚者 16 例，未婚 2 例；病程多在數月。就診時陰道出血持續時間以 10～20 天為最多。治療方法：18 例均按四診八綱綜合分析，進行辨證治療。如陰虛火旺者，以烏梅湯加歸脾湯；肝鬱氣滯者，以烏梅湯合止崩湯；氣血雙虧者，以烏梅湯合當歸止血湯。值得提出的是，有些患者並不表現為單純虛熱或虛寒之症，而呈現寒熱錯雜，主症為經水淋漓不斷、色暗紅或有塊，頭暈耳鳴，心悸煩亂，手足厥冷，脈沉緩，採用烏梅湯加減均能收到滿意效果。

處方：烏梅炭 30g，黨參 20g，當歸 15g，黃柏炭 15g，黃連 10g，細辛 10g，薑炭 10g，製附子 6g，桂枝 6g，川花椒 10g，貫眾炭 10g，棕櫚炭 10g。日 1 劑，水煎服。

結果：治癒 16 例，無效 2 例。16 例中有 15 例在服藥 6 天內陰道出血停止，10 天內出血停止 1 例。治癒患者中，一般均能到月如期行經，經量正常。

醫案精選

◎案

蘇某，女，26 歲，已婚。23 歲結婚，婚後月經週期正常，於 3 個月前足月順產一男嬰，至今陰道出血淋漓不斷，西醫婦科診斷為功能失調性子宮出血，給予抗炎、止血劑無效，轉中醫婦科。診其舌苔黃、舌質淡紅，脈沉滑。辨證為正氣虛弱、寒熱錯雜。治以溫臟扶正、清熱止血。方用烏梅丸加減。

處方：烏梅丸加貫眾炭、仙鶴草、阿膠、生地黃、三七，服 3 劑後血止，諸症大減，觀察 5 個月，月經正常。

第三章　臨床實例與病證解析

按大凡崩漏的治法有三，初止血、次清熱、後補其虛。採用歸脾湯、四物湯、當歸補血湯等加減化裁。文獻報導已不鮮見，但有些崩漏患者表現為心悸煩亂，小腹痛，四肢厥冷，便乾尿黃，漏下不止等寒熱錯雜症候，採用上述諸法則難奏效。而從烏梅湯治療寒熱並見的久利之理而試用於崩漏具有上述症候者，獲滿意療效。方中烏梅炭止血，其性平兼有除熱煩滿、止呃逆乾嘔之功，常用 15～45g 效果良好。

◎案

張某，女，38 歲，已婚，公務員。1994 年 4 月 8 日初診。行人工流產術後 1 個月餘，陰道流血，淋漓不斷，曾用西藥等治療無效。症見：出血量中等，色較暗，時夾有少量血塊。伴心煩，腰腹疼痛，小腹部壓痛，咽乾，納差，四肢逆冷，大便祕結，小便可，舌尖紅、苔薄白，脈沉弦。中醫辨證為寒熱錯雜、衝任失固。治以寒熱並用、固崩止帶。方用烏梅丸加減。

處方：烏梅湯加三七粉 3g（兌服），神曲、延胡索各 10g。4 劑，日 1 劑，水煎服。

二診：服上藥 4 劑後，出血量明顯減少，大便已通，諸症均減。藥既中病，效不更方，再以上方去黃連，加白朮 10g，服 3 劑，血止症消。後以歸脾湯加減善後，隨訪無恙。

按烏梅丸本為治蛔厥之主方，而臨床又以寒熱錯雜為投藥指徵。故崩漏而見有寒熱錯雜症候時，以本方加減投之甚驗。

◎案

林某，女，39 歲，已婚。1989 年 4 月 15 日初診。自訴平素月經正常，但本次月經乾淨後第二日即出現身體不適，乏力，胸脅脹滿微痛，噯氣稍舒，繼而出現陰道少量出血、色暗紅但無血塊，腹部陣發微痛。

曾服疏肝行氣、止血之中西藥，但出血反而增多，且已持續 10 多天。追問其病因與患者近期勞累及常常鬱怒有關。症見：經色暗紅、有少量血塊隨經血排出，少腹微痛，伴頭暈乏力，納呆，心中微煩，舌苔薄膩少津，脈細弱。婦科檢查報告示功能失調性子宮出血。中醫辨證為鬱怒傷肝、肝鬱氣滯、勞傷氣血陰陽致衝任虛衰而不固，為虛實夾雜之崩漏證。方用烏梅丸加減。

處方：烏梅炭 20g，乾薑炭 20g，細辛 5g，黃連 5g，益母草 15g，艾葉炭 12g，製附子 6g（先煎），當歸 10g，黨參 15g，黃耆 10g，黃柏 10g，橘柑葉 5 片。3 劑後血止、症消。

按此病屬中醫「崩漏」範疇。患者因行經後鬱怒、勞傷致衝任氣血瘀滯而不行，虛而不固，故出現血出不止，並伴肝鬱氣滯及衝任虛衰之虛實錯雜證。故治療中，一方面疏肝調經止血，另一方面補益氣血固衝。方中以烏梅炭、乾薑炭、艾葉炭、製附子、益母草調補衝任而止血；烏梅炭、橘柑葉疏肝調經而不耗氣；黃連、黃柏少量清肝經之鬱熱；黨參、當歸、黃耆健運中焦，補益氣血而固衝。因其症虛實夾雜，故以烏梅丸虛實合治而獲效。

(六) 圍停經期症候群

圍停經期症候群是指婦女停經前後或其他原因造成卵巢功能逐漸衰退至完全消失的過渡時期內，由於心理和生理改變而出現的一系列臨床症狀，常見有潮熱汗出、煩躁易怒、心悸失眠或憂鬱健忘、浮腫便溏、皮膚感覺異常、頭暈、腰痠等。圍停經期是每個婦女都必須經歷的過渡時期，是身體各組織器官走向老化和生殖功能走向衰退階段。圍停經期分為三個階段：停經前期、停經期、停經後期。

該病屬於中醫學「臟躁」、「鬱證」、「百合病」等範疇。《素問·上古

天真論》有精闢論述：「七七任脈虛，太衝脈衰少，天癸竭，道地不通，故形壞而無子也。」《金匱要略·婦人雜病脈證並治》曰：「婦人臟躁，喜悲傷欲哭，象如神靈所作，數欠伸，甘麥大棗湯主之。」1964年中醫藥教材將本病歸屬於「經斷前後諸症」。婦女在停經前後腎氣漸衰，天癸將竭，衝任虛衰，精血不足，腎之陰陽失調而致本病病位在腎及衝、任，涉及心、肝、脾。腎陰陽失調，常涉及其他臟器，其中尤以心、肝、脾為主。

現代醫學對圍停經期症候群的治療主要以雌激素替代，或輔以孕激素聯合用藥。雖療效肯定，但其陰道出血、乳房脹痛等不良反應及中遠期致子宮內膜癌、乳腺癌等不良反應明顯，應用有一定局限性。而中醫藥治療圍停經期症候群累積了比較豐富的臨床經驗，中醫立足於整體治療，調節臟腑功能，且不良反應少，長期服用安全可靠，在治療上獲得了較好的效果。本著治病必求於本的原則，本病治療多宗「虛則補之」之法，以滋腎補腎、維護腎氣、調整陰陽為基本治療原則。腎陰虛者滋腎益陰，方選六味地黃丸，腎陽虛者溫腎扶陽，方選金匱腎氣丸，應用於治療實踐，確能獲得較好的效果。但仍有部分患者採用這種調補腎臟的方法治療，效果不夠滿意，而試用烏梅丸為主治療，常能獲得理想療效。

醫案精選

◎案

劉某，女，49歲。2002年1月6日初診。自訴1年來月經紊亂，短則10餘天經至，長則60餘天來潮，月經量少、色淡，伴有胸悶，心悸，心煩，易激動，多疑，口乾喜冷飲，大便溏軟，夜臥不安，前半夜感手足心煩熱，凌晨則四肢冰冷。舌胖大、質紅、苔薄，脈弦細。西醫診斷為更年期症候群。此為時值更年，天癸將竭，肝腎不足，陰陽失調，寒

熱錯雜。治以調和陰陽。方用烏梅丸加減。

處方：烏梅10g，製附子、桂枝、黃柏、山茱萸各10g，黃連、乾薑、川花椒、五味子各5g，黨參、丹參各20g，當歸15g，細辛3g。

每日1劑。加入清水煎煮，分上、下午2次溫服。服藥2個月，諸症消失。隨訪至今，仍無復發。

按烏梅丸原治蛔厥，而蛔厥的發生是由於內臟虛寒，胸膈煩熱，蛔動不安，致嘔吐、腹痛，痛劇則陰陽之氣不相順接，以致四肢厥逆，其基本病機是寒熱夾雜、虛實兼見、陰陽失調，治療則是透過寒熱並用、正邪兼顧，而達到安蛔止厥的目的。對照更年期症候群的種種症狀，如烘熱與畏寒交替、月經提前或延後、易飢而不欲食、泄瀉便祕兼見、喜怒無常等，其病機關鍵可集中到陰陽失調，與蛔厥有類似之處。烏梅丸加減方中烏梅酸甘化陰，滋補肝腎，兼斂浮陽；細辛、乾薑、製附子、川花椒、桂枝溫臟祛寒；黃連、黃柏清熱通滯；五味子寧心安神；當歸、黨參補養氣血；丹參涼血活血。全方清熱祛寒，補虛祛邪，調和陰陽，故能治療更年期症候群。浦江晨用烏梅丸治療本病時，體會烏梅用量宜大，一般30～60g，並加入山茱萸，以增強調補肝腎、收斂浮陽的力量。

◎案

張某，女，47歲，公務員。1998年10月24日初診。自述近2個月來，時感心中煩熱，頸面潮熱，胸脅脹痛，咽乾，口苦，脘痞納差，倦意乏力，少腹冷痛，大便溏瀉，月經先後不定期、量少色淡，舌淡、苔白，脈弦而無力。西醫診斷為更年期症候群。中醫辨證為肝升發無力，寒熱錯雜。方用烏梅丸加減。

處方：烏梅、細辛各4g，製附子12g（先煎），乾薑、川花椒各5g，黨參、當歸各12g，黃耆、炒杜仲各10g，黃連7g，黃柏3g，炙甘草6g。7劑，日1劑，水煎服。

二診：服上藥7劑後，諸症減輕，乏力仍較明顯，上方改黃連為5g，加黃耆至20g，繼服7劑。

三診：服上藥後，寒熱錯雜症狀盡除，脈較以前明顯有力。後以歸脾丸調理月經而癒。1年後隨訪未見復發。

按烏梅丸是治療厥陰病的主方，具有溫下寒、清上熱、調理陰陽的作用。但臨證只要抓住烏梅丸的本質，可廣泛地用於臨床各科疾病。厥陰病的本質是肝陽虛或肝氣虛。厥陰肝為陰盡陽升之臟，肝主疏泄，主升發，若肝氣虛或肝陽虛不能疏泄升發，鬱而化熱，鬱熱上攻則見胸中煩熱、煩躁不寧、頸面潮熱、咽痛、口乾等上焦熱象；肝失疏泄，木不疏土，影響脾胃受納運化，則見脘腹脹滿不適、噁心嘔吐、食少納呆、胸脅脹滿、腹瀉；肝氣虛或肝陽虛，不能溫煦下焦，則見下焦虛寒，臨床可見少腹冷痛、腹瀉、舌淡苔白、脈弦弱無力。烏梅丸加減方中細辛、乾薑、製附子溫下焦虛寒，益肝之用，助肝之疏泄；配伍烏梅、當歸，防止肝之疏泄太過，使肝之疏泄沖和條達；黃連、黃柏清上焦鬱熱；黨參、當歸補氣養血，既補肝之體，又益肝之用，黃耆益氣；杜仲甘溫補肝。

隨患者個體差異，臨床施用烏梅丸，當隨症加減。若上焦熱甚者增加清熱藥物；下焦虛寒甚者，增加溫中藥物；中寒嘔吐者加吳茱萸、半夏以溫中降逆止嘔；陰血不足、痛引胸脅者，加柴胡、白芍、川楝子；肝氣虛者加黃耆；腎陽虛者加肉桂；腎精不足者加肉蓯蓉、鹿角；脾失健運者加茯苓、白朮；脾陽虛者加淫羊藿、巴戟天等；大便不通加大黃、芒硝以瀉熱通便；兼氣滯者加木香、枳殼以行氣疏肝。臨床中雖患者的臨床症狀不同，有以上焦鬱熱為主，有以木不疏土為主，有以下焦虛寒為主，但必見上熱下寒，脈弦弱無力，此為應用要點。臨床各科但見此特徵，即可用烏梅丸，而不必拘泥治療蛔厥。

◎案

冀某，女，51歲。晝則身如冰水浸，自心中冷不可禁，雖穿厚衣不解；夜則身熱如焚，雖隆冬亦必裸臥，盜汗如洗，頭痛，左脅及背痛。情志稍有不遂則心下起包如球，痞塞不通，胸中窒塞。飲食、二便尚可，年初經絕。脈沉弦、寸滑。先後住院 11 次，或稱為更年期症候群，或稱為內分泌失調，或稱為自主神經功能紊亂。方用烏梅丸加減。

處方：烏梅、黃柏各 6g，製附子 15g（先煎），細辛 4g，乾薑、川花椒各 5g，桂枝、黃連各 10g，當歸、黨參各 12g。

2 劑寒熱除、汗止，心下痞結大減，4 劑而癒。已 5 年，生活正常，未再發作。

按張再康運用本方，若無真氣脫越之象，烏梅常減量。熱重者加大寒藥用量，或稍加龍膽草；寒重時加大製附子用量，或加吳茱萸；氣虛重時加黃耆；陰血虛重者加白芍；腎氣虛者加巴戟天、淫羊藿；清陽不升者加柴胡；兼有瘀滯者加桃仁、紅花。

(七) 不孕症

不孕症有原發不孕和繼發不孕之分，隨著現代醫學的發展，不孕症的原因越來越明晰，原因不明不孕呈下降趨勢。文獻報導 15%～20% 的不孕婦女最終找不到確切病因。不孕症的發病率較高，占育齡婦女的 5%～10%。不孕症的原因較多，且極為複雜，除了諸如輸卵管黏連、輸卵管阻塞不通、子宮發育不完全或幼稚、黃體不全、ABO 血型不合、免疫性不孕等原因外，其他如社會、家庭、心理因素等也是發病的重要因素。輸卵管因素是引起女性不孕的主要原因，約占 72.02%。輸卵管病變大部分是急性、慢性盆腔炎所致。繼發不孕中最常見原因為盆腔炎，

約占 40%，81.2% 的繼發不孕女性有人工流產病史或異位妊娠病史。排卵障礙是引起女性不孕的另一重要原因，有多種因素均可導致排卵障礙，如多囊卵巢症候群（PCOS）、卵巢早衰、高泌乳素血症、生殖功能異常、其他內分泌腺的影響等，其中 PCOS 是主要原因。排卵障礙的發生率為 29.78%；PCOS 的發生率占女性不孕的 25.27%，占不排卵性不孕的 84.87%。

《黃帝內經》就對受孕過程有所闡述，《素問・上古天真論》云：「女子二七而天癸至，任脈通，太衝脈盛，月事以時下，故有子。」中醫認為衝脈、任脈為「月經之本」，與受孕關係密切。月經的正常又與腎、肝、脾三臟關係緊密。腎藏精，繫衝任，為孕育之本源；肝藏血，調衝任，若腎之精氣充沛，肝疏泄正常，則天癸旺盛，衝任調和，月事以時下，乃能攝精受孕。此外，脾胃為後天之本，經血生化之源，脾運健旺，化血有源，則能滋腎養肝，調和衝任而受孕。男女雙方在腎氣盛，天癸至，任通衝盛的條件下，女子月事以時下，男子精氣溢泄，兩性相合，便可堆成胎孕，可見不孕主要與腎氣不足、衝任氣血失調有關。臨床常見有腎虛、肝鬱、痰溼、血瘀等類型。治療重點是溫養腎氣，調理氣血，使經調病除，則胎孕可成。

醫案精選

◎案

林某，女，25 歲。1983 年 11 月 12 日初診。結婚 4 年未孕，其丈夫精液檢查正常。婦科檢查正常，但測基礎體溫雙相曲線不典型。西醫診斷為排卵障礙性不孕症。症見：月經不調、量少色淡，7～10 天方淨，伴胃脘灼痛，四肢不溫，飢不欲食，時常腹痛，大便帶有白色黏液，日行 2 次，舌淡、苔薄白，脈沉緩。中醫辨證為上熱下寒、胞脈失養。治

以清上暖下、溫養胞脈。方用烏梅丸加減。

處方：烏梅、熟地黃、枸杞子、菟絲子各20g，當歸、黨參、桂枝、製附子、黃連、黃柏、肉蓯蓉、淫羊藿各10g，乾薑、細辛、川花椒各3g。5劑，水煎服，2日1劑。

二診：5劑盡，肢冷大減。共進12劑，胃灼痛、下利、肢冷得除。翌年2月27日查妊娠試驗（+），同年年底順產一男嬰。

按中醫認為，「衝為血海」，「任主胞胎」，二脈繫於胞。辨本案雖與烏梅丸證相合，但實屬上熱下寒、胞脈失於溫養所致。方中烏梅、黃連、黃柏清心泄胃、燥濕止痢；製附子、乾薑、桂枝、細辛、川花椒暖肝溫腎、散寒除冷；黨參、當歸、熟地黃、枸杞子、菟絲子、肉蓯蓉、淫羊藿溫養胞脈。諸藥相伍，切中病機。

◎案

孫某，女，27歲。1998年3月15日初診。主訴：婚後3年未孕，月經常常不按期來，提前少，推遲多，經色淡、質清、夾有少許紫色血塊，多逾期不止。神疲乏力，形寒怕冷，尤以下半身為明顯。經前兩乳發脹，甚時稍有疼痛，腰痠，有空墜感。易躁易怒，大便稀多乾少，小便少。婦科檢查：子宮偏小而光滑，宮體後位如桃核大、質硬。診斷為子宮發育不良。症見：身體較胖，舌淡、苔薄白、邊有齒痕，脈沉弦。中醫辨證為腎虛肝鬱、寒滯胞宮。方用烏梅丸加減。

處方：烏梅、製附子、桂枝、製香附、艾葉各10g，川花椒、小茴香各6g，細辛、川楝子、薄荷各3g，當歸12g，紫河車10g。

炒研細末沖服。囑其月經乾淨後服用，連服10劑。連服3個月經週期。

二診：第二個月經週期後，腰圍減小，乳房僅有輕微發脹，月經基

本正常，大便成形、時多，小便如常，精神轉佳。服完第三次藥後，月經推遲 10 天未至，到醫院檢查證實受孕。

按本案患者證屬腎虛肝鬱、寒滯胞宮，故用製附子、桂枝、艾葉、川花椒、小茴香、細辛暖肝散寒，烏梅、當歸、製香附、川楝子、薄荷柔肝疏肝，紫河車滋腎養陰，共奏疏肝理氣、補肝腎、暖肝寒之功，故能獲良效。

第四節　男科疾病

慢性前列腺炎

慢性前列腺炎（CBP）是男科的常見病，約占科室門診量的 25%。本病是一種常見病、多發病，發病緩慢，病情頑固，纏綿難癒，反覆發作。臨床主要表現為排尿異常、局部疼痛不適、性功能障礙，甚或影響患者身心健康。

該病屬於中醫學「白濁」、「精獨」、「白淫」等範疇，究其成因，乃多由過食肥甘辛辣之品、嗜菸酒、久居溼地等導致溼熱下注；或縱慾過度、房事無節導致腎氣虧損，溼熱下注，阻遏氣機，日久則致血瘀，出現本虛標實之症。

該病係腎氣不足，溼熱下注，毒濁瘀滯所致，乃溼熱、腎虛、瘀血為主的虛實夾雜證。巢元方在《諸病源候論》中提出：「諸淋者，由腎虛膀胱熱也……腎虛則小便數，膀胱熱則水下澀。」指出了腎虛溼熱是發病的最初原因。張介賓《景岳全書》中曰：「便濁症有赤白之分，有精溺之辨，凡赤者多由於火，白者寒熱俱有之……由溺而為濁者，其病在膀

胱肝腎。」久病入絡為瘀，腎虛溼熱日久，必氣血運行不暢，溼瘀互結，精道氣血瘀滯產生少腹、會陰及肛門墜痛，病位固定，前列腺觸診結節變硬等瘀血之症。本病乃腎虛為本，溼熱為標，瘀血為變，且相互影響之本虛標實證。

醫案精選

◎案

孫某，男，27歲。1997年11月21日初診。患者自訴小便後滴白，伴腰腿疼痛1年有餘，經某醫院泌尿外科前列腺液檢查：白血球15個，卵磷小體中度減少，西醫診斷為慢性前列腺炎。症見：尿頻、尿急，但無明顯刺痛，時有尿道灼熱感，睪丸脹痛，腰腿痠痛，會陰、小腹憋脹發涼，脈濡緩，左兼弦無力，舌質稍紅、苔微黃膩。方用烏梅丸加減。

處方：烏梅5g，黨參12g，製附子15g（先煎），桂枝10g，乾薑6g，川花椒4g，黃柏7g，黃連8g，甘草6g，琥珀粉3g（沖），細辛4g，當歸10g，茯苓15g，吳茱萸6g，白芍12g，白朮10g。7劑，日1劑，水煎服。

二診：服上藥7劑後，諸症大減，再服10劑而癒，隨訪1年無反覆。

按本案患者尿道灼熱感，舌質稍紅、苔微黃膩等為下焦溼熱之象，而會陰、小腹憋脹發涼則為肝經寒溼的症狀，符合寒熱錯雜之病機，故用烏梅丸治療效佳。

第五節　兒科疾病

（一）小兒膽道蛔蟲病

膽道蛔蟲病是兒科急診，臨床以 7～12 歲多見。患兒常突然出現劇烈的陣發性腹痛、絞痛、哭吵不安、坐臥不寧、彎腰翻滾、面色蒼白或脹紅，極度痛苦，體檢腹部無明顯陽性體徵，或僅有右上腹部壓痛。

小兒膽道蛔蟲病屬中醫學「蛔厥」範疇。近年來，由於中西醫結合治療的臨床應用，極大地提高了其非手術治癒率。西醫治療安蛔解痙止痛是關鍵，常用維生素 K：以止血，加用解痙、抗過敏、抗組織胺、驅蛔藥等。目前臨床常用的驅蟲藥很多，其藥理機制大致相同，均是透過阻斷乙醯膽鹼對蛔蟲的興奮作用，從而麻痺蟲體，使其不能附著於腸壁而隨大便排出。此類藥物在人體內很少吸收，故腸道內藥物濃度較高。蛔蟲頂端感覺乳突和頭感器是藥物作用的敏感部位，然而蛔蟲進入膽道後，驅蟲藥失去對蛔蟲頭部敏感部位的作用，不能麻痺蟲體，反而因藥物作用繼續驅趕蛔蟲使之進入膽道。因此採用中西醫結合治療，則克服了西藥這一缺點。

中醫學認為，「蛔得酸則靜，得辛則伏，得苦則下」。中醫治療先驅蛔，再予調補，或配合針灸治療，療效確切。安蛔驅蟲的常用方如烏梅丸；待蟲體排出，腹痛緩解，宜調補脾胃，常用五味異功散為主方。針灸足三里、陽陵泉、內庭、膽俞等穴，可使膽囊收縮，膽汁分泌增加，奧迪括約肌和膽總管鬆弛擴張，有利於膽道內蛔蟲退出，或靠膽汁流沖擊力使已死亡的蛔蟲排出。

醫案精選

◎案

付某，女，8歲，小學生。患兒因發熱，腹部陣發性絞痛，入某醫院診療，診斷為膽道蛔蟲，併發急性膽囊炎，口服驅蟲靈，靜脈注射青黴素，治療1週後，病情加重，患兒呻吟不止，家屬畏懼手術，要求中藥保守治療。症見：舌苔黃膩，脈細數，聲微氣弱，口苦，便祕，痛苦面容，體溫37.5°C。乃同時投2方劑，安驅並用。

第一方：清熱利膽，化蟲排蛔，大柴胡湯加減。

處方：柴胡7.5g，黃芩7.5g，白芍15g，甘草7.5g，蒲公英15g，金錢草7.5g，川楝子7.5g，雞內金10g，神曲10g，陳皮7.5g，木香5g，大黃5g。水煎飯前1小時服，日1劑。

第二方：安蛔止痛，用烏梅丸加減。

處方：細辛2g，桂枝7.5g，太子參7.5g，川花椒2.5g，黃連5g，黃柏7.5g，烏梅2枚，乾薑5g，製附子2.5g，當歸7.5g。水煎飯後1小時服，日1劑。

上2方各服3劑後，痛減，病情緩和。因患兒腹脹，第一方加厚樸5g、蒼朮5g、萊菔子2g。繼續服上2方，各3劑。上2方各服6劑後，便下一條綠頭蛔蟲，患兒腹痛止，活潑如常。2年後隨訪均無反覆。

(二) 遷延性腹瀉

嬰幼兒遷延性腹瀉病程一般在2週至2個月。由多病原、多因素引起，抗菌藥物僅用於分離出特異病原的感染，並依據藥物敏感試驗結果選用藥物，因此針對病因治療比較困難。西醫治療，主要是採用液體療

第三章　臨床實例與病證解析

法和營養治療，由於引起腹瀉的病因不易明確，所以難以針對病因進行治療，而運用中醫辨證進行治療卻有明顯療效。

該病屬於中醫學「泄瀉」範疇。中醫理論認為，此病多由外感六淫，內傷乳食，損傷脾胃，導致運化失常而發生。因治療失時或治療不當，以致久病遷延不癒，並可影響小兒營養、生長和發育。就病理而言，凡發病急，病程短暫，多屬實證；病程遷延，反覆不癒，大多為虛證。古有「泄瀉之本，無不由脾胃」之說。脾胃虛弱，不能腐熟水穀，運化精微，清濁不分而下則泄瀉不止。久瀉之後，脾虛及腎，腎陽傷則命火不足，不能溫蒸中州之氣，不能腐熟水穀，又可見下利清穀等脾腎陽虛之症，故本病治法，當與一般脾虛泄瀉有別，應澀腸止瀉與溫中健脾並施，若為脾腎陽虛，溫腎、補脾又當兼顧，治病求本，方能屢獲效驗。

臨證精選

張曉峰以烏梅丸加減治療嬰幼兒遷延性腹瀉50例。其中男性29例，女性21例；年齡＜1歲28例，1～3歲22例；腹瀉病程2週至1個月42例，1～2個月8例。所有病例均無明顯脫水徵。

處方：烏梅12g，乾薑3g，黃連1.5g，川花椒2g，桂枝6g，黨參10g，炒白朮10g，五味子10g，赤石脂12g，粳米15g。

若嘔吐次數較多者，加砂仁3g；腹痛者加白芍6g；下利清穀者加製附子1.5g，每日1劑，煎取150ml，分3次溫服，服藥困難者，亦可少量多次頻服。結果50例中，顯效32例，有效14例，無效4例。總有效率為92％。

第五節　兒科疾病

醫案精選

◎案

某，女，1歲6個月。1993年12月16日初診。主訴：嘔吐，腹瀉，咳嗽，發熱。望其精神萎靡，形體消瘦，皮膚萎黃，毛髮焦枯，唇乾，咽部輕度充血，舌紅、瘦小，苔薄白。查其皮膚彈性不良，心肺聽診（一），喉中痰鳴音，體溫38.7°C，血液常規、大便常規未見異常。詢其嘔吐、瀉泄歷時1個月，近日加重，日瀉達30餘次，瀉出蛋花水樣便，嘔吐次數日達十三、四次。西醫診斷為幼兒消化不良伴輕度脫水、上呼吸道感染。中醫診斷為瀉泄。治療給予靜脈注射Ampicillin，糾正水、電解質失衡，口服葛根芩連湯合赤石脂禹餘糧湯。治療3日，吐嘔、咳嗽、發熱已止，瀉泄仍日達30餘次，瀉出仍為蛋花水樣便，並訴夜間瀉出蛔蟲2條，吐出長約20cm蛔蟲1條，症見：患兒又瀉出蛔蟲1條。憶及《傷寒論》「蛔厥者，烏梅湯主之。又主久利」方用烏梅湯加減。

處方：烏梅9g，黃連6g，黃柏6g，細辛1g，川花椒2g，乾薑2g，桂枝2g，黨參3g，製附子2g。

1劑，瀉泄止，再劑大便成形，後以參苓白朮散調理數日，精神轉佳，此後2個月，腹瀉一直未作。在此後的臨床中，有意將烏梅湯用於治療小兒久瀉、久利，均獲良效。

按烏梅丸為《傷寒論》治療寒熱錯雜的蛔厥證而設，後言「又主久利」，但對於久利的臨床表現和病機未作描述，從其組方可以測知其病機為寒熱錯雜，故在臨床應用烏梅湯治療小兒瀉泄，其病機必須是寒熱錯雜或久瀉而有蛔蟲證者，其有蛔蟲的指徵非特指吐蛔，若具下列指徵之一者，其蛔蟲的辨證既可成立，如面部白斑、鞏膜藍斑、下唇內顆粒樣白點、嗜食異物等以及小兒體瘦者。方中烏梅味酸，酸能收斂固澀止

瀉;「溼勝則濡泄」。瀉泄病大多溼氣盛，黃連、黃柏味苦性寒，苦能燥溼、堅陰，寒能清熱，既燥且清，又可防瀉之太久而致的傷陰；久瀉必傷其正，又以黨參、製附子、桂枝等品來補其已傷之正氣；川花椒、乾薑殺蟲溫中。因此，該方治療久瀉久利具有收斂、燥溼、清熱、溫臟、殺蟲之功，臨床用於寒熱錯雜或因蛔蟲而引起的久瀉久利，投之輒效。

（三）胃炎

兒童胃炎是一種反覆發作性多因素疾病，現代醫學證實幽門螺旋桿菌（Hp）是兒童胃炎的主要致病因素，文獻報導引起的原發性胃炎在兒科占 40%～95%，且感染率隨著兒童年齡遞增而上升，並與慢性胃炎、消化性潰瘍的發病有密切連繫。急性感染性疾病、流感或膿毒血症時，病毒細菌可透過循環血液途徑進入胃組織而產生急性血源性胃炎。觀察顯示，學齡兒童較學齡前兒童急性胃炎的發病率高。急性胃炎比慢性胃炎發病率高，可能與衛生、飲食習慣有關。其治療原則主要是殺滅 Hp，有效的抗 Hp 治療可促進胃黏膜癒合，有效地降低復發率。因此，根除 Hp 對相關性兒童胃炎的治療是十分重要的。

臨證精選

劉宇應用烏梅湯加減方治療幽門螺旋桿菌相關性胃炎患兒 94 例，獲得滿意療效。方法：將 143 例患兒隨機分組，治療組 94 例口服烏梅湯加減方。

處方：烏梅、黃芩、藿香、金鈴子炭、川木通、紫蘇梗、檳榔、延胡索各 9g，細辛、乾薑、黃連、吳茱萸各 6g，川花椒 12g，高良薑 3g。水煎服，1 劑服 2 日，每日 4 次，每次 40ml。

對照組口服阿莫西林（Amoxicillin）50mg/（kg·天），分 2 次，Metronidazole 15mg/（kg·天），分 2 次。兩組均連服 4 週。結果兩組症

狀、體徵改善無顯著性差異（P＞0.05），Hp 根除率無顯著性差異（P＞0.05），但治療組均高於對照組，仍有一定的臨床意義；治療組不良反應率為 21.12%，對照組不良反應率為 34.16%，兩組有顯著性差異（P＜0.05）。說明烏梅湯加減方具有較好的殺滅 Hp、促進兒童胃炎癒合、減少不良反應和復發率的作用。

按大量的臨床資料與研究證明，中醫藥治療 Hp 已獲得一定成效。有證據顯示烏梅、乾薑、黃連、黃芩、延胡索對 Hp 有直接殺滅作用，而吳茱萸、高良薑等藥對 Hp 有抑制作用。兒童胃炎主要表現為上腹、臍周反覆性疼痛，伴噁心、厭食、腹脹、便祕等症，屬中醫學「胃脘痛」範疇，其病機為多種因素致胃氣不舒，不舒則痛或脹。在治療上如只是行氣和胃，痛消藥停則達不到消除 Hp 目的。烏梅湯是行氣和中、溫胃止痛的代表方，經加減後其紫蘇梗、細辛、川花椒、吳茱萸、高良薑、藿香、延胡索、金鈴子炭具有行氣止痛之效，吳茱萸、黃連平胃止嘔，檳榔行氣通便。全方連服 4 週可有效根除 Hp，並對胃炎所致臨床症狀有效消除和緩解。

(四) 肝硬化腹水

肝硬化腹水是臨床治療中較為棘手的難症之一，特別是臨床上應用西醫放腹水、利尿劑及腹水回輸治療效果不明顯時，往往缺乏更有效的治療方式。其發病機制較為複雜，現代醫學認為主要是鈉水瀦留、腹內因素（主要是門脈高壓、低蛋白血症等）、內分泌因素、感染因素等所致。

該病屬中醫學「鼓脹」範疇，其病機主要是溼熱疫毒蘊結體內，導致肝、脾、腎三臟功能失調，氣滯、血瘀、水飲互結腹中。加之病情遷延，病程久長，久病則虛，故治療應以扶正為主，逐水為輔，攻補兼施為原則。擬補氣益氣、活血化痰、逐水利尿。在西醫保肝、利尿、補充白蛋白等基礎上聯合中醫治療，多能達到較好療效。

第三章　臨床實例與病證解析

醫案精選

◎案

陳某，男，5歲。1982年6月10日初診。患慢性肝炎1年餘，來診時病情危重。症見：面色青黑晦暗，手掌乾裂，骨瘦如柴，腹大如鼓，青筋暴露，肚臍外翻，腸鳴轆轆，陰囊腫大如拳，坐臥不安，呼吸困難，乾嘔不食，大便初硬後溏，小便色黃量少，舌質淡暗、舌苔灰而水滑，脈沉而數。體格檢查：肝臟腫大，平臍、質硬。肝功能檢查：黃疸指數2U，膽紅素1mg/L，香草酚濁度4U，硫酸鋅濁度試驗8U，腦磷脂膽固醇試驗（＋），麩丙轉胺酶80U，總蛋白60g/L，白蛋白2.3g/L，球蛋白2.7g/L。超音波檢查：肝上界第五肋間，肋下11cm，劍突下13cm；脾肋下2.5cm；密集微小波形；分隔波，腹水4cm。西醫診斷為肝硬化腹水。中醫診斷為鼓脹。中醫辨證為脾腎陽虛、肝失疏泄。方用烏梅丸加減。

處方：烏梅15g，桂枝、紅參、製附子、乾薑、柴胡各9g，牽牛子、川花椒、細辛各6g，澤瀉12g。2劑，日1劑，水煎服。

二診：服上藥後，大便瀉下2次，色黑而青，小便頻數，腹水驟減。原方減去牽牛子，紅參改為黨參9g，繼服3劑，腹水全消。

後仍以本方隨症加入當歸、白芍、鬱金、穿山甲等養血柔肝活血之品，服20劑後於7月7日做超音波檢查：肝上界第六肋間，肋下1cm，劍突下2cm；較密微小波形，肝臟質地中等。仍以原法又服20餘劑，臨床症狀全部消失。隨訪至今已5年，未再復發。

按本案由久病脾腎陽衰、肝失疏泄、三焦水道不利、水溼瀦留於內所致。水勢洶湧，病情危重，故用烏梅丸去連、柏以溫振脾腎真陽，加

柴胡疏泄解鬱以利三焦水道，澤瀉導水下行，牽牛子峻逐水溼。如此標本兼顧，溫消並行，並改丸劑為湯劑，使水邪得以速去，陽氣得以恢復，故獲效迅捷。

（五）小兒癲癇

癲癇是小兒時期常見的一種病因複雜的反覆發作的神經系統症候群，是由於腦部神經元產生過度放電，從而引起陣發的腦功能紊亂所致。臨床上表現為反覆的肌肉抽搐和意識障礙，也有感覺、行為和自主神經功能的異常。具有發作性、復發性和自然緩解等特點。小兒癲癇大體可分為原發性和繼發性兩大類。原發性癲癇是指透過現有方式不能明確原因的病例；繼發性癲癇是指透過目前的檢查方法能夠發現確切原因的病例或腦部實質性病變者，如顱內腫瘤、腦外傷、腦血管畸形、中樞神經系統感染、腦發育畸形、各種腦缺血缺氧疾患、代謝紊亂、中毒等。小兒癲癇患病率為3%～6%，大多數發生在學齡前期。

該病屬於中醫學「癇證」範疇。中醫學認為其發生可有多種原因，即風、痰、驚、熱等導致臟腑失調、氣機逆亂、痰濁阻滯、風陽內動，若脾失健運，不能運化水溼，內生痰濁。小兒脾常不足，氣上逆，矇蔽清竅，則神志喪失；痰濁內擾，引動肝風，則四肢抽搐。若痰降氣順，則癇發漸止，復如常人。可見，其病機關鍵在於脾失健運，痰濁內阻。目前抗癲癇西藥確有療效，但毒副作用明顯，難以長期應用。中醫藥具有辨證施治個體化治療的優勢和無毒（或低毒性）及可長期服用的特點，大量的臨床報導顯示了中醫藥治療癲癇的有效性，中醫治療以益氣健脾化痰、平肝息風安神為法則。

醫案精選

◎案

劉某，女，15 歲。1391 年 7 月 2 日初診。陣發性腹痛反覆發作 1 年，重時 1 日發作 7 次。發作時伴噁心，嘔吐清水，四肢逆冷，心煩。腦電圖檢查診斷為癲癇。多方治療無效。患者不欲用西藥抗癲癇治療。查其舌淡紅、苔白膩，脈弦滑。中醫辨證為寒熱錯雜、上熱下寒、氣機不調。方用烏梅丸加減。

處方：烏梅 30g，黃連 8g，黃柏 10g，細辛 6g，川花椒 10g，乾薑 8g，桂枝 10g，製附子 10g，當歸 10g，人參 10g。3 劑，日 1 劑，水煎服。

二診：服上藥 3 劑後，癲癇痛無發作。守方服用 2 個月，後易烏梅丸 4 個月而病癒。

按本案患者基本病機為寒熱錯雜，上熱下寒，氣機不調，故用烏梅丸寒熱並調，辛苦並進，貼合證機，而能收功。

(六) 小兒驚風

驚風一證在唐代以前，多與痛證混稱，宋代《太平聖惠方》始將驚風與痛證區別開來，並創急驚風、慢驚風之病名。錢乙《小兒藥證直訣》對急驚風、慢驚風的病因病機、辨證治療進行了詳細論述，尤其是錢乙創立的瀉青丸、益黃散等，對現代治療小兒驚風仍有重要的參考價值。清代陳復正在《幼幼集成》中將驚風歸納為「誤搐」、「類搐」和「非搐」三大類。

急驚風的主證是痰、熱、驚、風，因此治療應以清熱、豁痰、鎮驚、息風為治療原則。痰盛者必須豁痰，驚盛者必須鎮驚，風盛者必須熄風，然熱盛者皆必先解熱。由於痰有痰火和痰濁的區別；熱有表裡的

不同；風有外風、內風的差異；驚證既可出現驚跳、號叫的實證，亦可出現恐懼、驚惕的虛證。因此，豁痰有芳香開竅、清火化痰、滌痰通腑的區分；清熱有解肌透表、清氣瀉熱、清營涼血的不同；治風有疏風、息風的類別；鎮驚有清心定驚、養心平驚的差異。

醫案精選

◎案

陳某，男，12歲。1988年9月12日初診。1988年8月4日因高熱抽搐，嘔吐3天，在醫院傳染科住院，經血液常規、腦脊髓液檢查，確診為日本腦炎。經治療體溫維持在37.5℃左右，嘔吐消失，但抽搐不減。後以日本腦炎後遺症出院。患兒表情淡漠，頸椎僵直，雙上肢呈內收屈曲強直，緊握拳貼於胸前，雙下肢呈強直性伸展。腱反射亢進，克尼格徵及巴賓斯基徵均陽性，脈細弱，因不能張口，舌苔難辨。此乃病久，陰竭陽虛、寒熱錯雜、筋脈失養所致的痙病。治以寒熱並用。方用烏梅丸加減。

處方：烏梅15g，細辛4g，乾薑6g，黨參10g，黃柏6g，製附子6g，黃連6g，僵蠶10g，蜈蚣3條，全蠍3g，伸筋草10g。每日1劑，水煎取藥汁，少量多次徐徐從口角灌入。

二診：服上藥4劑後，患兒可以張口，進藥較易。又照上方服8劑，頸部及四肢強直明顯減輕。又以上方加石菖蒲12g、鬱金12g，連服10天。

三診：患兒神志清醒，能下床由父母扶住在地上挪動腳步，納食增加。咀嚼功能正常，但仍失語，又在原方基礎上去黃柏、細辛，加蓮子心15g、枸杞子10g、何首烏10g，連續用藥30天，始能喊媽媽。為鞏

第三章　臨床實例與病證解析

固療效，用此方加減又調治半月，患兒語言恢復，可以自主活動，僅右下肢稍有點跛，於1989年秋季又入學，智力較病前無明顯差異。

按《素問·六節藏象論》曰：「肝者……其華在爪，其充在筋。」該案把痙病納入厥陰病的範疇來考慮。烏梅丸是治療厥陰病的主方，寒熱並用，辛苦酸合為一方，與厥陰病寒熱錯雜、陰陽消長的特點頗相適應。痙病患者，指、趾不榮，攣急強直，角弓反張等，乃筋脈失養所致。故用烏梅丸補肝養筋，加全蠍、蜈蚣、僵蠶、石菖蒲、鬱金等息風通絡，醒腦開竅，使此病得以痊癒。

(七) 小兒盜汗

小兒盜汗中醫學稱「小兒汗證」，多屬西醫學自主神經功能紊亂，而維生素D缺乏性佝僂病及結核病、風溼病等，也常見多汗。

汗是由皮膚排出的一種津液。汗液能潤澤皮膚，調和營衛。小兒由於形氣未充、腠理疏薄，加之生機旺盛、清陽發越，在日常生活中，比成人容易出汗。若因天氣炎熱，或衣被過厚，或餵奶過急，或劇烈運動，出汗更多，而無其他疾苦，不屬病態。小兒汗證有自汗、盜汗之分。睡中出汗，醒時汗止者，稱盜汗；不分寤寐，無故汗出者，稱自汗。盜汗多屬陰虛，自汗多為陽虛。但小兒汗證往往自汗、盜汗並見，故在辨別其陰陽屬性時還應考慮其他症候。汗是人體五液之一，由陽氣蒸化津液而來。如《素問·陰陽別論》所說：「陽加於陰，謂之汗。」心主血，汗為心之液，陽為衛氣，陰為營血，陰陽平衡，營衛調和，則津液內斂。反之，若陰陽臟腑氣血失調，營衛不和，衛陽不固，腠理開合失職，則汗液外泄。小兒汗證的發生，多由體虛所致。其主要病因為稟賦不足，調護失宜。小兒臟腑嬌嫩，元氣未充，腠理不密，若先天稟賦不足，或後天脾胃失調，肺氣虛弱，均可自汗或盜汗。肺主皮毛，脾主肌

肉，肺脾氣虛，表虛不固，故汗出不止。因汗證是以虛為主，故補虛是其基本治療法則。或調和營衛，或益氣養陰，或清化溼熱，辨證治療效果較好。

醫案精選

◎案

顏某，男，4 歲。1995 年 4 月初診。盜汗 3 個多月。無論冬春，入睡不久即出汗，輕則頭汗如珠，甚則遍身淋漓，醒後汗止，食慾、玩耍如常。曾到市立醫院檢查，未發現有器質性病變。用維生素 B12、維丁膠性鈣、虛汗停等治療 1 週，未見好轉，後改服中藥（方藥未詳）10 餘劑皆無效。症見：面白唇紅，口臭微渴，喜熱飲，尿顏色赤，大便無異，舌淡、苔薄黃，脈細數無力。辨證為虛實相兼、寒熱錯雜。治以扶正祛邪、調和陰陽。方用烏梅丸加減。

處方：烏梅 10g，黃耆 24g，黨參、白芍各 12g，黃連、黃柏、當歸、製附子各 3g，桂枝 5g，煅牡蠣 15g。2 劑，日 1 劑，水煎服。

藥後汗出大減，黃苔漸退，小便次數亦減，原方續進 5 劑，汗止而癒。

按小兒盜汗一證，臨床上較為常見，其病機以陰虛者居多，陽盛者次之，而虛實相兼者亦非少見。臨證除家屬代訴盜汗外，往往他症缺如，舌脈大多無異。因此在辨證中有一定難度，經用一般斂汗方藥治療無效後，可用烏梅丸試之。因盜汗日久，汗出過多，其表必疏，陽氣易耗，陰津易傷，故易演變為虛實相兼、寒熱錯雜證。以烏梅酸澀收斂；桂枝、白芍、黃耆固表和營；黃連、黃柏瀉火堅陰；黨參、製附子溫陽益氣；當歸和血；去細辛之發散和乾薑、川花椒之燥熱，加牡蠣潛陽固澀。全方使陰陽調和，氣血平寧，故盜汗自止。

第三章　臨床實例與病證解析

第六節　皮膚科疾病

(一) 蕁麻疹

蕁麻疹是由皮膚、黏膜小血管擴張和通透性增加而導致的一種局限性水腫反應，臨床主要表現為風團和紅斑。蕁麻疹有急性、慢性之分，一般認為，蕁麻疹每天或幾乎每天發作，持續6週或6週以上者，可診斷為慢性蕁麻疹。

該病屬於中醫學「癮疹」範疇，病因與風、溼、熱三方面因素有關。慢性蕁麻疹因素體稟賦不耐，氣血不和，衛外不固，腠理不密，風邪襲表而發病。用中醫中藥和中西醫結合治療本病獲得很好的效果。中醫辨證論治一般將其分為風熱型、風寒型、氣血虛型，分別以散風清熱、散風解表、調和營衛、益氣養血、疏散風邪為法，而以袪風清熱為主。

臨證精選

(1) 老昌輝以烏梅方為基礎方治療慢性蕁麻疹27例，全部病例來自門診。其中男性15例，女性12例；年齡15～59歲，平均34歲；病程最短1個月，最長14個月。全部病例均曾用西藥抗組織胺藥治療未能治癒。來診時均做血液常規檢查，其中4例嗜酸性球增多，23例血液常規正常；8例做免疫球蛋白E（IgE）檢查，2例輕度升高，6例正常。

處方：烏梅12g，細辛、川花椒、乾薑各3g，黃連、黃柏、桂枝、紅參（或黨參30g）、製附子各10g，當歸、白芍各15g，黃耆30g。

每日1劑，渣復煎取汁600ml，分早、晚2次口服。3週為1個療程。

若偏熱者加重黃連、黃柏用量；偏寒者加重乾薑、製附子用量；血虛明顯者加重當歸用量，並加何首烏30g；急性發作者加地膚子、蛇床

子各 20g。

結果：痊癒（治療後蕁麻疹消退，經 1 個月隨訪未復發）17 例，有效（治療後蕁麻疹基本消退，但過後偶有復發）8 例，無效（治療後症狀無改變）2 例。

(2) 潘穎萍以烏梅湯治療慢性蕁麻疹 32 例。32 例均為門診病例，其中男性 15 例，女性 17 例；年齡 13～63 歲，平均 33 歲；病程最短 1 個月，最長 11 個月。全部病例均曾用西藥抗組織胺藥物治療未能治癒。來診時均做血液常規檢查，其中 7 例嗜酸性球增多，25 例血液常規正常。8 例做 IgE 檢查，2 例輕度升高，6 例正常。中藥用烏梅丸加減。

處方：烏梅 12g，黨參 25g，黃耆 25g，當歸 15g，白芍 15g，細辛 5g，川花椒 5g，乾薑 5g，製附子 10g，桂枝 10g，黃連 10g，黃柏 10g。

若偏熱者加重黃連、黃柏用量；偏寒者加重乾薑、製附子用量；血虛明顯者加重當歸用量，並加何首烏 20g；急性發作者加地膚子 20g、蛇床子 20g、白鮮皮 15g。每日 1 劑，渣復煎取汁 500ml，分早、晚 2 次日服。2 週為 1 個療程。

治療結果：痊癒（治療後蕁麻疹消退，經 1 個月隨訪未復發）21 例；有效（治療後蕁麻疹基本消退，但過後偶有復發）9 例；無效（治療後症狀無改善）2 例。療程最短 14 天，最長 35 天。

醫案精選

◎案

陳某，女，15 歲。皮膚風團反覆發生 4 個月，時輕時重，部位不定，尤以四肢顏面居多，大如豆瓣，小如芝麻，遇風尤甚，痰癢難忍。皆在當地以抗組織胺類藥治療未效而來診。症見：軀幹四肢顏面均有散發、形狀大小不一、離於皮面、淡紅色之皮疹，周圍有紅暈，部分疹塊

融合成片，奇癢，患者形胖而面色淡白，食不馨、睡不寧、時腹痛便溏，舌質淡邊有齒印、苔黃厚，脈浮滑而欠力。患者13歲月經初潮，每次量多、色淡紅。查血液常規：RBC $3.6×10^{12}$/L，WBC $5.6×10^{9}$/L，IgE 1.3mg/L。中醫辨證為營衛不和、衝任不調、脾虛失運、胃腸溼熱積滯，而受風邪之寒熱錯雜、虛實兼夾。方用烏梅丸加減。

處方：烏梅丸加地膚子、蛇床子各20g。日1劑，水煎服。

5劑後病情好轉，治療2週皮疹、搔癢基本消除。伴隨症狀也有所好轉，去地膚子、蛇床子，服完3週停藥，複檢嗜酸性球及IGE均恢復正常，隨訪1個月未再復發。

按搔癢為蕁麻疹之主要症狀。其病因是風邪為患，致臟腑、氣血、營衛失調，臨床多表現為寒熱虛實錯雜之症候群。運用烏梅丸加減治之，獲效較佳。方中烏梅酸收，配合桂枝、細辛、白芍斂陰和營，一收一散，調和營衛，疏風散寒，消疹止癢，為治標也；黨參、甘草加黃耆益氣固表，加大辛大熱之薑附，加強溫經復陽固表；再以當歸，加強養血柔肝，所謂「治風先治血，血行風自滅」，此為治本；方中黃連、黃柏二藥清胃腸積熱，味苦健胃，燥溼邪、解熱毒、清臟腑，去除發病的內在因素，又可制約上述諸藥之辛燥；地膚子、蛇床子祛肌膚溼熱，燥溼止癢。諸藥合用，達到了寒熱並治，扶正祛邪，不因顧此失彼，又不犯虛虛實實之戒。因此，烏梅丸治療慢性蕁麻疹安全、無副作用，但胃酸過多及上消化道潰瘍患者要注意其胃部反應。

◎案

某，女，40歲。1999年3月1日初診。主訴：全身性皮膚丘疹伴搔癢，反覆發作3年。自訴3年來，每於春天發病，持續至夏季。發病時先從顏面丘疹開始出現，繼則全身，後逐漸融合成片，色淡紅並高起皮膚，搔癢明顯。曾服養血活血、祛風止癢劑10餘劑，不見效果。後詳查

病情，症見：軀幹皮膚散在大小不等淡紅色丘疹，以腹部及雙下肢為重，經常有腹痛，大便稀，口苦口乾，舌質紅、苔白膩，脈沉細。考慮發病日久，寒熱錯雜，方用烏梅丸加減。

處方：烏梅60g，乾薑3g，細辛3g，黃連9g，當歸10g，製附子3g，川花椒6g，桂枝10g，黨參10g，生龍骨20g，生牡蠣20g。3劑，日1劑，水煎服。

二診：服上藥3劑後，諸症明顯減輕，又復上方加升麻6g、蟬蛻10g，繼服10劑，諸症痊癒。隨訪1年未復發。

按蕁麻疹，屬中醫學「癮疹」範疇。《諸病源候論》曰：「邪氣客於皮膚，復逢風寒相折，則起風瘙癮疹。」究其發病，多由風邪外襲，客於肌膚，營衛失調；脾胃鬱熱，復感風邪，內外不達，邪熱鬱於肌膚；氣血不足，血虛生風；或血熱生風等。前賢治療多從風、火立論，多用宣發清涼、養血祛風之品。但久病易生他變，血虛邪戀，寒熱互結。治當虛實兼顧。方中重用烏梅取其味酸汁多，可潤其燥而風自息、熱自消；乾薑、細辛、製附子、川花椒、桂枝溫中州之脾陽，溫裡散寒，扶正以祛邪；黃連清解內熱，以防乾薑、製附子之燥；黨參、當歸養血，龍骨、牡蠣鎮靜，以防搔癢之煩；升麻、蟬蛻透達肌膚，引邪外出。

(二) 帶狀皰疹

帶狀皰疹，是有病毒引起的急性炎症性皮膚病，主要體徵為成簇的水皰沿神經走向呈帶狀分布，初起為丘疹，進而變成水皰，周圍以紅暈，以腰肋部和頭面部發生最多，疼痛為主，重者難以著衣。

該病屬於中醫學「蛇串瘡」、「纏腰火丹」、「火帶瘡」、「蛇丹」、「蜘蛛瘡」等範疇。《醫宗金鑑》記載：「此症俗名蛇串瘡，有乾、溼不同，紅黃之異，皆如纍纍珠形。乾者色紅赤，形如雲片，上起風粟，作癢發

第三章　臨床實例與病證解析

熱，此屬肝心二經風火。」本病多因情志不暢，肝氣鬱結，久而化熱蘊淫；或飲食不節，脾失健運，淫熱內生，外泛肌膚，復感毒邪，以致淫熱火毒蘊積肌膚而發。再則邪阻經絡，氣血阻滯，不通則痛，病之後期常遷延疼痛。本病是由肝、脾、肺三經熱邪蘊熾而成，有乾、淫之分：乾性者灼熱刺痛，淫性者破口滲液、較乾性者痛甚。瘡底紅潤是屬脾血不和，肝鬱氣滯；灼熱疼痛是淫熱傷脾，火毒蘊肺；煩躁不寐是毒擾心神。據其表現為潮紅熰疼，繼之起丘皰疹、水皰等症象，此病乃由肝膽火盛、淫熱內蘊，又感受毒邪，以致內外合邪，火毒淫熱搏結皮膚、壅滯肌表、鬱阻經絡氣血而成。其治療當重在清火解毒祛淫，兼以疏通經絡氣血，令火、熱、淫、毒之邪得除，經絡通、氣血和則病可痊。

醫案精選

◎案

魏某，女，82歲。2002年1月21日初診。主訴：雙側胯腹部奇痛3天。患者家住農村，平素身體健康，操持著較重的家務勞動。5天前來到新鄉兒子家，剛剛休息了2天就突發兩胯腹部疼痛，奇痛難忍，夜不得眠。症見：局部不紅不腫，右寸脈、左尺脈弦大有力，舌質、舌苔無明顯異常。中醫診斷為蛇串瘡。據以往經驗，蛇串瘡發於胯腹部者水皰不易透出，極易造成誤診，治療以烏梅丸為主隨症加減，療效甚佳。

處方：烏梅15g，黃連10g，黃柏15g，川花椒10g，桂枝12g，乾薑10g，製附子10g，細辛10g，當歸20g，黨參30g，川牛膝15g，蒼朮15g，遼沙參30g，黃耆30g。

服藥當天疼痛大減，睡眠良好。服藥第二天右胯部出現成簇水皰，面積7cm×5cm。以後加減用藥12劑，疼痛輕微，停止治療。4～5週以後疼痛才逐漸消失。

按蛇串瘡發於胯腹部者多見於老年人，每因水皰不透而誤診。用烏梅丸隨症加減治療都獲得了很好的療效。另外，蛇串瘡多發於單側不超過正中線，而發於胯腹部者常常會雙側同時發病。

第七節　口腔科疾病

（一）復發性口腔潰瘍

復發性口腔潰瘍（ROU）又稱復發性阿弗他潰瘍，是指口腔黏膜反覆出現孤立的、圓形或橢圓形的淺表性潰瘍，可單發或多發，局部有劇烈灼痛，病程有自限性與週期性特點，患病率高達 20% 左右，居口腔黏膜病的首位。男女老幼皆可發病，初發年齡一般為 10～20 歲。一年四季均能發生。

該病屬中醫學「口瘡」、「口糜」、「口瘍」等範疇。口瘡之名始見於《黃帝內經》，《素問‧氣交變大論》中曰：「歲金不及，炎火乃行……民病口瘡，甚則心痛。」首次指出口瘡以火熱為基本的發病病因。《聖濟總錄》更認為：「口瘡者，由心脾有熱，氣衝上焦，熏發口舌，故作瘡也。」指出了口瘡與心脾蘊熱有關。復發性口腔潰瘍，病雖生於口，實與臟腑經絡密切相關。緣脾開竅於口，心開竅於舌，腎脈連咽繫舌本，兩頰及齒眼屬胃與大腸經。由於飲食、勞倦、情志等因素所傷，造成臟腑功能失調，心脾蘊熱，胃火熾盛；或氣陰虧虛，陰虛火旺；或脾腎陽虛，無根之火上浮，熏蒸口舌，均可導致本病的發生。

臨證精選

周玉泉用烏梅丸加減治療復發性口瘡 36 例。本組 36 例均為門診患

者，其中男性17例，女性19例；年齡最小者6歲，最大者62歲；病程在3～6個月者6例，7個月至1年者8例，1年以上者22例。臨床症見口腔、舌面、頰黏膜、齒齦、咽峽部有一個或數個圓形或橢圓形如黃豆或米粒大的白色潰瘍面，深淺不一。白苔刮之易出血，疼痛，影響進食。多數患者伴有肛門搔癢、磨牙、睡眠欠佳或面部白斑、腹部間斷隱痛等症狀。6例糞便化驗可見蛔蟲卵。方用烏梅丸加減。

處方：烏梅20g，製附子、桂枝、乾薑、黃柏、黨參、當歸各10g，川花椒6g，細辛2g，黃連6g。

每日1劑，水煎取汁2次分服，小兒用量酌減。服藥期間禁食生冷、肥膩。

熱甚者製附子、乾薑、桂枝減為6g，川花椒減為3g；陽虛寒甚者，黃連減為3g，黃柏減為6g；蟲積明顯者加檳榔12g；中虛氣弱者加黃耆30g。3劑為1個療程，連續觀察1～2個療程後統計療效。

治療結果：未復發30例，有效（口腔潰瘍癒合，伴隨症狀及體徵消失，隨訪1年有復發）5例，無效（口腔潰瘍、伴隨症狀及體徵無明顯改善）1例。總有效率為97.2%。

醫案精選

◎案

楊某，男，52歲。1994年11月12日初診。口腔潰瘍反覆加重5年餘。症見：兩頰黏膜、舌體側散在數個黃豆大小潰瘍，周邊輕度水腫，色淡紅，中心凹陷，上覆灰白色黏液，進食時疼痛，口中常有燒灼感，但不欲飲冷，每進食魚蝦類食物自覺症狀加重。伴面色白，消瘦，倦怠乏力，食慾不振，四肢不溫，口乾苦不欲飲，大便稀、日行3～4次，

便前臍周隱隱作痛，舌紅、少苔，脈沉遲無力。細閱前所用數十張方劑，總不外滋陰清熱、瀉火解毒一類，偶有以理中湯調中，效亦平平，纏綿不癒，甚是痛苦。中醫辨證為上熱下寒。治以清上溫下。方用烏梅丸加減。

處方：烏梅30g，甘草10g，細辛3g，肉桂5g，製附子10g（先煎），黃連5g，黃柏5g，當歸10g，黨參10g，川花椒10g，乾薑5g。3劑，每日1劑，水煎服。

二診：服上藥3劑後，進食時口中疼痛消失，口中轉潤，便次減少，腹痛消失。藥已中的，以上方加減共進18劑，口中潰瘍癒合，諸症悉痊。

按口腔潰瘍責之心脾兩經，實、熱證居多，這是其常；但虛證、寒證、寒熱錯雜證也不乏其例，這是其變。治有正治、反治，但終需審症求因，通常達變。本例過用苦寒，非但熱邪未除反損及脾腎之陽，久則陰津亦見虧耗。當此之時滋陰則礙脾，溫陽則耗津，證情複雜，頗有顧此失彼之慮。烏梅丸方中重用烏梅、甘草酸甘化陰，又無礙脾之運化；製附子、肉桂、乾薑、川花椒、細辛補脾腎之陽，兩組藥合用寓有陰生陽長之義；黨參、當歸相伍氣血兼顧；黃連、黃柏以清蘊伏之邪熱。藥證合拍，故數年頑疾治癒。

◎案

王某，女，45歲。2001年5月初診。訴口腔潰瘍反覆發作3年餘，每年發作10餘次。進食時刺痛，口內涎唾多。曾先後用維生素B2、維生素C、多種抗生素及大量清熱瀉火之中藥治療，效果不佳。檢查：見下唇內側、舌下、舌左邊、左頰黏膜有多個潰瘍點，下唇內之潰瘍面達1.2cm×1.5cm，潰瘍邊緣紅潤隆起，中心白苔覆蓋。伴肛門搔癢，夜間

磨牙、不寐、頭昏、四肢倦怠、納差，舌質淡、苔白滑，脈沉細。糞便塗片鏡檢發現蛔蟲卵。診斷為復發性口腔潰瘍。中醫辨證為脾胃虛寒、蟲積內擾。治以溫中健脾、燥溼除蟲。方用烏梅丸加減。

處方：烏梅丸加黃耆 30g、檳榔 12g。服藥 6 劑，潰瘍癒合，諸症消失。隨訪 1 年未再復發。

按烏梅丸出自《傷寒論》，方為胃腸寒熱失調、蛔蟲內動而設。方中烏梅、黃連、川花椒制蛔安蛔；製附子、乾薑、桂枝、細辛溫中散寒；黃連、黃柏清熱瀉火燥溼。寒熱並用，可使溫而不燥，涼而勿過。黨參、當歸補氣養血、扶助正氣；烏梅還可滋陰潤燥；黃耆補益中氣、斂瘡生肌；檳榔消積祛蟲。諸藥合用，可收較好效果。

◎案

張某，男，50 歲，礦工，患口腔潰瘍近 20 年。多方求醫，皆服用過牛黃上清丸、三黃片、清熱解毒口服液、導赤散、天王補心丹、華素片、多種維生素等均未根治，反覆發作，日趨嚴重，致使飯熱不敢吃，飲冷不敢用，蔥蒜之物不敢沾唇。若張口呼吸，氣流通過口腔，即疼痛難忍。一年四季，常需戴口罩，疼痛狀況，難以言表。平口大便稀溏，小便清長。應診時，其身體消瘦羸弱，顏面潮紅，心中煩熱，口腔潰瘍。舌質淡紅潰爛，苔薄黃，脈沉遲。中醫辨證為上熱下寒、寒熱錯雜、陰寒盛於下、邪熱浮於上。方用烏梅丸加減。

處方：烏梅 15g，黃連 3g，製附子 10g，乾薑 6g，桂枝 10g，細辛 3g，當歸 10g，黨參 15g，白芍 15g，肉荳蔻 10g。

用上方稍加加減，前後共進 30 餘劑告癒。現已 3 年有餘，未曾復發。

按烏梅丸出自《傷寒論》，其寒熱並用，補斂俱備，能解陰陽錯雜、

寒熱混淆之邪，是治療厥陰病的代表方。厥陰病，其本陰，其標熱，其體木，其用火。必伏其所主，而先其所因，或收或散，或逆或從，隨所利而行之，調其中氣，使之和平，是治療厥陰病必須遵循的治法。酸入肝，用味酸入肝之烏梅以伏其所主。配苦寒之黃連以瀉心降火除上熱。腎為肝母，二者同源，製附子以溫腎，使火有所歸，肝得溫養以固其本。肝欲散，細辛、乾薑、肉荳蔻以散之。肝藏血，桂枝、當歸、白芍引血歸經。用黨參補中以資穀氣，強升斡旋之力以平錯雜之寒熱。根據對方義的理解，在臨床除用於《傷寒論》烏梅丸主治病症外，亦用治病機符合陰寒盛於下、邪熱浮於上、上熱下寒、寒熱雜錯所致的多種病症。因本例患者符合上熱下寒、寒熱錯雜，陰寒盛於下、邪熱浮於上之病機，故用烏梅丸加減之輒收良效。

◎案

張某，女，43歲。2001年7月5日初診。患者訴口瘡反覆發作3年餘，每次持續時間2～3個月，疼痛劇烈，嚴重影響飲食，曾多方醫治，收效不佳，卻因服用寒涼藥而致脾胃受損，每遇著涼、冷食後即腹脹腹瀉。症見：面色潮紅，口腔內多處潰瘍，大小不等，潰瘍面灰白色、周邊發紅，舌邊尖紅、有芒刺，苔白、邊有齒痕，脈緩。中醫辨證為上熱下寒。方用烏梅丸加減。

處方：烏梅、黨參各30g，桂枝、焦神曲、焦麥芽、焦山楂各20g，乾薑、黃連、黃柏、竹葉、雞內金、生地黃、山藥各10g，蒼朮、厚樸、懷牛膝各15g。

3劑，日1劑，水煎服。另用吳茱萸10g，研末以醋調勻，臨睡前塗雙腳湧泉穴，以膠帶固定，晨起去之。

二診：服上藥3劑後，口瘡、疼痛大減，糜爛明顯好轉，諸症亦好轉，按原方又服3劑，外用吳茱萸研末外塗。

三診：口瘡已痊癒，腹脹消失。又進 5 劑，停用外塗藥，後用逍遙丸服月餘，即停藥，隨訪半年未復發。

按該案患者口瘡反覆發作，曾多次服用清熱藥，口瘡未癒，反出現腹脹、腹瀉等脾胃受損之症。舌邊尖紅、苔白，表現出心肝火旺、脾胃虛寒的症候。方用烏梅丸清上溫下；竹葉清心利尿；懷牛膝引火下行；蒼朮、厚樸健脾燥溼，行氣消脹；生地黃、山藥補脾補腎；焦神曲、焦麥芽、焦山楂、雞內金健脾消食。諸藥合用，收到良好的效果。

(二) 牙痛

牙痛為口腔疾患中常見症狀，其發病急，重者劇痛難忍，坐臥不安，嚴重影響生活、工作。引起牙痛的疾病有牙體和牙周組織病，如齲病、牙髓病、根尖周病、牙眼病、牙周病等。牙痛的發病率高達 40%～70%，被世界衛生組織列為重點防治的疾病之一。

中醫學認為牙痛有虛實之分，多因胃火上炎和腎陰不足所致。牙痛有虛實之別，主要與陽明鬱火和腎陰不足有關。經絡是運行氣血的通道，當氣血運行不暢時則疼痛。牙與眼多屬胃、腎二經，大腸、胃腑積熱，或風邪外襲經絡，鬱於陽明而化火，火邪循經上炎而發為牙痛。腎主骨，齒為骨之餘，腎陰不足，虛火上升亦可引起牙痛。治當清熱解毒、滋陰降火。目前，牙科對牙痛的治療方式很多，但無論是藥物局部治療還是全身用藥，還是手術直接清除病灶，大多近期療效良好，遠期效果欠佳，牙痛復發率高，並且治療方法痛苦，費用昂貴，一般患者尤其是幼年和經濟困難的患者難以接受，而中醫治療牙痛累積了豐富的經驗，一般療效較好。

醫案精選

◎案

何某，男，68歲。1995年9月6日初診。牙痛1週，加劇3天。夜不能臥，終日含水以緩其痛。西醫診為急性牙髓炎，用抗生素、止痛片、Metronidazole治療無效。後改服中藥，方擬清胃散、知柏地黃湯加減，連服數劑未見緩解。症見：面色潮紅，表情痛苦，面頰浮腫，頭身微熱，惡寒，手足不溫，口渴，喜飲冷水，不欲咽，大便3天未解。舌淡、苔薄微黃，脈弦細而數。中醫辨證為寒熱錯雜、上熱下寒。治以清上溫下。方用烏梅丸加減。

處方：烏梅10g，黃連、黃柏、細辛各5g，肉桂1.5g，當歸、川花椒各3g，製附子、大黃（後下）各5g，黨參、白芷各9g。日2劑，每劑煎2次，隔4小時服1次。

二診：牙痛減輕，能寐，惡寒除，大便解，原方減大黃，日1劑，續服3劑，痛止能食，諸症若失而告癒。

按本案患者年高，真陰真陽易損，嗜菸過度，燥熱內盛，病後藥用寒涼，易出現陽衰於下、熱盛於上之寒熱錯雜證。故治療並非單以清熱瀉火或滋陰降火能收全功。當清上溫下，寒熱並治。方以烏梅、細辛、川花椒辛酸緩急止痛；細辛合白芷乃治牙痛之良藥；黃連、黃柏瀉火止痛堅陰；製附子、肉桂引火歸元；黨參、當歸調氣和血；去乾薑之燥熱，加大黃瀉火通便。全方使寒熱併除，陰陽調和，故牙痛得癒。

第三章 臨床實例與病證解析

第八節 耳鼻喉科疾病

(一) 化膿性中耳炎

急性化膿性中耳炎常為混合性感染，致病菌多為金黃色葡萄球菌，甲、乙兩型溶血性鏈球菌和肺炎雙球菌等多種病菌經咽鼓管傳染途徑及鼓膜傳染途徑致病。急性化膿性中耳炎是臨床常見的一種耳病，有不同程度的聽力損失，若失治誤治，可引起顱內、外併發症。臨床上常單純採用抗生素治療，往往有細菌耐藥現象產生，療效不會太理想。

該病屬中醫學「膿耳」範疇，本病是由於正氣不足，內蘊溼熱，外受風邪，致熱毒塞盛，循肝膽經上衝於耳竅，熱毒蘊結，腐爛肌膜而化膿，治療上著重清熱解毒排膿。外治以清熱解毒，消腫止痛，斂溼，祛腐生肌為原則。

醫案精選

◎案

張某，女，7歲。患化膿性中耳炎4年，屢用中西藥治療無效。症見：雙側耳道內有淡白、微黃清稀膿液，伴耳輪潰爛，聽力減退，口渴不多飲，大便溏薄，小便清長，五心煩熱，納差，形體瘦弱，面色青黃，舌淡尖紅、苔滑，脈細弱。中醫診斷為脾腎陽虛、虛火上炎。方用烏梅丸加減。

處方：烏梅18g，肉桂4g，北沙參、製附子、乾薑、當歸、黃柏各9g，川花椒、黃連各6g，細辛3g，薏仁、敗醬草各30g。8劑，日1劑，水煎服。

二診：服上藥8劑後，諸症悉除，唯聽力恢復較差。後以苓桂朮甘湯加石菖蒲、鬱金、菊花、桔梗為散，服藥1個月而癒。

按本例化膿性中耳炎患者病程較長，迭用中西藥治療無效，而以烏梅丸加減獲效，蓋因耳道內有微黃膿液，伴耳輪潰爛，五心煩熱，納差，形體瘦弱，苔滑等為虛火上攻，化毒釀膿；膿液清稀，大便溏薄，小便清長為脾腎陽虛有寒之象。方中黃柏、黃連、薏仁、敗醬草清熱瀉火解毒，北沙參、當歸養陰補虛，製附子、川花椒、乾薑、細辛溫陽散寒。諸藥合用，共奏溫清並用、補瀉兼施之功，則藥能中的，大獲全效。

(二) 梅尼爾氏症

梅尼爾氏症又稱內耳眩暈症、梅尼爾氏症候群，為內耳迷路的內淋巴水腫所引起。可由多種原因引起，如情緒緊張、憂慮、工作勞累等均可誘發，但病因目前尚不太明確，可能與自主神經功能紊亂、內淋巴吸收障礙、變態反應、病毒感染等因素有關。大多數患者初次發病都在50歲以前，以發生於青壯年為多，男性多於女性。發病率占眩暈患者的9.7%～30%。本病臨床特徵為發作性眩暈，波動性、漸進性、感音性聽力減退，耳鳴，耳聾，發作時常伴頭痛、噁心、嘔吐、腹瀉、面色蒼白，脈搏慢而弱及血壓降低等。眩暈發作時患者往往臥床，不敢睜眼、翻身和轉頭，每次眩暈發作歷時1～2天，即逐漸減輕而自行緩解。發作間歇期內一般無症狀。目前西藥治療多予前庭神經抑制劑、血管擴張劑、抗膽鹼藥、抗組織胺藥及利尿、脫水藥物。對於反覆、頻繁、劇烈發作，嚴重影響工作和生活，綜合治療無效的可採用手術治療。但梅尼爾氏症具有易控制、易復發的特點，西醫治療多只能控制發作。

該病屬中醫學「眩暈」範疇，其中醫病機不外風、火、痰、虛，辨

第三章　臨床實例與病證解析

證分型本病以痰濁為患較為常見，所謂無痰不作眩。痰之為病，留於體內，阻於經絡，清陽不升，清空之竅失其所養，則頭目眩暈，更兼內生之風、火作祟，則痰夾風、火，而眩暈更甚。故痰濁中阻、清陽不升為本病主要病機，溫膽湯是治療本病的有效方劑。梅尼爾氏症現代醫學認為是內耳的淋巴代謝失調，淋巴液分泌過多，或吸收障礙，引起內耳迷路積水所致，可視為中醫的痰證、飲證範疇，張仲景早有「心下有支飲，其人苦冒眩，澤瀉湯主之」之方論，驗之臨床，每可獲捷效。據現代研究，澤瀉能促進內耳淋巴液排泄，消除迷路積水。其他如苓桂朮甘湯、烏梅丸亦為有效方。

醫案精選

◎案

袁某，男，55歲。1993年3月21日初診。主訴：有眩暈病約4年，經常發作。初起較輕微，持續時間比較短，間隔時間長。近年來，間隔時間忽長忽短，短者僅1天，長者月餘，沒有規律，症狀逐漸加重。甚則如入雲霧，視物旋轉，嘔吐欲仆，時間持續數小時至數日不等。先後按頸椎病、神經官能症治療，療效不佳。後到某醫院診斷為梅尼爾氏症，經西藥治療效亦不顯。症見：胸脘痞悶，嘈雜，心煩心悸，食納不佳，四肢欠溫，冬重夏輕，大便呈黏糊狀，多有未盡之意，舌紅、苔薄白，脈沉細。中醫辨證為氣血虛弱、寒熱內鬱、風痰相結。方用烏梅丸加減。

處方：烏梅、黨參、半夏、白朮各12g，製附子、桂枝、當歸、天麻各10g，生龍骨、生牡蠣各15g，黃連、川楝子10g。5劑，日1劑，水煎服。

二診：服完第三劑後復發 1 次，症狀較前明顯減輕，在一診方的基礎上，稍有變更，共服 10 劑，諸症消失，追訪半年未復發。

按中醫古籍中，有關眩暈的描述有許多頗具內耳眩暈症的臨床特徵。在《黃帝內經》中多次提到了眩暈與耳鳴的同時發生。諸如「耳鳴頭眩」、「腦轉耳鳴」、「耳鳴眩轉」等。《丹溪心法》中提到的「身轉耳聾，如立舟船之上」，《濟生方》所說的「眼花屋轉，起則眩倒」等，都與內耳眩暈症的臨床表現相同。內耳眩暈症雖病位在耳，其病變主要在肝。《黃帝內經》云「諸風掉眩，皆屬於肝」。該類患者多有口苦咽乾、舌紅、苔黃的熱象，又常見四肢厥冷、尿清、便溏的寒象，呈現上熱下寒、正虛邪實之症。考《傷寒論》烏梅丸為厥陰證主方，本方寒熱並用，扶正祛邪，治肝臟正氣虛弱而寒熱夾雜之症。採用本方治療上熱下寒、肝風掉眩之內耳眩暈症，契合病機，故能收到較滿意之療效。方中用黨參、當歸補氣血；半夏、白朮、天麻祛風化痰通絡；生龍骨、生牡蠣鎮潛降逆；黃連、川楝子清瀉鬱熱；製附子、桂枝驅散內寒，溫通血脈；再以烏梅味酸入肝為君，以使藥力達於肝經。

(三) 鏈黴素中毒

由於鏈黴素的廣泛運用，其毒性反應發病率較高，已成為一種常見病，嚴重影響人們的健康，對患者帶來了極大的痛苦。鏈黴素可造成第 8 對腦神經損害，主要是鏈黴素易於進入內耳的外淋巴液，在該處的濃度過高，半衰期長，致使前庭器內和耳蝸內感覺毛細胞發生退行性變，常表現為頭暈、耳鳴、聽力下降、口唇周圍麻木、運動失調、頭痛、乏力、嘔吐、顏面潮紅，嚴重者亦有發生大汗、呼吸困難等症狀。用藥後不一定都發病，主要與過敏體質有關。

該病屬於中醫學「眩暈」範疇，中醫認為不得虛邪不能獨傷人，其發

病多取決於脾虛、溼盛、痰濁之體。鏈黴素毒性反應的一系列表現多屬於痰溼作祟，痰濁又能阻滯經絡，以致氣血運行不暢而出現麻木、震顫等症。故本病與氣、血、痰、瘀為主要病理因素，治療時主要以理氣、活血化瘀、化痰通絡為基本原則，可使病情得到迅速的治癒。

醫案精選

◎案

彭某，女，28歲。1989年8月2日初診。患者因患急性扁桃腺炎注射青黴素80萬U，鏈黴素0.5g，1日2次，用至第五次後，感到頭痛、頭暈，顏面及舌發麻，診斷為鏈黴素中毒，立即停用鏈黴素，給予10%葡萄糖、維生素C、肌苷、細胞色素等藥打點滴。並口服肌苷、維生素C、三磷酸腺苷等藥。連用1週，效不明顯，且耳聾加重。症見：頭痛、眩暈，感周圍物體旋轉，耳鳴耳聾，口乾苦，煩躁，噁心欲吐，顏面及舌麻木，脈弦緊，舌苔黃厚。中醫辨證為肝膽溼熱。方用龍膽瀉肝湯加天麻、鉤藤、旋覆花、代赭石等藥治療1週不效。改用肝經主方烏梅丸加減。

處方：烏梅、天麻、代赭石、旋覆花各10g，川花椒、太子參各6g，細辛、桂枝、乾薑、黃連、黃柏各3g，鉤藤、澤瀉各30g。3劑，日1劑，水煎服。

3劑而症減，10劑病癒。

(四) 癔病性失音

癔病性失音又稱功能性失音，是喉發聲功能暫時性瘴礙，並無器質性改變的一種癔病表現。多見女性患者，患者受到精神刺激後，立即失去正常發聲功能，輕者仍可低聲講話，重者僅能發出虛弱的耳語聲，但

很少完全無音。失音主要表現在講話時，但咳嗽、哭笑的聲音仍正常，呼吸亦完全正常。發聲能力可以驟然回覆正常，但在某種情況下又可突然復發。有時伴有不同程度的精神症狀，如精神不振、淡漠、缺乏信心。

該病屬於中醫學「臟躁」範疇，多為情志過激，而致肝失條達，氣血不和，厥氣上衝，亂其神志。中醫治療一般療效較好，採用暗示療法多能奏效，首先要使患者建立能治癒的信心，有信心者經治療常迅速見效。常用的暗示療法有頸前注射、針灸、理療等。

醫案精選

◎案

徐某，女，26歲，未婚。2000年8月10日初診。患者母親代訴，其女於2000年8月6日因下夜班回家途中受驚嚇致失語，其他均正常，在縣立醫院住院治療3天無好轉，診斷為癔病性失音。方用烏梅湯加減。

處方：烏梅9g，川花椒4g，乾薑4g，黃連6g，細辛3g，黃柏9g，製附子4g，桂枝3g，黨參5g，當歸6g。水煎2次對勻，分2次溫服。

服藥1劑，即可說話，如同常人，守原方服3劑以鞏固療效，隨訪3個月未見復發。

按癔病性失音屬中醫學「臟躁」、「鬱證」、「失音」等範疇。多因憂思鬱怒，或突受驚恐，而致氣機鬱閉，聲喑不出。其病因受恐嚇致使肝失條達，氣血不和，厥氣上衝，亂其神志。治以泄肝寧神、調和氣血為原則。烏梅湯為治厥陰之總方，其具有扶正泄肝、和血寧神之功，故用烏梅湯治療癔病性失音而收全效。

第九節　眼科疾病

(一) 慢性角膜炎、角膜潰瘍

　　慢性角膜炎、角膜潰瘍，以感染性角膜潰瘍為多見。角膜潰瘍病因複雜，有感染源性、內源性、局部蔓延性區別，病情發展快，如果治療不及時或不當，易引起角膜穿孔、眼內感染而致眼球萎縮失明。感染性角膜潰瘍是臨床眼科常見病，是主要致盲眼病之一，有單純皰疹病毒性角膜炎、綠膿桿菌性角膜潰瘍、真菌性角膜潰瘍等。真菌性角膜潰瘍的致病菌主要是鐮孢菌屬、麴菌屬、青黴菌屬、念珠菌屬、酵母菌等；綠膿桿菌性角膜潰瘍由於起病急、發展迅速，易導致角膜穿孔。

　　中醫學中稱此病為「雲翳白陷」，是指黑睛生翳，四周高起，中間底陷，狀如花瓣的眼病。如治療不及時或不當，病變向縱深發展，可引起黑睛破潰，變生蟹睛等惡候。角膜潰瘍是由外感風熱毒邪，肺肝火熾於內，內外相搏，火攻風輪所致。目前西醫還沒有特效醫藥療法，採用中西醫結合綜合治療方法，療效確切，可促進潰瘍癒合、減少後遺症、縮短病程。如辨證施治，內服中藥調理臟腑，同時結合外用中藥熏洗患眼，可達到疏通經絡、消退紅腫、收淚止痛等作用。

醫案精選

　　◎案

　　秦某，男，32歲。視力減退3年，目睛刺痛，頭昏額痛，煩躁失眠，口乾而苦，胃納不佳，飢不欲食，大便微溏，舌尖紅、邊有瘀斑，苔白膩，脈弦細而數。檢查：烏珠渾濁，上有雲翳，細粒如星點或如碎末、蘿蔔花、魚鱗等形狀。西醫診斷為慢性角膜炎、角膜潰瘍。初予養

陰清熱、退翳明目之劑，服藥 10 餘劑，病情未減。後改用烏梅丸加減。

二診：服上藥 5 劑後，口乾苦、煩躁、納差稍減。復於上方加三稜、莪朮各 6g，炮穿山甲 9g。繼服 5 劑。

三診：目痛減輕，視力稍增，他症亦趨好轉，繼服 5 劑。

四診：視物清晰，雲翳消散。守方再服 10 劑，雲翳白陷已不復見。前後共服藥 25 劑，多年病疾，遂得根除。

按本案患者目睛刺痛，頭昏額痛，煩躁失眠，口乾而苦乃肝經火旺，上攻於目所致；胃納不佳，飢不欲食，大便微溏，舌尖紅，脈弦細而數又為脾弱虛火偏旺之象。故證屬虛實錯雜，初予養陰清熱、退翳明目之劑無效，為藥不對證，而烏梅丸恰好與病機貼合，故收良效。

(二) 風火眼

風火眼一般見於西醫之角膜潰瘍、結膜炎等眼疾，感染性角膜潰瘍是主要的致盲眼病，潰瘍面積大於 3mm，浸潤深的病變是臨床治療的難點。

風火眼的基本病機為風熱火毒，上炎攻目，而見目赤癢痛，羞明流淚等症，或伴其他上焦熱盛之徵。清熱瀉火是基本治則。

醫案精選

◎案

黃某，男，48 歲。1991 年 4 月 25 日初診。訴自 1988 年以來，已連續 4 年入春後病發雙眼紅赤，每待入夏後方逐漸轉癒。曾就診於多家大醫院眼科，均以卡他性結膜炎論治，收效甚微。症見：雙眼紅赤癢痛，羞明流淚，自感胸中熱氣上出咽喉。平素四肢不溫，胃脘灼痛，胸滿氣脹，舌淡紅、苔薄滑，脈弦。中醫辨證為寒熱錯雜、氣機鬱遏、風

升熱鬱、化火攻目。治以調理寒熱、行氣解鬱、清熱瀉火。方用烏梅丸加減。

處方：黃連、黃柏、當歸、龍膽草、黨參各10g，柴胡15g，大黃25g（後下）、烏梅、菊花、石決明、決明子各20g，乾薑、桂枝、細辛、川花椒、製附子各3g。3劑，水煎服，2日1劑。

3劑盡，眼紅赤大減，續服2劑獲癒。至今8年未復發。

按患者平素四肢不溫，胃脘灼痛，胸滿氣脹，即為寒熱錯雜、氣機鬱遏。4年來眼疾發病在春，此乃風升熱鬱，化火攻目；其癒在夏，乃夏氣炎熱，鬱遏之氣機得熱則開，鬱熱之火隨開得泄，眼紅自退。方中大黃、龍膽草、菊花、石決明、決明子清熱瀉火以治標；烏梅、黃連、黃柏、柴胡、製附子、乾薑、桂枝、川花椒、細辛調理厥陰寒熱，行氣解鬱以治本；黨參、當歸益氣補血，扶正祛邪。標本兼治，故病癒久安。

第十節　其他

（一）膽囊術後脅下痛

脅痛是臨床常見的一種自覺症狀，多種內科病都能出現脅痛。脅痛多與肝膽疾病有關，屬於中醫學「脅痛」、「膽脹」等範疇。凡情志憂鬱，肝氣鬱結，或過食肥甘，嗜酒無度，或久病體虛，憂思勞倦，或跌仆外傷等皆可導致脅痛。病理性質有虛實之分，因氣滯、血瘀、溼熱致肝膽不利，經絡瘀阻所致者屬於實證；由於肝腎陰虧精乏，臟失所養所致者屬於虛證。故中醫治療多宗理氣活血，通絡止痛，或補益肝腎之法。

第十節 其他

醫案精選

◎案

王某，男，71歲，退休人士。10年前因膽囊炎、膽結石在某醫院行膽囊切除術，術後疼痛未能緩解，又行第二次手術，原因不詳。二次手術後，患者右脅下仍感疼痛，繼續抗菌治療。10年來，反覆發作，每年至少4～5次，每次均用3種以上抗生素治療，10餘天方能緩解，中藥迭經疏肝利膽化瘀等法治療，症狀時作時休。症見：右脅下隱隱脹痛，脘腹脹滿，噯氣頻作，口乾口苦，大便正常，小便微黃，寒熱不明顯，形體矮胖，面色紅赤，右上腹見手術瘢痕癒合良好，下肢不腫，苔薄黃膩、舌質紅，脈弦滑。就診時已應用Cefradine、Amikacin（丁胺卡那黴素）等抗生素靜脈注射10天，觀前醫處方大柴胡湯加活血化瘀方，症狀未見改善。中醫辨證為溼熱蘊結、肝失疏泄、肝陰受損、肝胃不和。治以抑肝和胃。方用烏梅丸加減。

處方：烏梅15g，白芍15g，甘草4g，黃連3g，竹茹10g，川楝子10g，炒延胡索10g，代赭石20g。6劑，水煎，日服3次。

二診：服上藥6劑後，疼痛大減，噯氣已除，苔漸淨、舌紅，脈小弦，前方即效，繼續加減。

處方：烏梅10g，赤芍、白芍各10g，甘草4g，黃連2g，黃柏3g，薑半夏10g，陳皮6g，竹茹10g，木瓜10g。5劑，日1劑，水煎服。

三診：服上方5劑後，臨床症狀基本消失，大便偏乾，口中和，食納不佳。六腑以通為用，上方加生大黃3g，繼服6劑。

四診：服上方6劑後，大便日行1次，質偏薄，自覺無痛苦而食養善後。

按本案患者特點為火盛於上，氣逆於中，故方用黃連、黃柏、川楝子、竹茹重在清降肝熱，清火於上，降逆於中；而去桂枝、附子、細辛剛性溫下之品，加入薑半夏、黃連，有辛開苦降之意，代赭石為重鎮降逆要藥。症見噯氣頻頻，脘腹脹滿，說明溼熱較甚，當去人蔘、當歸。症見舌苔糙，舌質紅，說明因疏泄太過，損傷肝陰，故前醫用大柴胡湯效差，乃用烏梅、白芍、甘草酸甘化陰治本，要點仍然在酸以平肝。三診時大便偏乾，加生大黃少許，以通為用，同時健脾。

（二）雷諾氏症

雷諾氏症，指肢端動脈陣發性痙攣，有末梢小動脈痙攣，致使受累部位皮膚出現蒼白、發冷，繼而青紫、疼痛，再轉潮紅，然後復原。1862年，Maurice Raynaud首先報導幾例因寒冷所致肢體膚色改變的病狀：包括皮膚蒼白、發紺和潮紅。此後，這一現象被稱為雷諾氏症候群。手是好發部位，趾、面頰及耳偶爾亦可累及，女性多見，占60%～90%，尤其多見於伴有結締組織疾病的年輕女性。男性患者則多見於老年，且伴有動脈粥狀硬化，操作震動劇烈工具的人員發病率高達40%～90%。其發病機制被認為是由中樞神經系統功能紊亂導致肢體遠端小動脈、微血管前動脈處於收縮狀態，且皮膚動靜脈分流。

該病屬中醫學「手足厥冷」、「痹症」等範疇。如成無己的《傷寒明理論》對該病的病因、病機及臨床表現有較詳細的描述，認為「傷寒厥者，何以明之？厥者，冷也，甚於四逆也。《經》曰：厥者，陰陽氣不相順接，便為厥。厥者，手足逆冷是也，謂陽氣內陷，熱氣逆伏，而手足為之冷也」。本病外因是寒邪凝滯，內因是素體血虛、陽氣不足，感受寒邪致營衛不和，氣血運行不暢，四肢失於溫養，發為本病。故臨床多以養血活血、溫陽通脈為法，療效較佳。

醫案精選

◎案

劉某，女，30歲，工人。2004年3月29日初診。四肢肢端間歇性蒼白、發紺、潮紅交替出現2年。開始於指趾尖端，以後逐漸上行，累及手足掌部。發時局部發紺，寒涼麻木，有針灸樣疼痛，轉為潮紅時伴有燒灼感，整個過程約持續1小時，可自行緩解，遇寒冷或情緒刺激易發作。西醫診斷為雷諾氏症，應用菸鹼酸、Nifedipine等治療有所好轉，但停藥後復發如初，本次因再次發作而來診，察其舌質淡、苔薄黃，脈滑細，依據寒熱發作之症給予烏梅丸加減。

處方：烏梅15g，細辛6g，乾薑10g，黃連12g，製附子9g，當歸15g，川花椒10g，桂枝15g，人蔘6g，黃柏10g。10劑，日1劑，水煎分2次服。

二診：服上藥10劑後，症狀明顯減輕，守方再進10劑，症狀基本消除。再堅持服用月餘，1年後隨訪未復發。

按本案患者發病時局部發紺，寒涼麻木，病機當為之臟寒（脾與腸中有寒）而非臟厥（腎臟真陽極虛而致四肢厥冷），患者陽虛不能溫養四肢，外有寒邪客於血脈之中，脈絡收引，血流不暢，瘀於肢端而致疼痛。細審烏梅丸方義，用寒用熱，亦斂亦散，既溫且通，攻補兼施，稍事加減，正中病機，故收效滿意。

（三）發熱

現代醫學的不明原因發熱的定義：①發熱時間持續3週。②體溫多次高於38.3°C。③經完整的病史詢問、體格檢查和常規實驗室檢查後仍不能確診。發熱一般分為感染性發熱與非感染性發熱兩大類，感染性發

第三章　臨床實例與病證解析

熱見於感染性疾病（細菌性感染、病毒性感染等）、結核病（肺結核、肺外結核、腸結核、腹腔結核、腦膜結核）等，是細菌或病毒等病原微生物侵入人體而引起的急性臨床症狀；非感染性發熱是由於術後切口內無菌性壞死物、出血及滲液的吸收，吞噬細胞吞食壞死細胞的蛋白分解產物後，釋放出致熱原而引起發熱。

中醫學將發熱分為外感發熱與內傷發熱兩大類，感染性發熱一般屬於外感發熱範疇，臨證以發熱惡寒、口苦頭暈、胸脘痞悶、噁心納呆、大便不暢或便祕、舌苔黃厚而膩、脈弦滑為主症，屬濕熱病邪侵入人體所引起的濕溫病範疇，乃濕中蘊熱、濕熱蒸釀為患。濕熱相結，如油裹面，難解難分，病邪伏匿膜原，根深蒂固，病勢多纏綿，難以速癒。外感發熱多因風、寒、暑、濕、燥、火致病，且其發病急，傳變快，多為高熱，亦有低者。非感染性發熱大都屬於內傷發熱範疇，「凡臟腑氣血虛損或失調引起發熱，稱內傷發熱」。內傷病變均可導致長期低熱，體溫可升高，亦有自覺煩熱而體溫升高不明顯者；一般發病慢，病程長，時作時止或發有定時，熱不惡寒或稍感怕冷，得衣被則冷減。相對而言，較之外感致熱者其療效與預後均有不及。對於發熱的治療，宗虛則補之，實則瀉之，虛實並見者補瀉同施，常能獲得良好效果。

醫案精選

◎案

劉某，男，23歲，學生。1999年11月2日初診。近2週來，自覺低熱，體溫37.3～37.5°C，伴周身乏力，煩躁，休息時加重，口苦，胸脅脹滿，大便溏瀉，舌淡苔白，脈弦弱無力。患者曾在某醫院做生化檢查，未見異常，西醫診斷為發熱待查，服用抗生素未見療效，前來求助中醫治療。辨證為肝失疏泄，鬱而化火。方用烏梅丸加減。

處方：烏梅、乾薑、川花椒、肉桂、細辛各 10g，製附子 10g（先煎），黨參、當歸各 12g，黃耆 15g，黃連、白芍各 9g，黃柏 5g，炙甘草 6g。3 劑，日 1 劑，水煎服。

藥後諸症悉除。半年後隨訪未見復發。

◎案

唐某，男，13 歲。1990 年 1 月 26 日初診。其母代訴：患感冒發熱數日不解，伴肝區疼痛，經某醫院檢查診為肝膿腫而收入院。入院後行手術、抗炎及對症治療 32 天，查切口癒合，各項檢查均正常，唯發熱未盡退，轉求治中醫。症見：每日午後約 2 點始發熱，體溫 37.5℃，傍晚體溫 38.4℃。用藥後，須待凌晨 3 點許汗出方解。伴肢厥惡風，倦怠乏力，口渴飲冷，納差，面黃消瘦，舌質淡紅，苔薄白，脈細數。中醫辨證為寒熱錯雜、氣機失調。治以寒熱並投、疏通氣機。方用烏梅丸加減。

處方：烏梅 20g，柴胡 25g，黃連、黃柏、製附子、黨參、當歸、桂枝各 10g，細辛、川花椒、乾薑各 3g。水煎服，2 日 1 劑。

僅服 2 劑熱退，隨訪 3 年未復發。

按從中醫陰陽消長論之，下午乃陽消陰長之時，失展之氣機遇寒則凝閉，鬱而發熱；下半夜乃陰消陽長之時，鬱閉之氣機得溫則開，熱隨汗泄自解。結合肢厥惡風、口渴飲冷等，本案辨證乃寒熱錯雜、氣機失調。方中烏梅、柴胡、黃連、黃柏、製附子、桂枝、細辛、川花椒、乾薑辛開苦降，疏展氣機，透達鬱熱；當歸、黨參益氣補血，扶正祛邪。諸藥合用，寒熱錯雜得解，氣機調和，發熱自癒。

◎案

白某，男，65 歲。2000 年 5 月 28 日初診。患者持續發熱 2 個月餘。2 個月前因發熱，經 X 光片診斷為肺結核。當地醫院用 Cephalosporins、 isoniazid、Rifampicin 等藥治療，發熱不退。午後體溫上升至 39℃ 以上，清晨則減至 38℃ 左右。發熱時兼喜熱飲，體溫越高，越喜熱飲。先後投以小柴胡湯、白通加豬膽汁湯、青蒿湯等治療，症狀無改善。察其舌紅、苔白，脈細數。辨證為寒熱錯雜、熱多厥少。治以清熱益氣、溫臟祛寒。方用烏梅丸加減。

處方：烏梅 10g，黃連、黨參各 9g，製附子、桂枝、當歸、甘草各 6g，細辛 3g，鮮馬蘭（酒炒）、青蒿、板藍根各 15g。

水煎服，每日 1 劑。服藥第二天午後體溫降至 38℃，且未再升。效不更方，以此方治療 1 週，體溫恢復正常。隨訪 1 年未復發。

按熱邪鬱於內，則發熱口渴。臟有寒則熱飲，故以黃連、烏梅、青蒿清熱透達，製附子、桂枝溫臟祛寒，寒溫並用，以治寒熱錯雜；當歸、黨參補氣血，顧正氣之虛；板藍根治久熱為長；馬蘭清厥陰經熱；細辛交通陰陽。諸藥合用，陰陽調和，熱退症消。

◎案

文某，男，29 歲，司機。1992 年 3 月 29 日初診。23 天前，患者出車途中天氣驟寒，衣著較單薄，加之用涼水擦洗車身，數小時後出現畏寒、發熱、咳嗽、咽痛等症。在某醫院住院，按「上呼吸道感染」治療半月無效，體溫一直波動在 37.3～38.9℃（清晨最低時 37.3～37.5℃，午後最高時 38.7～38.9℃），遂於 8 天前轉入某醫院，轉院當天體溫高達 40.2℃。體格檢查：見急性熱病容，HR 100 次／分，餘無任何陽性體徵，心肺（－），肝脾未扣及。心電圖、X 光檢查和多項化驗均正常，唯周圍血項中 EO 0.47×10^9/L。結合發熱、畏寒、咳嗽、乏力，以及入院後 2 次夜寐中有蛔蟲由喉而出的臨床表現，診斷為嗜酸性球增多症，病因為蛔蟲感染。經用解熱、驅蟲、抗感染等治療，病情依然如故，乃於

29 日停用一切西藥，邀中醫試治。症見：患者臥床不起，畏寒較甚，厚蓋雙被尚嫌寒冷，而扣之身膚灼熱，手足不涼，並覺陣陣發熱，汗出較甚，煩熱不寧，口乾不渴，顏面潮紅，目睛紅赤，又咽喉癢痛（望之色淡），乾咳頻作，胸腹不痛，飲食無減，渾身痠軟，小便色黃量少，大便稀溏夾有氣泡，舌微紅而水滑、苔白膩而覆黃，脈滑數。中醫診斷為感冒夾蛔證。辨證為寒熱錯雜、陰陽混淆。治以溫清並用、陰陽互調。方用烏梅丸加減。

處方：桂枝 10g，製附子 10g，乾薑 10g，細辛 10g，黃連 20g，黃柏 10g，烏梅 20g，川花椒 10g，黨參 15g，當歸 10g。2 劑，日 1 劑，水煎服。

二診：藥後寒熱盡除，體溫正常，渾身輕鬆，心緒寧靜，顏面不紅，目赤、咽痛、咽癢和乾咳俱失，小便清，大便成形，舌苔趨於薄白，脈象漸緩。藥即顯效，守方 2 劑，並加檳榔、川楝子各 12g 以驅蟲。

三診：患者已下床行走，自理生活，昨日便出死蛔蟲 2 條，舌淡紅、苔薄白，脈濡緩。諸症盡失，病邪已除。經停藥觀察 2 日，病情無反覆，化驗血液常規正常，遂於 4 月 5 日痊癒出院。

按本案既無《傷寒論》厥陰病之見證，又與烏梅丸原文方證不符，但用烏梅丸者，乃是據證選藥，取其藥物功效和寒熱配伍之巧。因病機寒熱錯雜，故藥分溫清兩組，風寒鬱表，寒趨胃腸，藥用桂枝調和營衛，散肌腠之邪，製附子、乾薑、細辛則由裡達外溫散寒氣；鬱熱在表，漸於趨裡，選用黃連、黃柏清熱，且量與製附子、乾薑、細辛相等，意在大辛大熱以散寒，必大苦大寒以清熱，同時發揮作用，乃不至寒熱偏頗，而達寒熱共除之目的。風寒喉痹，用桂枝、製附子、乾薑、細辛以溫通；目睛紅赤，用黃連每有效應；年輕男性，久熱不退，適當佐用黃柏有助於退熱，此又個人之經驗。內有蟲疾，二診時恰逢農曆三月初，

第三章　臨床實例與病證解析

按照《名醫類案》和《幼幼集成》月初驅蟲方效之說，正是殺蟲驅蟲的最佳時機，故用烏梅、川花椒安蛔殺蟲，加川楝子、檳榔以驅蟲。寒熱日久，正氣必傷，用黨參、當歸以益氣血；黃柏苦寒堅陰。總使正氣充沛，寒熱盡除，蟲體亦下，故病速癒。

下篇
現代研究與應用進展

　　本篇從兩個部分對烏梅丸的應用研究進行論述：第一章不僅從現代實驗室的角度對烏梅丸全方的作用機制進行探索，還從組成烏梅丸的主要藥物藥理作用進行研究分析，為讀者提供了充分的現代研究作用基礎。第二章為經方應用研究，選取了具有代表性的名醫驗案，以便更好地應用經方。

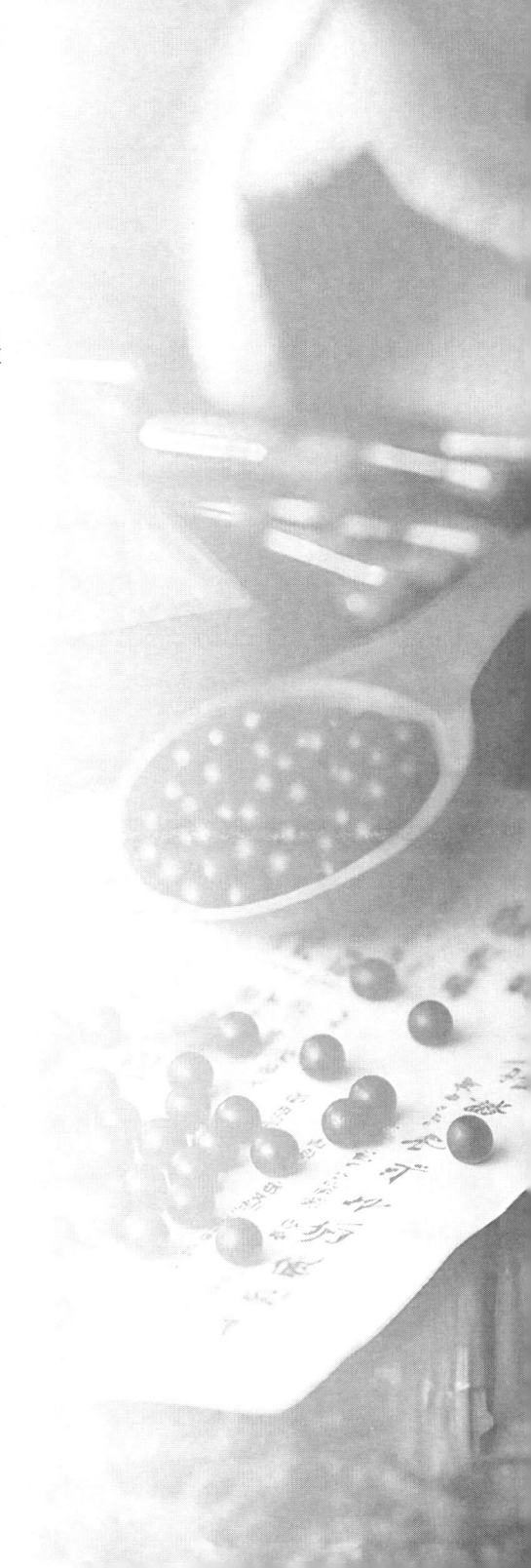

第一章
實驗室研究新視野

第一節　烏梅丸全方研究

一、具有麻醉蟲體的作用

烏梅丸對蛔蟲沒有直接殺傷作用，但可麻醉蟲體，抑制蛔蟲的活動能力。將未用驅蟲藥物手術直接取出十分活躍的蛔蟲，分別放入37℃生理鹽水及30％和5％的烏梅丸溶液中，2分後發現，生理鹽水中的蛔蟲仍十分活躍，而30％的藥液中的蛔蟲則呈靜止狀態，5％藥液中的蛔蟲活動性遲鈍。復將30％藥液中的蛔蟲放入生理鹽水中，2～3分後活躍性恢復，放入10％的葡萄糖溶液中則活潑性恢復更快。說明烏梅丸有顯著的麻醉蟲體的作用。

二、具有增加膽囊收縮、增加膽汁分泌的作用

對健康人及慢性膽囊炎患者各5例做膽囊造影，可以發現本藥對膽囊收縮和膽汁排泄有促進作用。人口服烏梅湯後用膽囊造影和Ａ型超音波檢查方法觀察本方對人體膽囊的作用，結果顯示，服藥90分後，膽囊造影見膽囊長度明現縮短（P＜0.01），寬度無變化；超音波檢查顯示膽囊上下徑顯著縮小（P＜0.01），而前後徑、橫徑變化不明顯。若將方中

烏梅加倍，則作用強度明顯增加，膽囊造影可見在 60 分和 90 分時膽囊寬度明顯縮小，超音波檢查在服藥 30 分時膽囊上下徑即顯著縮小，60 分前後也縮小，到 90 分後前後徑、上下徑和橫徑均顯著縮小。動物實驗顯示，本方能作用於肝臟，促進肝臟分泌膽汁量增加，降低膽汁的 pH，其 pH 下降趨勢與膽汁增多一致，即膽汁分泌量增加，pH 亦隨之下降。

三、鬆弛奧迪括約肌

本方對奧迪括約肌有明顯的遲緩擴張作用。向膽道術後放置的 T 形管內注入 12.5%碘化鈉造影劑，發現服本藥後造影劑迅速透過奧迪括約肌流入十二指腸。

四、抑制腸蠕動，降低小腸平滑肌張力

烏梅含蘋果酸、檸檬酸等，能夠抑制腸蠕動，降低小腸平滑肌張力。大劑量（5g/kg 體重）烏梅能顯著降低 Neostigmine 所致腸蠕動亢進小鼠的腸炭末推進率（$P < 0.05$），且能減少蓖麻油所致小鼠的稀便量（$P < 0.05$）。證明烏梅能抑制在體腸運動，對抗 Neostigmine 和蓖麻油引起的小鼠腸運動亢進，為烏梅（丸）治療久瀉久痢提供了實驗依據。離體實驗發現，烏梅能抑制家兔離體腸的蠕動和平滑肌張力，並可顯著對抗毛果芸香鹼和氯化鋇所致的腸痙攣收縮，同時對阿托品和腎上腺素所致的腸平滑肌鬆弛可降低張力，起協同作用。由此可見烏梅可能透過直接抑制平滑肌運動而起鬆弛腸平滑肌的作用，其作用可能與 M 受體阻斷亦有一定關係。

五、抗疲勞作用和耐缺氧作用

宋俊生等進行實驗研究，取小鼠 30 隻，用完全隨機法將小鼠分成給藥組與對照組各半，分槽餵養。給藥組小鼠灌服烏梅丸 0.1g/kg 體重（按人體 0.2g/500g 體重，用量 25～30 倍計算），每日分 2 次，連續 8 天。對照組灌服等量生理鹽水，分 2 次灌入，連續 8 天。將給藥組與對照組小鼠用苦味酸分別標記，後腿繫上錯墜，每隻小鼠負重 15g，然後各 3 隻分別放入 4 個水箱內，同時計秒錶，然後用木棒驅趕，使其不斷游動，勿使休息，小鼠在負重疲勞的情況下，記錄其死亡時間。烏梅丸組在缺氧情況下明顯延長了小鼠存活時間，但跳躍次數、呼吸加快時間無明顯差別。

六、巨噬細胞吞噬功能的影響

周爾文等進行動物實驗研究，選小鼠用完全隨機法將小鼠分成給藥組與對照組各半，分槽餵養。給藥組小鼠按 0.1g/kg 體重給藥（按人體 2.2g/kg 體重的 25 倍用量計算），每日分 2 次灌服，15 天。對照組灌服等量生理鹽水。於第 15 天灌藥後 4 小時在小鼠腹腔內注射 2% 的澱粉液 1ml。連續 2 天，第 2 次注射後 1 小時，再給小鼠腹腔中注射 5% 的鴿子紅血球懸液 0.5ml，注射後 40 分，脫臼處死小鼠，解剖取腹腔滲出液推片，自然乾燥後染色，滴瑞氏液於標本上，30～60 秒。之後，將蒸餾水滴於染液中，經 3～5 分，水洗，待乾鏡檢。鏡下觀察小鼠巨噬細胞吞噬鴿子紅血球的情況，計數 200 個巨噬細胞，計算吞噬百分率。烏梅丸組小鼠的吞噬率與對照組相比，明顯增高。

第二節 主要組成藥物的藥理研究

一、烏梅

(一) 對蛔蟲的作用

烏梅有麻醉蛔蟲作用，能使蛔蟲活動遲鈍、靜止。實驗研究顯示，在30%的烏梅溶液中蛔蟲呈靜止狀態，若將其移至生理鹽水，即能逐漸恢復活動。烏梅丸是以烏梅為主藥的方劑，可使蛔蟲呈現瀕死狀態，當蛔蟲離開烏梅丸液一定時間後，可逐漸恢復活性，說明本方沒有直接殺滅蛔蟲作用，但能使蛔蟲失去附著腸壁的能力。另有報導，取大小不同豬蛔蟲活體放入1%氯化鈉和0.1%碳酸氫鈉溶液中，保持溫度在38℃厭氧條件下，在溶液中加入50%烏梅煎劑，結果烏梅使蛔蟲活動增強。說明烏梅對有興奮、刺激蛔蟲後退的作用。

(二) 利膽作用

實驗證明，烏梅湯對膽囊有促進收縮和排膽汁作用，減少和防止膽道感染，也有利於減少蛔蟲卵留在膽道內而形成膽石核心，從而可減少膽石症的發生。並發現加大烏梅劑量，對膽囊的上述作用明顯加強，但單味烏梅作用沒有複方強，說明烏梅湯有協同作用。此外，烏梅可引起膽囊收縮、膽管括約肌鬆弛，有利於膽道蛔蟲的排出。例如，用超音波在空腹服用50g烏梅煎劑後探測膽囊大小，結果對正常人的膽囊平均收縮35%左右。用膽囊造影劑觀察，烏梅對膽囊亦有輕度收縮作用。

（三）抗病原微生物作用

烏梅煎劑體外試驗對腦膜炎球菌、隱球菌、百日咳桿菌、傷寒桿菌、副傷寒桿菌、炭疽桿菌、大腸桿菌等抗菌作用較強；對甲型溶血性鏈球菌、乙型溶血性鏈球菌、肺炎鏈球菌有中等度抗菌作用；對白色念珠菌、白喉桿菌、牛布氏桿菌、副大腸桿菌、糞產鹼桿菌等抗菌作用較弱；對結核桿菌有一定抗菌作用；但對金黃色葡萄球菌、痢疾桿菌、綠膿桿菌等各家報導不一致，這可能與烏梅產地、製備方法、菌株等不同有關。另外，烏梅對某些致病性真菌（如鬚瘡真菌、石膏樣小芽孢菌、絮狀表皮癬菌等）也有抗菌作用，而對流感病毒則無抑制作用。

（四）抗腫瘤作用

烏梅的提取液和烏梅中所含的主要三萜類成分——熊果酸，體外抗腫瘤和免疫調節初步研究結果顯示，烏梅具有抑制人原始巨核白血病（HIMeg）細胞和人早幼粒白血病（HL-60）細胞生長的作用。

（五）免疫調節作用

烏梅及其有效成分可對某些已知的誘變劑如丙烯酰胺、苯並芘及黃麴黴素呈抑制作用，發揮抑制變異原性作用，增強機體的免疫功能。

（六）其他作用

烏梅有抗過敏的作用。烏梅煎劑對豚鼠蛋白質過敏性休克及組織胺性休克有對抗作用，但對組織胺所致豚鼠氣管哮喘無對抗作用。還能抗疲勞、抗輻射、抗衰老。烏梅乾所含大量的檸檬酸，在體內是能量轉換過程中不可缺少的物質，使葡萄糖的效力增加10倍，釋放更多的能量以消除疲勞；烏梅還可使放射性90Sr，盡快排出體外，以達抗輻射目的。

烏梅不僅有促進皮膚細胞新陳代謝，有美肌美髮效果，尚有難得的促進激素分泌物活性，從而達到抗衰老作用。還有研究發現，烏梅有較強的殺精子作用，殺精子的主要有效成分為烏梅－檸檬酸。烏梅有顯著的整腸作用，促進腸蠕動，消除炎症；同時又有收縮腸壁作用，因而可用於治療腹瀉。烏梅有增進食慾，刺激唾液腺、胃腺分泌消化液，促進消化，促使碳化合物代謝。烏梅還可防止乳酸和肌肉蛋白質結合，避免細胞及血管硬化；尚可使體液保持弱鹼性，使血液中的酸性有毒物質分解以改善血液循環等作用。最新研究發現，有烏梅的六味二陳湯與無烏梅的四味二陳湯相較，六味二陳湯在 TG 降低方面有優勢。

二、黃連

（一）抗病原微生物的作用

1. 抗菌作用

黃連煎劑 100％濃度，對痢疾桿菌、傷寒桿菌、副傷寒桿菌、霍亂弧菌、大腸桿菌、變形桿菌等 7 種革蘭陰性菌及葡萄球菌、α- 溶血性鏈球菌、β- 溶血性鏈球菌、肺炎雙球菌、百日咳桿菌 5 種革蘭陽性菌有較強的抑菌作用。黃連煎劑以試管稀釋法試驗顯示，對體內痢疾桿菌、弗氏痢疾桿菌、志賀痢疾桿菌及施氏痢疾桿菌，對鼠疫桿菌、J 人結核桿菌（H37），對炭疽桿菌、金黃色葡萄球菌、丹毒桿菌及綠膿桿菌，均有抑制作用。黃連煎劑及醇提取劑 1g/ml，平板打洞法對腦膜炎球菌有抑制作用。

2. 抗真菌作用

黃連煎劑 15％濃度對許蘭黃癬菌、鐵鏽色黃癬菌有抑制作用。8％濃度能夠對小芽孢菌、絮狀表皮癬菌、黃色毛癬菌有抑制作用。10％濃

度對紅色毛癬菌，25%濃度對足趾毛癬菌，35%濃度對白色念珠菌均有抑制作用。

3. 抗病毒作用

黃連對各型流感病毒、瘟病毒、沙眼衣原體、均有一定的抑制作用。黃連煎劑 25%～100%濃度對 B 肝病毒、DNA 有抑制作用。

4. 抗原蟲作用

黃連煎液及小檗鹼在體外及體內均有抗阿米巴作用，小檗鹼對體外及鼠體內滴蟲、熱帶利什曼原蟲、錐蟲亦有殺滅作用。

(二) 對心血管系統的作用

1. 對心肌的作用

小檗鹼在一定劑量範圍內，對動物離體心臟及整體心臟均顯示出正性肌力作用。對麻醉狀態正常及靜脈注射戊巴比妥鈉引起衰竭的豚鼠心臟，靜脈灌注 0.1％小檗鹼，心室內壓變化最大速率增加，顯示正性肌力作用。小檗鹼對改善戊巴比妥鈉引起的犬的心力衰竭作用比 Cedilanid 作用更明顯。小檗鹼靜脈注射對清醒狀態的犬也有一定的強心作用。另有文獻報導，小檗鹼增強心肌收縮力的作用僅在小劑量範圍內明顯，隨劑量大到一定程度時產生抑制作用。小檗鹼具有促進心肌細胞內 Ca^{2+} 內流，導致細胞內 Ca^{2+} 濃度增加作用，小檗鹼正性肌力作用產生與此有關。大劑量長時間灌流；離子電流減小，甚至消失，顯示鈣通道阻滯作用，導致收縮力下降，小檗鹼對缺血性心肌具有保護作用。並發現小劑量鹽酸小檗鹼對缺氧性損害心肌細胞的搏動、乳酸脫氫酶釋放、細胞存活率、細胞超微結構均有較明顯的保護作用，而大劑量（30μg/ml）鹽酸小檗鹼則可加重缺氧引起的心肌細胞損害。

2. 抗心律和心率的作用

小檗鹼 4mg/kg，靜脈注射，對大鼠心肌缺血所致血小板和紅血球聚集性度增高等血液流變學的異常改變有明顯的對抗作用，這可能有助於其抗缺血性心律失常的作用。30mol/L 小檗鹼可抑制缺氧引起豚鼠離體心肌細胞 APD（動作電位時程）和 ERP（有效不應期）的縮短，並使缺氧心肌細胞 APA（動作電位幅值）、OS（超射）和 Vmax（最大除極速率）進一步降低，這也可能是小檗鹼抗缺血性心律失常作用的重要機制。離體實驗，小檗鹼（30μmol/L）能抑制高鈣條件下 Ca^{2+} 內流，而增加低鈣條件下的 Ca^{2+} 內流。說明小檗鹼預防再灌注心律失常作用可能與其對心肌 Ca^{2+} 內流有雙向調節作用有關，尤其在高 Ca^{2+} 條件下，降低 Ca^{2+} 內流可能是其抗心律失常作用機制之一。小檗鹼抗律失常作用機制可能與前述降低心肌自律性、延長動作電位時程及有效不應期，消除折返衝動有關。小檗鹼抗心律失常作用可能與抑制心肌 Na^+ 內流作用有關。大劑量小檗鹼可抑制豚鼠心乳頭狀肌緩慢內向離子電流，有 Ca^{2+} 通道阻滯作用。小檗鹼抗心律失常的作用可能與自主神經無關。靜脈注射後，迷走神經或交感神經刺激引起的 APD 縮短作用減弱或消失，並抑制交感神經刺激誘發的 DAD（心肌細胞延遲後除極）和觸發活動。這些亦可能是小檗鹼抗心律失常作用的機制之一。小檗鹼對延遲激發活化鉀通道有阻斷作用，這也是其延長心肌細胞動作電位時程及發揮抗心律失常作用的重要機制之一。

3. 對冠脈和血壓的作用

黃連的有效成分小檗鹼 3mg/kg 靜脈注射，均能增加心肌血流量 23.1%，降低冠脈阻力 68%，降低心肌耗氧量 23%。向麻醉犬靜脈注射鹽酸小檗鹼溶液，開始時血壓輕度下降，冠狀動脈流量增加，隨注射時

間延長，體內藥量不斷增加，血壓下降明顯，冠狀動脈流量減少。向清醒大鼠靜脈注射小檗鹼，每次 1mg/kg，共 3 次或者單次靜脈給藥 10mg/kg，均能產生明顯的降壓作用，影響程度依次為舒張壓＞收縮壓＞左心室壓。在後負荷和心率下降的同時，伴有左心室心肌收縮力的加強。說明小檗鹼降壓作用主要與心率減慢及外周阻力降低有關。黃連所含藥根鹼對麻醉、清醒大鼠以及腎性高血壓大鼠亦有顯著的降壓作用，其降壓作用的機制也與 α 受體阻斷引起外周血管阻力降低有關。此外另有報導，0.1%小檗鹼靜脈注射對正常和心力衰竭豚鼠產生強心作用的同時有升壓作用。

(三) 對消化系統的作用

小檗鹼抑制大鼠基礎胃酸的分泌，胃酸總排出量明顯減少 ($P < 0.01$)，對大鼠醋酸性胃潰瘍有癒合作用。研究顯示，黃連對幽門螺旋桿菌也有較強的抑菌作用，這可能也是黃連抗潰瘍的途徑之一。向小鼠灌胃小檗鹼 40mg/kg，80mg/kg，可對抗蓖麻油及番瀉葉引起的腹瀉，但對正常小鼠胃腸墨汁推進功能未有明顯影響。小檗鹼能延長小腸傳遞時間，它的抗腹瀉作用至少部分與之有關。小檗鹼具有抗小腸分泌的作用，類似於鴉片受體激動劑。和膽鹼能受體拮抗劑。它與嗎啡或 Clonidine 合用無相加作用，但與受體激動劑合用，增加其抗分泌作用，α 受體阻斷劑不拮抗小檗鹼阻止大腸桿菌熱穩定腸毒素引起的水和電解質流失，說明小檗鹼不是透過興奮 α 受體發揮作用。研究顯示，黃連能抑制小鼠胃腸推進運動及家兔離體的腸平滑肌自發運動；並能拮抗 Neostigmine 引起的小鼠胃腸推進運動亢進，及乙酸膽鹼、氯化鋇引起的家兔離體小腸平滑肌強制性收縮。小檗鹼在低濃度時加強，高濃度時抑制離體豚鼠迴腸收縮反應，對於氯化鈣引起的去極化迴腸收縮，也呈加強作

用，且高濃度不能降低氯化鈣的收縮效應。黃連甲醇提取物、小檗鹼、黃連鹼對鹽酸乙醇致胃黏膜損傷有抑制作用，小檗鹼還有抑制壓力性胃出血的作用。

(四) 降血糖作用

讓正常小鼠口服黃連水煎液 1g/kg，2.5g/kg，5g/kg 及 10g/kg，引起血糖下降，並呈量效關係。50mg/kg 小檗鹼，1 次灌胃或連續 7 天給藥均能降低正常小鼠血糖。1 次給藥後 2～4 小時內，降血糖作用最強，6 小時後作用盡減弱。上述劑量的小檗鹼灌胃，連續 15 天，對自發性糖尿病小鼠及四氧嘧啶糖尿病小鼠也顯示有降血糖作用。1 次灌胃給藥對葡萄糖和腎上腺素引起的血糖升高均有降低作用。小檗鹼灌胃對小鼠胰島素分泌及小鼠給葡萄糖負荷後的胰島素釋放均無明顯影響，對正常小鼠肝細胞膜胰島素受體數目及親和力亦無明顯影響，說明小檗鹼的降血糖作用與胰島素的釋放等因素無關。小檗鹼能降低肝臟和膈肌糖原含量，抑制丙氨酸為底物的糖原異生作用。小檗鹼的降血糖作用還與血中乳酸含量的升高密切相關，因此推測，小檗鹼的降血糖作用是透過抑制肝臟的糖原異生和（或）促進外周組織的葡萄糖酵解作用產生的。

(五) 對血液系統的作用

小檗鹼是一種有效的抗血小板藥物，對 ADP（二磷酸腺苷）、花生四烯酸（AA）、膠原 II（COB）及鈣離子載體（A23187）誘發的家兔血小板聚集、ATP 釋放均有不同程度的抑制作用。其中以對膠原誘發的聚集和釋放作用抑制最為明顯。血小板內富含 α_2 受體，參與血小板的聚集過程，小檗鹼具有 α_2 受體抑制作用，可能競爭性抑制血小板功能。小檗鹼抗血小板作用與 Ca^{2+} 拮抗作用有關。小檗鹼有抑制 AA 自血小板膜磷脂

釋放和代謝的作用。小檗鹼與阿斯匹靈相似，也對 AA 所致的血小板血栓有抑制作用。

(六) 降血脂作用

小鼠以 50mg/kg 劑量灌胃給予小檗鹼，每日 1 次，連續 7 日，能顯著降低餵高膽固乳劑引起的小鼠血清膽固醇水平升高。小檗鹼不僅能明顯降低高胰島素血症，改善糖耐量異常，而且能明顯升高肝臟 SOD（超氧化物歧化酶）活性。降低肝臟 LPO（脂質過氧化物）水平及血清 TG，TC，VLDL-C 含量，提高機體抗氧化能力，促進脂類的分解代謝，發揮治療非胰島素依賴性糖尿病的預防動脈粥狀硬化的作用。

(七) 對神經系統的作用

小檗鹼具有改善記憶的作用：研究小檗鹼對小鼠學習記憶行為及在新異環境中的探究行為和自主活動的影響，小檗鹼以每隻 0.4μg，4μg 側腦室注射，可改善東莨菪鹼致小鼠記憶障礙及促進正常小鼠的記憶保持，對於環己烯亞胺致記憶再現障礙及開場行為無影響。

黃連具有鎮靜作用：黃連解毒滴丸大劑量給藥時 30～90 分內能顯著提高小鼠熱刺激痛閾，小劑量應用作用弱於大劑量應用。

(八) 對免疫的作用

用硫酸小檗鹼對小鼠進行整體及離體試驗以探索其對免疫系統的影響。結果顯示，硫酸小檗鹼 104mol/L，105mol/L 可增強腹腔巨噬細胞和人全血白血球吞噬白葡萄球菌的功能；促進小鼠腹腔巨噬細胞產生 IL-1（白介素 1），抑制脾細胞產生 IL-2（白介素 2）和抑制 T 淋巴細胞、B 淋巴細胞轉化。25mg/kg，50mg/kg 擴掩加速小鼠網狀內皮系統對炭粒的廓

第二節　主要組成藥物的藥理研究

清速度，抑制小鼠血清溶血素的產生和足腸的 DTH（遲發型變態反應）。提示硫酸小蘗鹼可增強小鼠非特異性免疫反應，抑制細胞和體液免疫功能。小蘗鹼可抑制二硝基氟苯誘導的小鼠遲發型超敏反應，降低其血清 γ- 干擾素（IFN-γ）水平，抑制其腹腔巨噬細胞產生 IL-1 及 TNF-α（腫瘤壞死因子），抑制其脾細胞產生 IL-2。說明小蘗鹼有抑制小鼠 DTH 的作用。其機制可能是抑制了 IFN-α，IL-1，TNF-α，IL-2 等細胞因子的產生和分泌，從而抑制免疫反應，減輕炎症損傷。研究顯示，小蘗鹼能抑制靜息的及 IL-1，TNF 激發活化的內皮細胞與淋巴細胞間的黏附，其主要分子機制為下調內皮細胞表面翻附分子（細胞間黏附分子 -1）的表達；小蘗鹼能抑制 IL-1 激發活化的淋巴細胞與內皮細胞的黏附力，從而抑制淋巴細胞再循環，這可能是小蘗鹼發揮免疫抑制作用的機制之一。

此外，黃連還具有抗腫瘤、抗氧化等作用。

三、乾薑

（一）對消化系統的影響

乾薑有抗潰瘍及胃液抑制分泌的作用，可以抑制腸道活動。炮薑（乾薑經沙燙炮製而成）水煎以每日 4.5g/kg，灌胃 3 日，對大鼠壓力性胃潰瘍、幽門結紮型胃潰瘍、乙酸誘發胃潰瘍均有明顯抑制作用，而對消炎痛（吲哚美辛）型胃潰瘍無作用；乾薑煎 4.5g。同法實驗對 4 種潰瘍模型均無影響。乾薑浸劑（10g/kg 灌胃）對小鼠壓力性潰瘍有抑制傾向，對小鼠胃液分泌有顯著的抑制作用，並有減少胃液酸度的傾向。乾薑以抗膽鹼樣作用和抗組織胺作用抑制腸道活動。薑的辛辣成分如薑油酮、薑酚、薑烯酮對家兔灌胃，可使腸道鬆弛，蠕動減慢。此外乾薑還具有保肝利膽的作用。

(二) 對心血管系統的影響

1. 抗血栓及抗血小板聚集

薑烯酮對家兔血小板環氧酶和血栓素 B2（TXB2）都有抑制作用。6-薑酚有抑制前列腺素生物合成的作用。可見薑及其有效成分的抗血小板凝集作用的機制是基於前列腺素生成的抑制作用。另有報導，乾薑水煎劑 10mg/ml 濃度具有延長凝血時間並使纖維蛋白部分溶解。

2. 對血壓的影響

對大鼠靜脈注射乾薑甲醇提取液 0.25g/kg，初期呈現暫時性升壓作用，繼則產生持續的降壓作用，阿托品、普萘洛爾、苯海拉明及甲硫咪胺不影響其降壓作用。

(三) 止嘔作用

淋巴注射乾薑甲醇提取物 10g/kg，可顯著抑制末梢性催吐藥硫酸銅誘發蛙的嘔吐，使嘔吐次數減少 52%。對犬灌服生薑浸膏也有同效。

(四) 對各種病原體的影響

乾薑具有抗菌、滅螺、抗血吸蟲的作用。體外實驗顯示，生薑水浸劑對傷寒桿菌、霍亂弧菌、沙門菌、葡萄球菌、鏈球菌、肺炎球菌有明顯的抑菌作用。薑油酮及薑烯酮對上述病原菌也有較強的殺菌作用。薑辣素和薑烯酮有顯著的滅螺活性。

(五) 解熱、鎮痛、抗炎作用

生薑油腹腔注射 0.12～0.24ml/kg 或灌胃 0.3～0.4ml/kg，能明顯抑制小鼠自發活動，延長戊巴比妥鈉睡眠時間，對抗戊四氮驚厥，並能

降低酵母致熱大鼠體溫，顯示生薑油對中樞神經有抑制作用。薑及其有效成分的解熱、鎮痛、抗炎作用也與其抑制前列腺素生物合成有關。

(六) 止咳平喘作用

2～10g/ml 乾薑能明顯抑制乙酰膽鹼、組織胺引起的豚鼠離體氣管痙攣。生薑精油 0.0002ml/kg 灌胃給藥，對豚鼠過敏性支氣管痙攣有明顯的保護作用。

四、當歸

(一) 對心血管系統的影響

1. 有增加冠脈流量、降低心肌耗氧量和增加外周輸氧的作用

離體豚鼠心臟實驗證明，2%當歸液灌注，有明顯的擴張冠脈作用，流量明顯增加。麻醉狗靜脈注射 2%當歸液後 2 分，心律無明顯改變時，冠脈、腦的血流量均明顯增加，較給藥前分別增加了 54%和 48%。而冠脈、腦和外周動脈阻力卻分別降低 50%、41%和 76%。給藥 2 分後，心用肌耗氧量較用藥前的 (92 ± 1.5) ml／($100g\cdot$分)下降為 (75 ± 1.7) ml／($100g\cdot$分)，另外心排出量和心搏指數均有增加趨勢。

2. 有縮小心肌梗塞面積，抗心肌缺血－再灌注損傷的作用

狗全身麻醉後以手術結紮冠狀動脈左前降支，造成冠脈閉塞性心肌梗塞和室性心律失常，靜脈注射當歸 2g/kg，結果顯示對照組心肌梗塞範圍為 26.16%±2.23%，而當歸組僅為 14.39%±1.53%。說明當歸對狗的實驗性心肌梗塞有明顯的療效。有實驗進一步證實當歸對心肌缺血－再灌注損傷有保護作用。當歸能使 PKC（蛋白激酶 C）活性增強，含量

增加,並能使心肌細胞的 PKC 從細胞核或細胞質移位到細胞膜上,分布發生改變,提示當歸抗心肌缺血－再灌注損傷的作用與蛋白激酶 C 有關。

3. 對血管、血壓和器官血流量的作用

25％當歸煎劑對蟾蜍血管灌流時,有收縮血管作用。水提醇液 1～4g（生藥）靜脈注射 1～2 分後可觀察到麻醉狗的動脈血壓分別降低了 29％和 137％,同時增加了外周血流速和減少了血管阻力,其作用隨藥物劑量加大而增強。正常血壓的麻醉狗在靜脈注射 2g 後 1～2 分血壓下降最明顯,從給藥前的（18.2±0.9）kPa 降至（11.7±1.2）kPa。對於清醒的高血壓狗靜脈注射當歸 2g/kg 共 6 次,則血壓明顯升高。麻醉狗股動脈注射當歸的 10mg/kg、20mg/kg 和 40mg/kg（生藥）時,股動脈血流量分別比給藥前增加了 92％、106％和 142％,血壓變化不明顯。

4. 有降血脂的作用,還能降低血小板聚集

當歸粉 1.5g/kg 灌服對大鼠及家兔實驗性高脂血症有降低血脂作用。家兔在造成高脂模型時,治療組隔日靜脈注射 30％複方當歸液 7.5ml,對照組給生理鹽水 7.5ml/kg。3 週後對照組的血清三酸甘油酯由（1.72±10.23）mmol 增高至（8.21±1.010）mmol;治療組則由（1.73±0.15）mmol 僅增至（5.03±0.20）mmol,顯示有降低三酸甘油酯的作用。整體實驗顯示大鼠靜脈注射當歸液,5 分後對 ADP 和膠原誘導的大鼠血小板聚集有明顯的抑制作用。

(二) 對血液系統的影響

當歸多糖能增加外周血紅血球、白血球、血紅素及骨髓有核細胞數。這種作用在外周血細胞減少和骨髓受到抑制時尤為明顯。當歸多糖

可能是當歸中促進造血功能致敏成分之一。當歸補血的機制之一可能與刺激造血組織細胞增殖、分化有關。

(三) 對免疫系統的影響

1. 對非特異性免疫功能的影響

當歸及其一些提取成分對非特異免疫功能有顯著的刺激作用，對免疫功能處於抑制狀態的機體也有調節和恢復的作用。

2. 對特異性免疫功能的影響

當歸及其有效成分對細胞免疫及體液免疫均有一定的促進作用。

(四) 對子宮的作用

當歸對子宮有「雙向性」作用。當歸精油（沸點 180～210℃）1：50 濃度即對子宮有抑制作用，作用迅速而持久，使子宮節律性收縮減少，子宮肌弛緩；1：25 濃度可完全停止收縮，但洗去藥液後，子宮收縮恢復，對子宮無明顯損害。當歸水或醇溶性非揮發性物質對離體子宮有興奮作用。當歸醇浸膏 1：1 濃度對小鼠、豚鼠、兔離體子宮的興奮作用比水浸膏大 10 倍左右，大量或多次給藥時，甚至可以出現強直性收縮。

(五) 有改善急性腦缺血、缺氧的作用

腦缺血過程存在神經元凋亡，當歸所含丁基苯酞能使低糖、低氧誘導的神經細胞凋亡過程減弱或停止，阻止腦梗塞面積擴大。進一步的研究顯示，當歸在減少腦缺血損傷後缺血區細胞凋亡的發生過程中能明顯促進微管相關蛋白 -2 的表達。當歸對大鼠腦缺血半暗帶再灌流細胞凋亡具有明顯的抑制作用。使用當歸後大鼠腦缺血半暗帶凋亡相關因子

BCL-2 的表達明顯增加。這些細胞凋亡相關因子表達的變化可能是當歸對急性腦缺血、缺氧的保護作用機制之一。

(六) 平喘作用

當歸中有平喘作用的成分為正丁烯酞內酯和藁本內酯。體外試驗證明，正丁烯酞內酯濃度為 4.4×104/ml 時，對豚鼠氣管平滑肌有鬆弛作用，藁本內酯不僅對離體的豚鼠氣管條有鬆弛作用，而且對乙酰膽鹼、組織胺以及氯化鋇引起的氣管平滑肌痙攣收縮也都有明顯的解痙作用。

(七) 其他作用

文獻報導，當歸還有抗輻射、抗炎、抗菌、保肝、抗腫瘤等多種藥理作用。當歸多糖對小鼠急性放射損害有防護作用。小鼠灌服當歸水提液 185.9mg/kg（生藥），對血管通透性的（半數抑制量）與口服阿斯匹靈 201.1mg/kg 作用相當，且亦似阿斯匹靈能抑制血小板中致炎物質如血清素的釋放，從而產生抗炎作用。當歸煎劑在不同濃度分別對鼠疫桿菌、變形桿菌、志賀痢疾桿菌、傷寒桿菌、副傷寒桿菌、霍亂弧菌、福氏痢疾桿菌、肺炎球菌、溶血性鏈球菌和白喉桿菌有抑菌作用。還有實驗提示當歸可顯著減輕肝纖維化程度。當歸多糖對實體瘤有一定抑瘤作用。

五、人參

(一) 對心血管系統等的影響

人參對心臟功能的影響主要是增加心肌收縮力，減慢心率，增加輸出量和冠脈流量。人參總皂苷在增強麻醉貓心肌收縮力的同時，可使冠脈血流量增加，心率減慢，動、靜脈氧分壓降低，而對血壓影響不明顯。其強心作用原理，可能由於某些人參皂苷如 Re 可能是腎上腺素受體

的競爭物，人蔘皂苷抑制 Na+-K-ATP 酶可能與其對心臟的影響有密切關係。此外，人蔘尚有抗缺氧和保護心肌作用。

(二) 對血液系統的影響

1. 對血液流變學的影響

人蔘具有抗血小板聚集和纖溶活性，抑制血栓形成的作用。當對家兔靜脈注射人蔘皂苷 80mg/kg 時，顯著抑制了花生四烯酸和 ADP 誘發的血小板聚集，血小板內 cAMP（環磷酸腺苷）含量升高，同時血小板內環氧酶和血栓素 A2（TXA2）合成酶受到抑制。TXA2 透過膜受體使細胞內 Ca 離子濃度提高，這是血小板聚集的激痛點。人蔘皂苷，可能是抑制血小板聚集的主要成分。離體實驗證明，人蔘皂苷升高 CAMP 的水平乃由於激發活化腺苷環化酶和抑制磷酸二酯酶活性的緣故。人蔘皂苷升高 CAMP 含量可能為其抑制血小板激發活化的重要機制。

2. 對血液和造血功能的影響

人蔘對骨髓造血功能有保護和刺激作用，能使正常和貧血動物紅血球、白血球數及血紅素量增加。當骨髓受到抑制時，人蔘增加外周血細胞數的作用更為明顯。人蔘透過促進骨髓 DNA、RNA、蛋白質及脂質的合成一，促進了骨髓細胞有絲分裂，刺激骨髓的造血功能。所以人蔘可用於各種貧血的治療，但劑量選擇值得注意。

(三) 具有促進學習和記憶的功能

人蔘中增強學習和記憶能力的有效成分為人蔘皂苷，其中人蔘皂苷 Rb 和 Rg 對學習和記憶功能均有良好影響。人蔘皂苷 Rb，在劑量為 25mg/kg，50mg/kg 和 100mg/kg 腹腔注射時，對小鼠記憶獲得障礙有不

同程度的改善作用。人蔘皂苷 Rg 對 AP（澱粉樣蛋白）所致的小鼠學習記憶有顯著改善作用，其對膽鹼酶系統的影響是人蔘皂苷 Rg 的重要作用機制之一。

(四) 對腦下垂體－腎上腺皮質系統功能的影響

人蔘對腦下垂體－腎上腺皮質功能有刺激作用，其有效成分為人蔘皂苷。各種人蔘皂苷促進腎上腺皮質激素分泌的作用強度不同，人蔘皂苷 Rd 促進皮質酮分泌的 ED 最小，即其作用最強。人蔘根總皂苷無論灌胃（35mg/kg 和 75mg/kg）或腹腔注射（7mg/kg）均能增加皮質激素的分泌。

(五) 降糖作用

藥理學研究證明，於 10 天內每天對大鼠腹腔注射人蔘皂苷 30mg/kg 和 100mg/kg，待第 7 次給藥後 2 小時，對大鼠尾靜脈注射四氧嘧啶 100mg/kg，於第 8，第 11 天及停藥後 7 天測血糖，結果顯示人蔘總苷有明顯的降血糖作用，其降血糖作用呈明顯的量效關係，於停藥後 7 天仍有作用。人蔘總皂苷按 100mg/kg 腹腔注射，不但能預防小鼠高血糖，而且對四氧嘧啶引起的高血糖也有治療作用。進而證明，人蔘皂苷 Rb 有明顯的降血糖作用。人蔘多糖是人蔘中另一類降血糖成分。人蔘多糖 A 和多糖 B 按照 30mg/kg 對小鼠腹腔注射時，於給藥後 5～7 小時使小鼠血糖明顯降低。多糖 B 的降血糖機制是由於增加了胰島素的分泌和提高組織對胰島素的敏感性；而多糖 A 的降血糖作用，可能由於它影響了糖代謝過程中某些酶的活性。實驗證明，人蔘多糖 A 使小鼠血糖降低，肝葡萄糖 -6- 磷酸酶的活性受到抑制，而使肝磷酸化酶、葡萄糖 -6- 磷酸脫氫酶及磷酸果糖激酶的活性升高，從而加速了糖的利用和減少了糖原的合成，導致血糖降低。

(六) 抗腫瘤作用

人參具有抗腫瘤作用，其抗腫瘤的活性成分可分為三類：①人參皂苷。②人參多糖。③人參烯醇類化合物。人參皂苷是透過阻止細胞增殖週期 G0/G1 期或促使細胞死亡兩種方式抑制了腫瘤細胞 U2OS 的增殖。小田島肅夫曾觀察在離體條件下，人參皂苷 Rb、Rb2，Rc，Rd，Rh1、Re 等對各種癌細胞增殖的影響。結果顯示，人參皂苷 Rh2 的抑瘤作用最強。王本祥等證明人參多糖對正常小鼠和荷瘤小鼠的細胞及體液免疫有刺激作用。進一步研究證明，人參多糖腹腔注射劑量為每次（50～460）mg 時，對 S180（小鼠肉瘤）、U14（子宮頸癌細胞）和 EAS（小鼠移植性腫瘤）均有明顯的抑制作用。實驗證明人參烯醇類對吉田肉瘤培養細胞的 50％生長抑制濃度為 0.5μg/ml。

(七) 對免疫功能的影響

人參對細胞和體液免疫都有影響。人參皂苷和人參多糖是人參調節免疫功能的活性成分。人參莖葉皂苷、人參花皂苷對小鼠網狀內皮系統吞噬功能均有促進作用，增加小鼠血清特異性抗體的濃度。人參花皂苷體外濃度為 0.01～10μg/ml 時，可促進 T 淋巴細胞、B 淋巴細胞致分裂原如 PHA（植物血凝素）、Con-A（刀豆蛋白 A），LPS（脂多糖）刺激的淋轉反應。王本祥等首先報告，人參多糖 50mg/（kg·天）、200mg/（kg·天）和 400mg/（kg·天），連服 3 天，可促進小鼠的網狀內皮系統的吞噬功能，豚鼠的補體生成及提高用羊紅血球免疫小鼠血清中溶血素的濃度。人參多糖具有抗腫瘤作用，其抗腫瘤作用機制主要由於調整了機體的細胞和體液免疫功能。正常成人外周血 NK 細胞活性隨人參皂苷 Re0.16～100mg/ml 劑量增加殺傷活性顯著增強，說明人參皂苷 Re 是一

種理想的免疫調節劑。另外還有研究證明，與對照組比較，紅參能抑制 HRA（人卵巢癌細胞）在無胸腺小鼠體內的生長，抑制腫瘤增殖。對於卵巢癌術後患者，維持化療並用紅參，其 NK 細胞活性呈增強傾向。說明紅參具有增強 NK 細胞活性作用。

（八）人蔘的抗氧化和抗衰老作用

讓小鼠按 1.6g/kg 劑量灌胃人蔘甲醇提取物，對乙醇引起肝中毒小鼠肝組織脂質過氧化物含量有明顯降低作用。離體實驗證明，人蔘莖葉皂苷濃度為 0.03％或 0.04％時，可使溫孵培養的中老年大鼠的心、肝、大腦粒線體，微粒體及紅血球細胞膜丙二醛含量明顯降低。讓家兔每日按 100mg/ml 灌服人蔘莖葉皂苷，共給藥 8 週，結果顯示，人蔘莖葉皂苷可顯著增加紅血球細胞膜和血小板膜的流動性，降低紅血球和血小板膜的膽固醇卵磷脂比值，提示人蔘莖葉皂苷對高脂血症引起的細胞膜損傷有保護作用。人蔘皂苷有穩定神經元膜系統，促進蛋白質合成，延緩神經元衰老的作用。人蔘具有確實的抗脂質過氧化作用，因為其含有多種抗氧化物質。該類化合物可能是其抗衰老作用的物質基礎。人蔘的抗衰老作用，除了上述抗氧化作用外，可能與其對神經、內分泌、免疫功能及物質代謝等生理功能的調節作用有關係。

（九）其他

人蔘的其他作用還包括：抗壓力，抗輻射，抗休克等。健康犬肌內注射人蔘皂苷生理鹽水溶液 25mg/kg，失血後 5 小時，存活率明顯提高，心肌超微結構病變，如肌膜、肌原纖維、肌漿網、粒線體、閏盤等細胞器損害明顯減輕，心肌肌漿網內 Ca^{2+} 增加，粒線體內 Ca^{2+} 減少。這些結果說明，人蔘皂苷有保護心肌、抗休克作用。此外，人蔘皂苷對各生發

活動非常旺盛的組織如睪丸及骨髓等器官，不但能刺激 RNA 和蛋白質合成，也能促進 DNA 的合成。人蔘根及莖葉皂苷具有中樞興奮作用。人蔘莖葉多糖不但灌胃給藥有抗潰瘍作用，而且皮下注射也有效。每天灌胃給予 0.06mg/kg 劑量的人蔘莖葉皂苷可明顯抑制醋酸 Prednisone 引起的兔血清總脂、總膽固醇和三酸甘油酯的升高，抑制率分別達 66.2%、58.1% 和 92.8%。

六、附子

（一）對心臟的作用

1. 強心作用

對貓靜脈注射附子水提物 15.30mg/kg，2 分後左心室壓力（LVP）及其上升最大速度（LVdp/dtmax）均明顯增加。對心衰竭貓，待 LVP 和 LVdp/dtmax 分別降至正常水平的 41% 和 30% 後，靜脈注射附子水提物 30mg/kg，其峰值分別恢復到正常水平的 75% 和 72%，比給藥前增加了 96% 和 22%，可見附子水提物對正常或心力衰竭的貓均有明顯的強心作用。2.5%、5% 熟製附子煎劑 0.1ml 對蟾蜍離體心臟顯示強心作用，濃度增至 20% 0.1ml，可使蟾蜍離體心臟出現收縮期停止；2.5%、5% 製附子煎劑 0.1ml 也可使離體兔、豚鼠、大白鼠離體心臟心跳振幅加大，頻率加快，但十幾分後心跳振幅變小，有時可出現心律不齊。對犬靜脈注射 10mg/kg，對其心臟收縮也有增強作用。附子的強心成分不因煎煮時間延長而減弱，而所含致心律失常的主要成分烏頭鹼則在煎煮過程中逐漸水解為烏頭原鹼而毒性大為降低，但強心作用不被破壞。說明去甲烏藥鹼有明顯增加正常心臟功能的作用。

2. 對心律和心率的影響

實驗顯示，附子能加強心肌收縮力，加快心率，增加心輸出量，有增加心肌耗氧量、降低心臟做功效率的作用。附子的強心成分去甲烏頭鹼在麻醉劑、維拉帕米及菸鹼等心律失常動物模型中均有一定的預防和治療作用，說明去甲烏頭鹼可對抗緩慢型的心律失常。烏頭鹼有阻滯 L 型鈣通道的作用，此作用與其導致心律失常擴張血管等作用有關。附子能改善和恢復病竇的竇房結起搏功能。其機制可能與附子具有 α、β 腎上腺素受體激動劑作用有關。烏頭鹼、中烏頭鹼、北草烏鹼和次烏頭鹼均有很強的致心律失常作用。烏頭鹼可引起多種動物和人的心律失常，隨劑量增大，可出現心動過緩、心室期外收縮、心室性心搏過速、心室顫動、心跳停止等，烏頭鹼可使心肌細胞 Na^+ 通道開放，加速 Na^+ 內流，使細胞膜去極化。對大鼠 200mg/kg、400mg/kg 靜脈注射或 500mg/kg、1,000mg/kg 十二指腸給予水溶性部分（不含烏頭鹼類生物鹼）均可使由烏頭鹼誘發的大鼠心律失常恢復正常。

3. 抗休克作用

對內毒素引起休克的貓以每分 2mg/kg 靜脈注射附子水溶部分，或 1 次靜脈注射 30mg/kg，能明顯對抗主動脈壓力、左心室收縮壓力和左心室上升最大速率的降低心率和減慢並延長生存時間，說明其對內毒素引起的休克有治療作用。對內毒素休克犬靜脈注射去甲烏藥鹼 1μg/（kg·分），連續觀察 10 小時，結果可使每搏輸出量、心輸出量和心臟指數增加，外周阻力降低。對於心源性休克犬，去甲烏藥鹼可使平均動脈壓，左心室壓峰值，左心室壓一階微分正、負壓最大值提高，中心靜脈壓降低。另有報導，製附子提取物可顯著延長燙傷休克大鼠的存活時間。

4. 抗心肌缺血

靜脈注射附子注射液 50mg/kg，對麻醉開胸犬急性心肌缺血損傷的範圍、程度有明顯縮小和減輕作用。附子在降低缺血心肌耗氧的同時，又能增加對缺血心肌的血流灌注，增加供氧量，從而改善了氧的供求平衡。對大鼠靜脈注射附子注射液 50mg/kg，對腦下垂體後葉素引起的急性心肌缺血和心律失常有明顯的對抗作用。小鼠腹腔注射 50%附子注射液 13ml/kg 和 10ml/kg，能顯著提高小鼠對缺氧的耐受力。對麻醉開胸犬靜脈注射附子注射液 2g/kg，去甲烏藥鹼 50mg/kg，能使冠脈流量明顯增加，冠脈阻力和總外周阻力降低，心排出量和心臟指數以及心肌耗氧量增加，但去甲烏藥鹼使心率明顯加快，血壓下降。附子對不麻醉犬有心率加速作用和對麻醉犬冠脈血流、心肌耗氧量有增加作用，可被 Propranolol 部分對抗；對不麻醉犬的升壓作用能被 Phentolamine 翻轉，說明附子的心血管作用，可能是透過腎上腺受體的興奮而實現。

(二) 抗炎作用

對大鼠灌胃附子水煎劑 5g/kg，每日 1 次，連續 5 天，或 10g/kg1 次灌胃，對甲醛及蛋清引起的大鼠足腫脹有明顯的抑制作用，但對腎上腺內維生素 C 含量均無影響，對去腎上腺大鼠仍有抗炎作用，由此認為抗炎作用不是透過腎上腺皮質而引起的。但也有報導製附子煎劑對大鼠灌胃 (2g/kg)，皮下注射 (0.5g/kg) 或肌內注射 (0.25g/kg)，每日 1 次，連續 4 天，均能顯著降低腎上腺內維生素 C 含量，其作用不被戊巴比妥鈉及氯丙嗪所阻斷，但能被 Cortisol 部分阻斷，作用的有效成分係生物鹼。製附子煎劑能增加大鼠尿中 17-酮類固醇的排泄，減少末梢血液中嗜酸性粒細胞，並對大鼠蛋清性足腫脹有抑制作用，因此認為製附子對腦下垂體－腎上腺皮質系統有興奮作用。烏頭鹼、中烏頭鹼和次烏頭鹼是附

子的抗炎有效成分。灌胃烏頭鹼能明顯抑制角叉聚糖引起的小鼠足腫脹，抑制組織胺和乙酸引起的大、小鼠皮膚血管通透性增加，減少受精雞胚漿膜上肉芽組織形成。抗炎機制可能與中樞及組織中的前列腺素有關。

(三) 對中樞神經系統等的作用

1. 鎮痛作用

採用熱板法測定附子煎劑 10g/kg、20g/kg 灌胃，或腹腔注射 15g/kg、10g/kg、5g/kg、2.5g/kg、1.25g/kg，小鼠痛閾明顯提高，鎮痛強度與劑量呈正相關。採用乙酸扭體法對小鼠灌胃附子煎劑 10g/kg、20g/kg，扭體次數明顯減少。用電刺激大鼠尾部法，測得烏頭鹼最小鎮痛有效量為 25mg/kg，鎮痛指數為 11.8，小鼠靜脈注射 1/4ID50，烏頭鹼和中烏頭鹼 60μg/kg 以及次烏頭鹼 300μg/kg，均可抑制乙酸引起的扭體反應，中烏頭鹼鎮痛效力比烏頭鹼強 2 倍，次烏頭鹼則比烏頭鹼弱，其鎮痛機制可能是抑制興奮在神經幹中的傳導或使神經幹完全喪失興奮和傳導能力。有學者認為烏頭鹼類生物鹼的鎮痛作用是中樞性的，因為小鼠腦內注射中烏頭鹼可呈現強的鎮痛作用，多巴胺也使其作用增強，可能它們的鎮痛作用主要是透過多巴胺系統而發揮作用。另有證明，對痛閾無影響的劑量能明顯增強烏頭鹼的作用，直流電損毀腦內藍斑，可使烏頭鹼鎮痛作用消失，提示鎮痛作用與中樞去甲腎上腺素有關。亦有實驗顯示，松潘烏頭總鹼 (TAS) 是一種不同於嗎啡的非成癮性鎮痛劑。

2. 對體溫的影響

附子水煎劑 20g/kg 小鼠灌胃，可顯著延長受寒小鼠的存活率 ($P < 0.01$)。附子水煎劑和冷浸液均能抑制寒冷情況下引起的雞和大鼠的體溫下降，甚至使降低的體溫恢復，延長生存時間，降低死亡率。

3. 鎮靜作用

附子冷浸液能夠延長小鼠使用環己巴比妥鈣睡眠的時間，減少自主運動，而製附子在相同條件下則無此作用。

4. 對血液系統的影響

附子水提取物在促血小板聚集、纖溶酶抑制紅血球細胞膜穩定化作用及抑制中蛋白熱變性作用等方面均為陽性。給大鼠附子水煎劑 10g/kg、20g/kg，能使部分凝血活酶時間及凝血酶原消耗時間明顯延長，並能預防大鼠體內血栓的形成。

5. 對消化系統的影響

實驗顯示附子水煎劑能顯著對抗小鼠水浸壓力和大鼠鹽酸損傷性潰瘍；還能對抗蓖麻油和番瀉葉引起的小鼠藥物性腹瀉，但對小鼠胃腸推進運動無明顯影響。附子水煎劑在 1mg/ml、2mg/ml、4mg/ml、12mg/ml 濃度有興奮離體腸管作用，並推測附子可能具有膽鹼樣、組織胺樣和抗腎上腺素樣作用。

(四) 其他作用

1. 局麻作用

有實驗報導，附子能夠刺激局部皮膚、黏膜和感覺神經末梢，先興奮產生搔癢和灼熱感，繼而產生麻醉感，喪失知覺，說明附子的局麻作用。

2. 腎血流量

有實驗顯示，去甲烏頭鹼成分能明顯降低家兔腎血流量，使尿鈉減少，而對尿量和尿鉀無明顯影響。

3. 對免疫功能的影響

有實驗顯示，附子對特異性體液免疫、非特異性免疫均有促進作用。附子水溶性提取物 60g/kg 灌胃，可提高「陽虛」小鼠特異性體液免疫功能。

4. 擴張外周血管的作用

附子煎劑可明顯擴張麻醉犬和貓的後肢血管。

5. 對平滑肌的作用

烏頭鹼和中烏頭鹼對平滑肌的收縮作用，不是直接作用於平滑肌本身，而是透過交感神經發生作用的。

6. 對血糖的影響

附子有明顯的降血糖作用，研究者認為其降血糖的機制是增加葡萄糖的利用，而不是提高胰島素水平。

(五) 毒理研究

用序貫法測得附子水溶部分小鼠靜脈注射 ID 為 589mg/kg，大鼠靜脈注射最小致死量為 1037±82mg/kg。製附子煎劑小鼠灌胃和靜脈注射的 ID 分別為 17.42±1.024g/kg 和 3.516±0.419g/kg。烏頭鹼、中烏頭鹼和次烏頭鹼的毒性作用性質相似，中毒特徵是呼吸抑制和引起心律失常。

七、細辛

(一) 對神經系統的作用

腹腔注射細辛精油 0.06ml/kg、0.12ml/kg，可使小鼠安靜，自主活動減少；0.06ml/kg 可產生明顯鎮靜作用，翻正反射消失，隨劑量增大，中

樞抑制作用增強，1.2ml/kg 可致小鼠呼吸停止而死亡。細辛揮發 0.05～0.075ml/kg 與閾下劑量的戊巴比妥鈉水合氯醛具有協同作用。細辛水煎劑 29g/kg，對電擊鼠尾具有鎮痛作用。小鼠腹腔注射細辛精油（0.06～0.24）ml/kg 可明顯抑制，乙酸引起的扭體反應，並顯著提高電擊痛閾。腹腔注射細辛精油 0.06～0.24ml/kg，可對抗電誘發小鼠驚厥及戊四氮或番木鱉鹼誘發的小鼠驚厥。腹腔注射其精油 0.06～0.24ml/kg30 分即可降低正常大鼠體溫，並且降低酵母致熱大鼠的體溫，解熱作用於給藥後 1 小時呈現，可持續 5 小時以上。

(二) 抗炎作用

細辛中去甲烏藥鹼對組織胺誘發的大鼠膝關節腫有明顯的抗炎作用。華細辛水提液（相當於生藥 5g/kg）灌胃，對大鼠甲醛性及蛋清性關節炎（10g/kg）也有一定抑制作用。腹腔注射細辛精油 0.24ml/kg 可降低微血管通透性，對白血球遊走抑制率為 43％，而且能抑制棉球肉芽腫，使胸腺萎縮和降低正常大鼠腎上腺內維生素 C 含量，明顯降低角叉聚糖所致炎性滲出和組織內組織胺含量。細辛精油能對抗巴豆油引起的小鼠耳腫脹，並抑制抗大鼠兔血清引起的大鼠皮膚浮腫。毛細辛精油 0.5ml/kg 或遼細辛精油 15ml/kg 給大鼠腹腔注射，連續 8 天，顯示二者均能明顯抑制棉球所致肉芽組織增生；毛細辛精油可顯著降低血清鋅含量，遼細辛精油雖可降低血清鋅含量，但不顯著。

(三) 對心血管的作用

細辛精油能明顯增加離體豚鼠心臟的冠脈流量。細辛醇提物 0.3ml/kg，去甲烏藥鹼 5μg/kg 靜脈注射能提高心源性休克犬的平均動脈壓、左心室內壓、左心室最大收縮和舒張速率，降低中心靜脈壓，並增加冠

脈血流量。還有報導，細辛精油使蟾蜍內臟血管擴張，靜脈注射對麻醉犬、貓有降壓作用，而細辛煎劑對麻醉貓卻有明顯的升壓作用。細辛液 14ml/kg 進行小鼠腹腔注射，使耳郭微循環血流減慢或停止，血管管徑輕度收縮。

(四) 對呼吸系統的作用

細辛精油能鬆弛組織胺、乙酸膽鹼引起的離體氣管痙攣，細辛中甲基丁香酚對豚鼠離體氣管有顯著的鬆弛作用。北細辛醇浸劑對離體肺灌流量先呈短暫降低，而後持續增加，可維持 15～30 分。

(五) 抗過敏作用

北細辛甲醇浸出液的水不溶性分離部分，均可明顯抑制組織胺所致離體豚鼠迴腸的收縮。細辛的水和乙醇提取物均能使速發型變態反應總過敏介質釋放量減少 40％以上。細辛水煎液 50mg/ml 能明顯降低分離的豚鼠外周血中淋巴細胞。

(六) 對平滑肌的作用

低濃度細辛精油能使兔離體子宮、腸管張力先增加後降低，而高濃度則呈現抑制作用，並能鬆弛組織胺、乙醯膽鹼以及氯化鋇引起的豚鼠離體迴腸痙攣。

(七) 抑菌作用

體外試驗顯示細辛醇浸劑、精油對革蘭陽性菌、枯草桿菌及傷寒桿菌有抑制作用，煎劑對結核桿菌及傷寒桿菌亦有抑制作用。細辛精油中黃樟醚 5×104mg/ml 培養基有較強的抑真菌作用。

(八) 其他作用

細辛對 D- 半乳糖所致衰老小鼠模型有抗氧化作用，能夠提高老年小鼠腦中超氧化物歧化酶和一氧化氮合成酶（NOS）的活性，對小鼠的心、肝組織的穀胱甘肽過氧化物酶的活性也有所提高。細辛中的去甲烏藥鹼有較強的清除超氧自由基的能力和抑制鼠肝勻漿脂質過氧化作用，對超氧自由基誘發的透明質酸和牛關節液中氨基多糖的解聚具有保護作用。

(九) 毒理研究

1. 急性毒性

細辛煎劑對小鼠灌胃與靜脈注射，ID 二分別 12.375g/kg 及 0.778g/kg。小鼠腹腔注射細辛精油按寇氏法測得 ID 為（0.55±0.01）ml/kg，按機率對數繪圖法測得 LD 為（1.2±0.04）ml/kg。

2. 亞急性毒性

細辛精油 0.06ml/kg、0.12ml/kg、0.24ml/kg 腹腔注射，每日 1 次，連續給藥 18 天，血液常規，麩丙轉胺酶尿素氮，心、肝、脾、肺、病理切片檢查，給藥組與對照組比較，組間均無明顯差異。細辛精油中所含黃樟醚毒性較大，在飼料中摻入，2 年後使 28％大鼠發生肝癌。

八、肉桂

(一) 對消化系統的影響

肉桂水煎劑有增加腸蠕動、增加胃黏膜血流量、改善微循環、抗潰瘍的作用。20g/kg 肉桂水煎劑灌胃，能顯著抑制小白鼠的胃腸推進率。對血清素所致大鼠潰瘍 Cimetidine 無效，而肉桂水提物透過增加胃黏膜血流量，改善微循環，從而抑制血清素引起的胃潰瘍。

(二) 對心血管系統的影響

肉桂有顯著的改善心肌缺血的作用。每日按 1.2g/kg（生藥）劑量灌胃給藥，連續 6 天，對腦下垂體後葉素引起兔急性心肌缺血有改善。煎劑能增加豚鼠離體心臟的冠脈流量，對腦下垂體後葉素所致豚鼠離體心臟的冠脈流量減少有對抗作用。肉桂水提物強於肉桂油，肉桂製劑能使舒張壓得到較充分提高，冠狀動脈及腦動脈灌注壓相應增高，促進心肌及胸部側支循環開放，從而改變其血液供應，呈現對心肌的保護作用。

(三) 抗菌作用

肉桂醇提取物對厭氧菌株中的艱難梭菌、普通類桿菌、伊氏放線菌、多形類桿菌、脆弱類桿菌、卵圓類桿菌、產黑素類桿菌、痤瘡丙酸桿菌、消化鏈球菌、吉氏類桿菌均有非常明顯抑菌作用。肉桂石油醚提取物 0.1ml 對產黑素類桿菌、消化鏈球菌、伊氏放線菌、痤瘡丙酸桿菌、吉氏桿菌、多形桿菌、脆弱類桿菌、產氣莢膜梭菌等有強抑制作用。肉桂煎劑在體外對真菌有抑制作用。肉桂的乙醇或乙醚浸出液濃度 1%～10% 對許蘭毛癬菌等多種致病性皮膚真菌有抑制作用。

(四) 抗炎、鎮痛、解熱作用

小鼠尾壓法或腹腔內注射醋酸扭體法，均證明其鎮痛作用。桂皮醛及肉桂酸鈉對溫熱刺激引起的發熱家兔有解熱作用。大鼠每天灌胃 100mg/kg，連續 5 天，對棉球致大鼠肉芽組織增生慢性炎症模型的抑制率為 51.2%。

(五) 抗血小板聚集作用

體外實驗，肉桂水煎劑、肉桂酸或香豆素對 ADP 誘導的大鼠血小板聚集有抑制作用。

（六）對細胞代謝的影響

肉桂具有鉀通道開放活性及鈣離子通道拮抗活性。膜片鉗實驗證明其能增強血管平滑肌鉀通道延遲整流電流，說明其舒張血管作用機制之一為開放血管平滑肌的鉀通道。藥理實驗顯示，肉桂還具有鈣離子通道拮抗活性，具有較強的擴血管活性。

（七）其他作用

肉桂還有升白血球的作用。以 0.00035mg/kg 的劑量對犬皮下注射桂皮酸鈉，可使外周白血球升高 150％～200％。

九、黃柏

黃柏內也含有大量小檗鹼，但不及黃連，論述同黃連，其他藥理作用如下：

（一）抗病原微生物作用

黃柏對金黃色葡萄球菌、溶血性鏈球菌、肺炎鏈球菌、白喉桿菌、炭疽桿菌以及大腸桿菌、傷寒桿菌、副傷寒桿菌、綠膿桿菌和腦膜炎雙球菌等均有抑制作用。另有報導，50％黃柏煎液對念珠菌無效，對紅色毛癬菌、石膏樣毛癬菌、絮狀表皮癬菌均有抑制作用。

（二）對心血管系統的影響

黃柏具有抗心律失常及降血壓的作用。黃柏成分藥根鹼 10mg/kg 靜脈注射，對大鼠心肌缺血和復灌所致心律失常均有對抗作用。1960 年代初期研究報導，黃柏具有降壓作用。向麻醉貓腹腔注射黃柏水煎液 12g/kg，引起血壓急驟下降，10 分降至較低水平，90 分時血壓為給藥前之 60％。降壓同時伴有心率和呼吸減慢。

（三）抗潰瘍作用

向大鼠皮下注射黃柏提取物，可使乙醇引起的胃黏膜損傷抑制21.9%和63.3%。灌胃給藥具有相同作用。另外，對阿斯匹靈、幽門結紮以及水浸壓力法引起的大鼠急性胃黏膜損傷均有保護作用。

（四）其他作用

黃柏能抑制免疫反應引起的炎症損傷，實驗證明，黃柏有抑制小鼠遲發型超敏反應DTH的作用，其機制可能是抑制了IFN-γ、IL-1、TNF-α、IL-2等細胞因子的產生和釋放。

此外，黃柏還有一定抗腫瘤作用。以BGC823人胃癌細胞為實驗材料研究黃柏在480nm和650nm光照下對癌細胞的光敏作用影響，結果發現黃柏加藥照光組對癌細胞生長、癌細胞噻唑藍代謝活力均有光敏抑制效應。

十、川花椒

（一）抗菌消炎及殺蟲作用

實驗測定，川花椒在試管內對炭疽桿菌、α-溶血鏈球菌、β-溶血鏈球菌、白喉桿菌、假白喉桿菌、肺炎雙球菌、金黃色葡萄球菌、檸檬色葡萄球菌、白色葡萄球菌及枯草桿菌等7種革蘭陽性腸內致病菌有完全抑制作用，對大腸桿菌、宋內痢疾桿菌、變形桿菌、傷寒桿菌、副傷寒桿菌、綠膿桿菌及霍亂弧菌等7種革蘭陰性腸內致病菌有完全抑制作用。

（二）對凝血系統的作用

川花椒有抑制血小板聚集，抗凝血的作用。取Wistar大鼠，分別用川花椒水提取物10g/kg、20g/kg灌胃；川花椒醚提取物1.5ml/kg、3.0ml/

kg 灌胃，給藥 1 小時後，測定血栓形成時間，並取血測定生化項目。結果顯示：川花椒水提取物 10g/kg、20g/kg 劑量下均使實驗性體內血栓形成時間延遲，劑量與效用相關；川花椒醚提取物在 1.5ml/kg 劑量下使體內血栓形成時間延遲不明顯，在 3.0ml/kg 劑量下，有明顯延遲血栓形成時間的作用。故川花椒具有一定的抗凝作用，且川花椒水提取物強於川花椒醚提取物。採用冰水壓力下心肌血管內血小板聚集引起的心肌損傷模型，觀察川花椒水提取物對血小板聚集功能的影響。血小板聚集反應採用不同劑量的川花椒水提取物對比濃度；ADP 誘導血小板聚集，結果顯示：川花椒水提取物和川花椒醚提取物對冰水壓力狀態下兒茶酚胺分泌增加所引起的血小板聚集有抑制作用。還有報導，川花椒根浸劑可以用作血友病的止血劑，並著重指出只有它的氯仿、甲醛或乙醚提取物才具有延長血栓形成的活性。

(三) 對消化系統的影響

1. 對肝臟保護作用

張明發等向大鼠每日灌服川花椒水提取物 2.5g/kg、5.0g/kg，連續 5 天，能夠降低四氯化碳所致血清麩丙轉胺酶的升高，但對血清天門冬胺酸胺基轉移酶升高無保護作用，而醚提物則無作用。川花椒水提取物和醚提取物經十二指腸給藥均無利膽作用。

2. 抗潰瘍作用

鼠灌胃川花椒水提物 5g/kg 和 1g/kg，對壓力或吲哚美辛加乙醇所致潰瘍均有明顯抑制作用。向大鼠灌胃川花椒水提物 5g/kg 能明顯抑制結紮幽門性潰瘍的形成。石油醚提取物 3ml/kg 對大鼠鹽酸性胃潰瘍有抑制作用。

3. 對胃腸運動的影響

口服 20g/kg 的川花椒煎劑，結果生理鹽水組和川花椒液組的小鼠胃腸推進率分別為 60±10 和 22±24，兩組比較（P＜0.01），顯示川花椒明顯抑制胃腸的推動運動。口服 20g/kg 川花椒顯著對抗嗎啡抑制小鼠胃腸推進率。口服 20g/kg 川花椒顯著對抗阿托品抑制小鼠胃腸推進率。口服 5g/kg 的川花椒煎劑對 Phentolamine、嗎啡、阿托品性小鼠胃腸墨汁推進率無顯著影響。川花椒水提取物 10g/kg 灌胃有明顯抑制小鼠胃腸墨汁推進運動，但川花椒醚提取物在 3.0ml/kg、6.0ml/kg 組均無抑制作用。對離體腸管的影響，川花椒在低濃度時顯著興奮離體兔空腸自發收縮活動，但在高濃度時則抑制離體兔空腸自發收縮活動。

4. 止瀉作用

讓小鼠口服川花椒液 10g/kg、20g/kg 可顯著對抗蓖麻油引起的小鼠腹瀉，20g/kg 川花椒液可顯著對抗番瀉葉引起的小鼠腹瀉，口服川花椒液 5g/kg 對蓖麻油和番瀉葉引起的腹瀉均無顯著影響。

■ （四）對心血管系統的影響

1. 降壓作用

川花椒植物浸出物的水蒸氣蒸餾部分 0.1ml/kg 對狗靜脈注射，可知血壓暫時下降，其作用不被阿托品或 Phentolamine 所阻斷。家兔給予香茅醇靜脈注射可使血壓迅速下降。野川花椒根中提得水溶性生物鹼，具有一定的橫紋肌鬆弛作用，但可使血壓明顯降低，臨床試用時應注意。

2. 對壓力性心肌損傷的保護作用

採用冰水壓力下心肌血管內血小板聚集引起的心肌損傷模型，觀察川花椒提取物對心肌細胞結合酶、血清及肝內三酸甘油酯含量的影響。

研究結果顯示：川花椒水提取物對 5-核苷酸酶活性改變不明顯，且川花椒醚提取物能顯著降低其活性，兩者對單胺氧化酶活性均能明顯降低，能明顯降低血清三酸甘油酯，且不降低肝內三酸甘油酯含量；川花椒水提取物對 ADP 和膠原誘導的血小板聚集有抑制作用。故川花椒對壓力性心肌損傷有保護作用。

（五）對呼吸系統的作用

香茅醇能反射性興奮呼吸。川花椒油能抑制磷酸組織胺、氯乙酸膽鹼、慢反應物質對器官平滑肌的收縮，與其平喘作用密切相關。

（六）局麻作用

川花椒果皮製成 50％的注射液可用於止痛。川花椒精油和川花椒水溶物對蟾蜍離體坐骨神經衝動有阻滯作用，川花椒浸液在一定濃度下降低蟾蜍離體坐骨神經的興奮性和可逆性阻斷神經的傳導，是產生局麻的基礎。川花椒稀醇液對家兔角膜有麻醉作用，作用強度弱於丁卡因，用於豚鼠浸潤麻醉作用較普魯卡因強。

（七）抗癌及致突變作用

川花椒寧鹼具有抗癌作用，對人白血病具有極強作用，並對病毒引起的幾種癌症有效。

（八）其他作用

川花椒素 10mg/kg 靜脈注射可致強烈驚厥，本品有興奮唾液腺，抑制乳汁分泌，降血脂，抗動脈硬化作用。香茅醇能加強腎上腺素對子宮的收縮作用，抑制小腸收縮，對大鼠灌胃，小劑量有輕度利尿作用，大劑量則顯著抑制尿的排泄。

(九) 毒副作用

香茅醇急性毒性試驗，小鼠灌胃 ID 為 4.8g/kg，家兔靜脈注 50mg/kg，死於呼吸麻痺。川花椒醚提取物灌服小鼠 ID（32.9±2.9）ml/kg（寇氏法），水提取物灌服 ID 為（52±5）g/kg（寇氏法），動物死亡前表現為電休克樣強直性驚厥，似有小毒。向小鼠灌胃青川花椒水煎劑的 ID 為 122g/kg（生藥），川花椒的 ID 為 45g/kg（生藥），故川花椒毒性明顯大於青川花椒。

第二章
經方臨床拓展與應用評估

一、葉天士對烏梅丸方的發揮

葉天士善於運用烏梅丸方，將其廣泛運用於治療六淫為病和內傷雜病，正是對辨證論治的深刻理解，掌握了烏梅丸證寒熱錯雜（脾腎寒，肝胃熱）的病機特點。

（一）主治脾胃病（木乘土、泄瀉、痢、嘔吐、便血等）

葉天士以烏梅丸方化裁治療脾胃病，並總結為「泄肝安胃」一法，其具體用藥規律為烏梅酸瀉肝熱，生白芍酸斂肝血，相輔相成，切合肝的生理特點，既泄其邪，又扶其正，展現江南醫家遣方用藥的心思細密，靈活變通。在針對中焦脾胃方面，或配合大麥芽、陳皮、半夏曲、佩蘭之醒脾健胃法；或配合人蔘、茯苓、粳米、淡薑渣、枳實之通降陽明法；或配合麥冬、石斛之補益胃陰法；而在針對肝熱方面，或加味川楝子、吳茱萸，增益泄肝止痛的功效，或加味木瓜柔肝養血，如此種種皆是顧護中焦脾胃，泄肝安胃之意，為葉天士發揮烏梅丸方之特色。

（二）主治蟲證

葉天士認為，狐惑和蛔蟲都是由於溼熱所化生，脾胃虛，木乘土為其本質。烏梅丸方為驅蟲專方，除了能夠泄肝安胃，又具備辛開苦降、化解溼熱的功效，在針對溼熱的方面，或加黃芩清熱化溼，或採用半夏

瀉心湯方意，半夏與黃連、乾薑相配伍，辛開苦降，調整脾胃氣機；或加川楝子、延胡索、蘆薈，增益殺蟲止痛的功效。

(三) 主治暑病、瘧病

暑、瘧均為六淫邪氣，深入人體，劫傷陰津，由於既有邪熱，又有陰傷，如暑病侵犯下焦厥陰，選用烏梅肉、川黃連酸苦瀉熱，以生地黃、麥冬、阿膠奠安下焦肝腎之陰；如以烏梅丸治療瘧病，在酸苦瀉熱、辛開苦降的基礎上，還加用了苦溫燥溼的草果、厚樸、炒常山，另加天花粉、知母涼潤，調和諸藥苦溫燥烈的性味，此為葉天士所習用的截瘧之法。

(四) 兼主中風、虛勞、痙厥等，旁涉婦兒諸病

葉天士抓住烏梅丸中主藥烏梅肉、黃連酸苦瀉肝胃之熱的配伍特點，並將其應用於中風、虛勞、痙厥、脫肛、瘡瘍、痛證等病症，雖然在《臨證指南醫案》中，以烏梅丸主治上述病症的例子不多，但是卻給予後人如何應用經方垂範。從這些有限的例子中，可以管窺烏梅丸方的使用思路，如烏梅丸是「柔劑」，針對肝「體陰用陽」，發揮瀉熱不傷陰的效果。另外，烏梅丸方在針對具體病症時，亦有其不足，這就需要聯合其他方法使用，如通降陽明法、酸甘養陰法、合陽明法、辛開苦降法等，此是烏梅丸方主治疾病範圍擴大的內在合理性。

二、柯琴對烏梅丸的發揮及臨床應用

柯琴在論烏梅丸時指出：「六經唯厥陰最為難治，其本陰而標熱，其體風木，其用相火，以其具合晦朔之理。陰之初盡，即陽之初出，所以一陽為紀，一陰為獨，則厥陰病熱，是少陽之相火使然也。火旺則水

虧，故消渴；氣有餘便是火，故氣上撞心；心中疼熱，木甚則克土，故飢不欲食，是為風化；飢則胃中空虛，蛔聞食臭則出，故吐蛔。此厥陰之火證，非厥陰之傷寒也。《內經》曰：『必伏其所主，而先其所因。或收或散，或逆或從，隨所利而行之，調其中氣，使之和平。』是厥陰之治法也。仲景之方，多以辛甘、甘涼為君，獨此方用酸收之品者，以厥陰主肝而屬木。《洪範》云：『木曰曲直，曲直作酸。』《內經》曰：『木生酸，酸入肝，以酸瀉之，以酸收之。』君烏梅之大酸，是伏其所主也。佐黃連瀉心而除痞，黃柏滋腎以除渴，先其所因也。腎者肝之母，椒、附以溫腎，則火有所歸，而肝得所養，是固其本也。肝欲散，細辛、乾薑以散之；肝藏血，桂枝、當歸引血歸經也。寒熱並用，五味兼收，則氣味不和，故佐以人參調其中氣。以苦酒浸烏梅，同氣相求，蒸之米下，資其穀氣。加蜜為丸，少與而漸加之，緩以治其本。」

　　柯琴說：「小柴胡為少陽主方，烏梅為厥陰主方。二方雖不同，而寒溫互用，攻補兼施之法相合者，以臟腑相連，經絡相貫，風木合氣，同司相火故也。其中皆用人參，補中益氣，以固本逐邪，而他味俱不相襲者，因陰陽異位。陽宜升發，故主以柴胡；陰宜收降，故主以烏梅。陽主熱，故重用寒涼；陰主寒，故重用辛熱。」由此可知，烏梅丸非治蛔厥之專方，更非驅蟲之小劑，烏梅丸在《傷寒論》中與小柴胡湯、理中湯等有同等重要的地位，乃一經之主方。厥陰以肝風內動，寒熱錯雜為本證，以提綱所述「消渴，氣上撞心，心中疼熱，飢而不欲食，食則吐蛔，下之，利不止」為主症，烏梅丸是治療厥陰病的主方。正如陳修園曰：「肝病治法，悉備於烏梅丸之中也。」其「味備酸甘焦苦，性兼調補助益，統厥陰體用而並治之。」至於烏梅丸能治蛔厥，兼治久利，柯氏認

為：「蛔從風化，得酸則靜，得辛則伏，得苦則下。」、「久利則虛，調其寒熱，扶其正氣，酸以收之，其利自止。」因此，臨床運用烏梅丸既不能受蛔厥、久利症候之束縛，更應擺脫驅蛔、止利治法的禁錮，謹守肝風內動、寒熱錯雜的病機，掌握烏梅丸證的症狀表現，方能廣泛運用，真正發揮烏梅丸厥陰主方、理肝要劑的重要作用。

臨床運用烏梅丸除提綱所述主症外，他如內臟經脈相傳而致厥陰經脈證之眩暈、頭痛、發痙、麻痺、脅痛；因木土生剋相傳之脘腹痞脹、腹痛、嘔吐、呃逆、吞酸、便血；因手足同經相傳之昏厥、煩躁、巔痛、失眠、鬱證、狂證；因下焦肝腎同屬衝任之痛經、崩漏、月經不調、奔豚、白帶、不孕等症，皆可與主症互參，辨證運用。無論何種疾病，只要診斷其證屬厥陰陰陽寒熱錯雜，肝風內動，出現提綱的主症，皆可用烏梅丸，獲得異病同治的效果。然因其症狀表現複雜，臨床應隨症加減。若風甚者，重用酸收，或加白芍、木瓜；熱重者，重用黃連、黃柏，酌減辛熱，或加黃芩、蘆薈，或用連梅湯；寒重者，重用乾薑、附子，稍減苦寒，或加吳茱萸、肉桂，或用椒梅湯；虛重者，重用人參、當歸，或用人參烏梅丸；陽氣虛弱，重用參附，減酸苦之品；陰血虧虛，重用當歸、烏梅，除辛燥之品。病偏上者，重配黃連、桂枝；病偏中者，重配黃連、乾薑；病偏下者，配附子、黃柏。如中焦脾胃症狀突出者，可用加減烏梅丸，或安胃丸。若兼太陽表寒，仍佐桂枝、細辛，合當歸四逆湯之意；兼少陽氣鬱，可加柴胡、枳殼，合小柴胡湯之意；兼陽明腑熱，可加大黃、枳實，合小承氣湯之意；兼陽明寒飲，可加吳茱萸、生薑，合吳茱萸湯之意；兼少陰虛寒，重用附子，再加甘草，合四逆湯之意；兼少陰虛熱，重用黃連，再加阿膠，合黃連阿膠湯之意；兼太陰寒溼，重用乾薑，再加白朮，合理中湯之意；兼厥陰氣逆，可加柴胡、白

芍、枳實，合四逆散之意。可見烏梅丸酸苦辛甘齊備，寒熱並行，立法嚴謹，配伍合理，加減化裁靈活。臨證若能謹守病機，領會酸收息風的妙用，則可變通其法，廣而用之。

三、高忠英教授應用烏梅丸加減治療慢性潰瘍性結腸炎

　　高忠英教授認為潰瘍性結腸炎臨床上常表現為寒熱混雜，虛實相兼，故治療上也要求寒熱並用，清補結合。而烏梅丸作為厥陰病的寒熱錯雜證的主方，具有辛開苦降、寒熱並用、補瀉兼施、氣血兩調的特點，正好適合本病的治療。

　　高忠英教授應用烏梅丸加減治療慢性潰瘍性結腸炎，突出表現以下特點：其一，本證為本虛標實，療潰止血以治標為急。當歸、白芍是本病治療之要藥，古有「紅痢（血多）用當歸，白痢（膿凍）用芍藥」的說法，根據大便情況，出血多用當歸，黏液多用白芍。若血止，膿退重用白芍在潰瘍面上「加膜」，即在腸黏膜表面形成一層保護層，保護再生之上皮及肉芽組織。其二，隨症狀主次變化，酌加補虛藥，有利整體的恢復。根據患者寒熱的不同程度，調整涼藥和熱藥的比例，並且根據患者虛實情況，酌情選擇清補藥物，如熱象明顯，補虛藥選用清補之品的太子參。若寒證明顯，選用黨參以溫中補氣。其三，因其久病正虛，故治標之藥多選用炭藥，如生薑、黃芩、黃連及金銀花等皆用炭，其優點既保存藥力，又可緩解寒熱之性，使之無傷正之慮，且炭藥善於收澀，固腸止血又有治療潰瘍的功效。其四，肉桂與赤石脂在本方加減運用是高忠英教授用藥的一大特色。肉桂既能溫暖臟腑、散寒止痛，又能助潰瘍癒合，作用特殊。且現代藥理學研究，肉桂能加速潰瘍面癒合。血便過

多時當合用赤石脂以澀腸止血。高忠英教授在治療潰瘍性結腸炎時常以二藥同用，臨床效果很好，有待進一步研究其藥理機制，但畢竟為十九畏，七情之相反藥，不可隨意效仿。

醫案精選

◎案

李某，女，43歲。2011年2月19日初診。患慢性潰瘍性結腸炎20餘年，近2週加重。現便不成形，便前腹痛，便中帶血，日行5～6次，納差，乏力，面色蒼白。舌淡苔白，脈沉細。中醫診斷為泄瀉。西醫診斷為潰瘍性結腸炎。觀其脈證，辨證為陽虛運化失健，寒熱錯雜，損傷腸絡。治以溫陽逐寒、清腸止血。方用烏梅丸加減。

處方：烏梅12g，黨參15g，薑炭10g，黃芩炭10g，炒黃柏10g，金銀花炭10g，炒槐花10g，赤石脂10g，枳殼10g，地榆炭10g，當歸10g，白芍15g，肉桂6g。

經4診，服藥2月餘，病情明顯好轉。3個月後隨診，患者情況穩定，大便次數每日1～2次，便已成形，無腹痛，便血已除，精神尚佳。

按本案患者久病，納差、乏力、便溏、面色蒼白、舌淡為久病脾腎虛寒之象；便中帶血，示寒熱錯雜傷於腸絡。寒熱錯雜，寒重熱輕。故用烏梅酸澀止瀉、止痛；黨參、當歸、白芍補氣調氣養血；薑炭、肉桂溫腎散寒；黃芩炭、金銀花炭、地榆炭、炒槐花清熱止血，因患者久病體虛，恐清熱之力太過傷正，故四藥皆用炭炒，緩其性，用其效，用赤石脂澀腸止血，斂瘡生肌，收效甚佳。

四、石琢瑩教授應用烏梅丸的臨床經驗

石琢瑩教授認為烏梅丸證的病機有寒熱夾雜和虛實並見兩方面。在用藥方面，藥味少而精，組方嚴密，方中酸苦辛甘合用，酸以柔肝，辛以疏肝散寒，苦以清熱，甘則和緩、調補氣血。辛苦同用，辛開苦降，斡旋中州；酸辛相配，柔肝疏肝，調木扶土；酸苦瀉熱、辛溫散寒在於祛邪，辛甘化陽、酸甘化陰在於扶正，十分符合寒熱錯雜，虛實並見的病機。

醫案精選

◎案（泄瀉）

某，女，69歲。2002年11月16日初診。主訴：腹瀉近5年，時輕時重。直腸鏡檢查診斷為慢性潰瘍型結腸炎。諸藥不效，症見：形弱體羸，面色少華，少氣懶言，手足發涼，心煩口渴，尿赤，大便質稀，日行3～4次。舌淡苔薄微黃，脈沉。中醫診斷為泄瀉。辨證為寒熱錯雜、中氣不足。方用烏梅丸加減。

處方：烏梅12g，製附子、黃連、黃柏各9g，乾薑、川椒、桂枝各6g，細辛3g，黨參、白朮各12g，赤石脂15g。3劑，日1劑，水煎服。

二診：服藥3劑，大便次數大減，日1次。為鞏固療效，原方去赤石脂，3倍劑量研末米醋為丸，每丸3g，日2次，每次3丸。後來因他病來診言泄瀉未再發。

按泄瀉日久，正氣必衰，故見面白、形羸肢涼，但又見口渴尿赤，此為陽衰於下而熱盛於上之寒熱錯雜證，方中辛熱甘溫助腸胃中陽氣，以祛寒扶正，苦寒酸澀清熱燥溼澀腸。諸藥合用，能溫能清，能補能澀，故可治療寒熱錯雜之慢性泄瀉。

第二章　經方臨床拓展與應用評估

◎案（痛經）

某，女，28歲。2003年3月29日初診。主訴：行經腹痛近2年，月經後期，量少，小腹冷痛，痛甚則嘔吐清涎，四肢發涼。平素見面色微紅，口乾喜飲。舌苔黃白相間，脈沉。觀前醫溫通、理氣、活血之法俱用而療效不顯。中醫診斷為痛經。辨證為寒熱錯雜。方用烏梅丸加減。

處方：烏梅15g，乾薑、當歸、黨參、桂枝各10g，川黃連、黃柏各6g，細辛3g，製附子6g，吳茱萸5g。2劑，日1劑，水煎服。

2劑盡，痛微減。囑上方繼進2個月經週期，共計10餘劑，痛止。

按患者腹痛肢涼吐清涎，為厥陰陰寒之象，但平素又有少許熱象，前醫諸法俱用而療效不顯，辨為寒熱錯雜。並在經行時用藥，桂枝、製附子、乾薑、細辛及吳茱萸辛溫以祛厥陰之寒，黃連、黃柏反佐於其中，烏梅味酸引入厥陰，合當歸、黨參酸甘化陰，補陰血之不足，故寒祛、血和、脈通而痛止。

參考文獻

[01] 李賽美，李宇航．傷寒論講義［M］，2012

[02] 陳燁文，連建偉，龔一萍．論葉天士及《溫病條辨》對烏梅丸方的發揮［J］，2015

[03] 黃煌．張仲景50味藥證［M］，1998

[04] 肖靜．《臨證指南醫案》中烏梅及烏梅丸運用規律探討［D］，2015

[05] 曹蘭秀，周永學，頓寶生．細辛功效應用歷史概況［J］，2009

[06] 林淵．乾薑功效發揮方嚮應用歷史沿革探析［J］，2006

[07] 陳西平．影響黃連在複方中功效發揮方向的多因素研究［D］，2011

[08] 秦凱華，宋健平，葉俏波．附子功效的本草考證［J］，2015

[09] 凌智群，程寶宏等．川花椒功效發展的歷史沿革［J］，2008

[10] 謝謀華，王建軍，姜宏博．烏梅丸加減治療慢性潰瘍性結腸炎36例［J］，2007

[11] 魏志軍，張悅．辨證治療非特異性潰瘍性結腸炎90例療效觀察［J］，2000

[12] 王玉超．烏梅丸劑治療慢性非特異性結腸炎100例［J］，2007

[13] 樊遂明，張素義，唐雲華．烏梅丸治療慢性結腸炎86例［J］，1999

[14] 劉海立，閆冬梅．中西醫結合治療潰瘍性結腸炎32例［J］，2004

[15] 周桃元．中西醫結合治療潰瘍性結腸炎74例［J］，2000

[16] 柳文，沈琳．烏梅丸合痛瀉要方治療潰瘍性結腸炎30例［J］，2003

[17] 高先正，郭星. 烏梅丸化裁治療慢性潰瘍性結腸炎 120 例 [J]，2006

[18] 郭洪波等. 烏梅丸加減治療潰瘍性結腸炎 44 例 [J]，2007

[19] 白文，李竹君. 白映淮運用烏梅丸治療久痢經驗 [J]，2007

[20] 祁宏. 經方在胃腸病中的應用 [J]，2002

[21] 路瑞琴. 烏梅丸加減治療大腸激躁症 33 例 [J]，1997

[22] 林金鐘. 烏梅丸臨床運用 3 則 [J]，2005

[23] 楊金環. 烏梅丸加減治療慢性膽囊炎 69 例 [J]，2006

[24] 朱玲. 烏梅丸治療慢性萎縮性胃炎 36 例 [J]，2006

[25] 李雙. 加減烏梅湯治療慢性萎縮性胃炎 46 例臨床觀察 [J]，2004

[26] 楊擴美. 烏梅丸加減治療慢性萎縮性胃炎 78 例 [J]，2004

[27] 王緒霖，繳穩玲，呂家舜. 抑制幽門螺旋桿菌中藥的初步篩選 [J]，1994

[28] 魏世超. 烏梅湯變數辨證治療滴蟲性腸炎 100 例療效觀察 [J]，1994

[29] 曹鍾東. 烏梅丸加味治療克隆病（克隆氏症）21 例小結 [J]，2000

[30] 劉選民. 烏梅丸化裁治療膽道蛔蟲症 48 例 [J]，2002

[31] 夏明清. 中西醫結合治療膽道蛔蟲病 42 例 [J]，2001

[32] 趙志偉，楊梅. 中西醫結合治療膽道蛔蟲症 24 例報告 [J]，2002

[33] 尹有學. 加減烏梅丸治療膽道蛔蟲症 11 例 [J]，1995

[34] 楊增昌，毛興兵. 烏梅湯治療膽道蛔蟲病 [J]，1999

[35] 李德勝. 烏梅丸合承氣湯治療膽道蛔蟲病 28 例 [J]，1994

[36] 祝麗萍，李上康等. 靜注維生素 C 聯合烏梅湯治療膽道蛔蟲症 168 例 [J]，2004

[37] 錢能達，謝佩芳. 重症蛔厥治驗 1 例 [J]，1998

[38] 胡玲玲. 烏梅丸加味治療頑固性腹瀉驗案 3 則 [J]，1998

[39] 陳滌平. 古方辨治久瀉 5 則 [J]，2002

[40] 陳滌平. 烏梅丸加減治療慢性腹瀉 36 例 [J]，2002

[41] 陳慶華. 血吸蟲病致肝內腫塊治驗 [J]，2001

[42] 陳慶華. 烏梅丸臨證新用 [J]，2001

[43] 劉月敏. 烏梅湯治療吞酸 2 例 [J]，2001

[44] 郭沈旺. 烏梅丸治療木乘土胃脘痛 [J]，2001

[45] 余俊. 烏梅丸治療胃脘痛 62 例 [J]，1999

[46] 鄒世昌. 烏梅丸治療糖尿病性胃輕癱 42 例臨床觀察 [J]，2001

[47] 余國俊. 烏梅丸治癒頑固性腹脹 [J]，1998

[48] 王道成. 烏梅丸的臨床運用 [J]，1996

[49] 楊建新，劉歲元. 烏梅丸治療消化道出血驗案舉隅 [J]，2000

[50] 陳英明. 烏梅丸治療腹痛的研究 [J]，1995

[51] 鄭開東，鄧興和. 烏梅丸治療小腸功能紊亂 86 例療效觀察 [J]，2003

[52] 鄭德元，朱佑民等. 中西醫結合治療肝腎症候群療效觀察 [J]，2006

[53] 李國鑫. 烏梅丸加減治療膽汁性肝硬化繼發肝腎症候群 2 例 [J]，1992

[54] 劉洪鈞. 巧用烏梅丸驗案三則 [J]，1997

[55] 常先前. 烏梅丸治療頑固性呃逆 [J]，1995

[56] 陳愛芝. 烏梅丸臨床新用 [J]，1994

[57] 林穗芳．經方治驗呃逆四則［J］，2006

[58] 郝憲恩．烏梅丸治療心血管精神官能症50例［J］，2005

[59] 鄭春葉，錐曉東．帕病3號方治療帕金森氏症30例臨床研究［J］，2006

[60] 鄭春葉．錐曉東教授妙用烏梅丸治驗［J］，2005

[61] 劉英鋒．以厥陰主風理論指導烏梅丸的推廣運用［J］，1998

[62] 于立民．烏梅丸治偏頭痛1例［J］，1999

[63] 楊合增，王鳳菊．烏梅丸治療神經性疾病舉隅［J］，2004

[64] 劉西賢，張國駿．石琢瑩教授應用烏梅丸的臨床經驗［J］，2006

[65] 田媛，田方．烏梅丸臨床新用三則［J］，2007

[66] 梅和平．烏梅丸新用［J］，1993

[67] 何紅權．烏梅丸新用［J］，1995

[68] 陳慶華．烏梅丸臨床運用舉隅［J］，2001

[69] 蔡景輝，鄧星．重溫厥陰病活用烏梅丸［J］，2000

[70] 張新，宋會都等．烏梅丸新用舉隅［J］，1994

[71] 曹海英．烏梅丸應用舉隅［J］，2004

[72] 韓玉香，郝會萍．烏梅丸臨床應用體會［J］，2000

[73] 張再康，馮瑞雪等．烏梅丸及其臨床應用探析［J］，2002

[74] 陳愛芝．烏梅丸臨床新用［J］，1994

[75] 韓凱，郭文學．烏梅丸在神經系統疾病中的應用［J］，2006

[76] 劉康．烏梅丸臨床應用舉要［J］，2000

[77] 于月書．中西藥合用防治變應性哮喘61例［J］，2004

[78] 崔紅生，武維屏，任傳雲等 . 加減烏梅丸治療激素依賴型哮喘 20 例臨床療效觀察 [J]，2004

[79] 楊碩，武維屏，崔紅生 . 激素依賴性哮喘中醫病機與辨治探討 [J]，2004

[80] 楊碩，武維屏 . 烏梅丸治療激素依賴型哮喘探析 [J]，2005

[81] 趙富生 . 經方治驗 2 則 [J]，1995

[82] 雷玉慧，崔忠志等 . 烏梅湯加減治療慢性呼衰並肺部念珠菌感染療效觀察 [J]，2004

[83] 鄭芳忠 . 烏梅丸加味治療泌尿連結石 36 例 [J]，2006

[84] 楊擴美 . 烏梅丸加減治療慢性腎功能衰竭 71 例 [J]，2006

[85] 王慶英 . 烏梅丸臨床運用體會 [J]，2000

[86] 劉俊忠，姚雯 . 烏梅丸新用 2 則 [J]，1996

[87] 王紅 . 古方新用治療非感染性尿道症候群 [J]，2003

[88] 馮鑫 . 李賽美教授巧用烏梅丸驗案二則 [J]，2003

[89] 邊玉鳳 . 烏梅丸治療乳糜尿驗案一則 [J]，1997

[90] 韓凱，郭文學 . 烏梅丸在神經系統疾病中的應用 [J]，2006

[91] 王四平，呂淑靜 . 烏梅丸新用舉隅 [J]，2002

[92] 黃雲春 . 烏梅丸新用 [J]，2004

[93] 國萬春，魏彥國 . 李士撒教授烏梅丸應用點滴 [J]，1999

[94] 鄭昌炳 . 烏梅丸新用二則 [J]，1993

[95] 司秀蕊，呂玉玲 . 烏梅湯保留灌腸治療慢性盆腔炎 46 例 [J]，1996

[96] 王付 . 運用經方加味治療痛經舉隅 [J]，2001

[97] 肖夢蘭.烏梅丸治療帶下病 21 例 [J]，2000

[98] 馬大正.經方治療痛經驗案舉隅 [J]，2005

[99] 李家發.烏梅丸異病同治之我見 [J]，1999

[100] 陳英明.烏梅丸治療腹痛的研究 [J]，1995

[101] 李蘇蘇.烏梅湯治療崩漏 15 例 [J]，1996

[102] 韓梅英，張森等.烏梅丸加減治療崩漏 [J]，1998

[103] 浦江晨，沈麗華.烏梅丸可治更年期症候群 [J]，2005

[104] 張再康，馮瑞雪等.烏梅丸及其臨床應用探析 [J]，2002

[105] 陳立正.烏梅丸加減治療小兒蛔蟲病 60 例 [J]，1998

[106] 張曉峰.烏梅湯治療嬰幼兒遷延性腹瀉 50 例 [J]，1996

[107] 周正明.烏梅湯治療小兒瀉泄驗案 [J]，2001

[108] 劉宇，劉建榮.烏梅湯加減治療小兒幽門螺旋桿菌相關性胃炎 94 例臨床觀察 [J]，2004

[109] 何兵部.烏梅丸在兒科中的應用 [J]，2002

[110] 張漢斌.白映淮運用烏梅丸治療久痢經驗 [J]，1982

[111] 張新，宋會都.烏梅丸新用舉隅 [J]，1994

[112] 陳愛芝.烏梅丸臨床新用 [J]，1994

[113] 陳喬松.烏梅丸新用 [J]，1996

[114] 老昌輝.烏梅丸治療慢性蕁麻疹 27 例 [J]，1995

[115] 潘穎萍，劉民.烏梅湯治療慢性蕁麻疹 32 例 [J]，2002

[116] 莊建西.烏梅丸的臨床運用 [J]，2003

[117] 周玉泉，烏梅丸加減治療複發性口瘡 [J]，2003

［118］周杰，烏梅丸治療復發性口腔潰瘍［J］，2003

［119］李曉綠，馮慶山等．烏梅丸治療復發性口腔潰瘍［J］，2000

［120］張海成．烏梅丸治驗 2 則［J］，2001

［121］周杰．烏梅丸治療復發性口腔潰瘍 30 例臨床觀察［J］，2003

［122］王俊傑．烏梅丸加減治驗舉隅［J］，2008

［123］張留香．烏梅丸的臨床運用［J］，2000

［124］周嶸．烏梅湯治療癔病失音例析［J］，2002

［125］陳慶華．烏梅丸臨床運用舉隅［J］，2003

［126］郝應強，商鐵剛．烏梅丸的藥理實驗研究［J］，1995

［127］李燕，史成和．高忠英教授應用烏梅丸加減治療慢性潰瘍性結腸炎的臨床經驗［J］，2012

烏梅丸：寒熱妙方

主　　　編	：	柳越冬，楊建宇，魏素麗
發 行 人	：	黃振庭
出 版 者	：	崧燁文化事業有限公司
發 行 者	：	崧燁文化事業有限公司
E - m a i l	：	sonbookservice@gmail.com
粉 絲 頁	：	https://www.facebook.com/sonbookss/
網　　　址	：	https://sonbook.net/
地　　　址	：	台北市中正區重慶南路一段 61 號 8 樓
		8F., No.61, Sec. 1, Chongqing S. Rd., Zhongzheng Dist., Taipei City 100, Taiwan
電　　　話	：	(02)2370-3310
傳　　　真	：	(02)2388-1990
印　　　刷	：	京峯數位服務有限公司
律師顧問	：	廣華律師事務所 張珮琦律師

― 版 權 聲 明 ―――――――――

本書版權為中原農民出版社所有授權崧燁文化事業有限公司獨家發行繁體字版電子書及紙本書。若有其他相關權利及授權需求請與本公司聯繫。
未經書面許可，不得複製、發行。

定　　　價：450 元
發行日期：2025 年 01 月第一版
◎本書以 POD 印製

國家圖書館出版品預行編目資料

烏梅丸：寒熱妙方 / 柳越冬，楊建宇，魏素麗 主編．-- 第一版．-- 臺北市：崧燁文化事業有限公司，2025.01
面；　公分
POD 版
ISBN 978-626-416-261-6(平裝)
1.CST: 中藥方劑學
414.6　　　　　　114000126

電子書購買

爽讀 APP　　　　臉書